图解中医入门

祛病养生宝典

张少强 编著

中医古籍出版社

图书在版编目（CIP）数据

图解中医入门 / 张少强编著. -- 北京 :
中医古籍出版社, 2017.1
ISBN 978-7-5152-1403-0
Ⅰ. ①图… Ⅱ. ①张… Ⅲ. ①中医学一图解 Ⅳ.
①R2-64
中国版本图书馆CIP数据核字(2016)第303644号

图解中医入门

编　　著：张少强
责任编辑：魏民
出版发行：中医古籍出版社
社　　址：北京市东直门内南小街16号（100700）
印　　刷：北京彩虹伟业印刷有限公司
发　　行：全国新华书店发行
开　　本：710mm×1000mm　1/16
印　　张：14
字　　数：290千字
版　　次：2017年1月第1版　2017年1月第1次印刷
书　　号：ISBN 978-7-5152-1403-0
定　　价：59.00元

前言

中医是中国传统文化的瑰宝，是中华民族在数千年的繁衍生息中的智慧结晶。中医经过数千年的实践和发展，积累了大量的宝贵经验，形成了自身特有的体系并广泛应用于人们的日常身体保养和疾病防治。

当下，随着人们物质生活水平的提高，人们开始越来越关注身体的健康，开始主动寻求各种实用性强好操作的日常保养和防治病的方法。中医的各种养生方法和治疗方法是经过长期实践总结出的，疗效好，价格便宜，绿色环保。人们在关注这些养生手段的同时，也开始试着学习简单的中医知识，从理论上学习养生和防治病。在这个背景下，《图解中医入门》应运而生了。

《图解中医入门》是一本面向初学中医者的参考读物，依次叙述了中医学的基本理论、治疗原则、方剂和药物组成运用、人体经络以及诸多病症的中医疗法等。本书旨在使读者在读后对中医治病的基本原则和基本方法有一个初步的了解，为进一步深入学习中医打下良好的基础。《图解中医入门》本着深入浅出，易懂易学，易记易用的原则，力求内容丰富，文字通俗，重点突出，图文并茂，集实用性、科学性，通俗性、新颖性于一体，希望能够成为中医爱好者，饮食及健康爱好者及基层医生的一本有实用价值的参考书。

本书具有如下特点：

1.语言通俗易懂，讲解深入浅出。考虑到本书读者大部分为初学医学者，编写时用了简单明了的语言，拒绝专业理论和专业术语，这就方便了读者对中医基础理论的理解，激发读者的阅读兴趣。

2.知识系统全面，实用性强。本书介绍了中医的基础理论、基本诊断手法、治疗手法、常见病的中医疗法等，知识全面。同时介绍的各种中医疗法比如按摩、针灸、刮痧等，方便实用，可操作性强。

3.本书为图解形式，四色印刷。运用大量图片帮助读者理解相关知识，版式活泼丰富，读来饶有趣味。

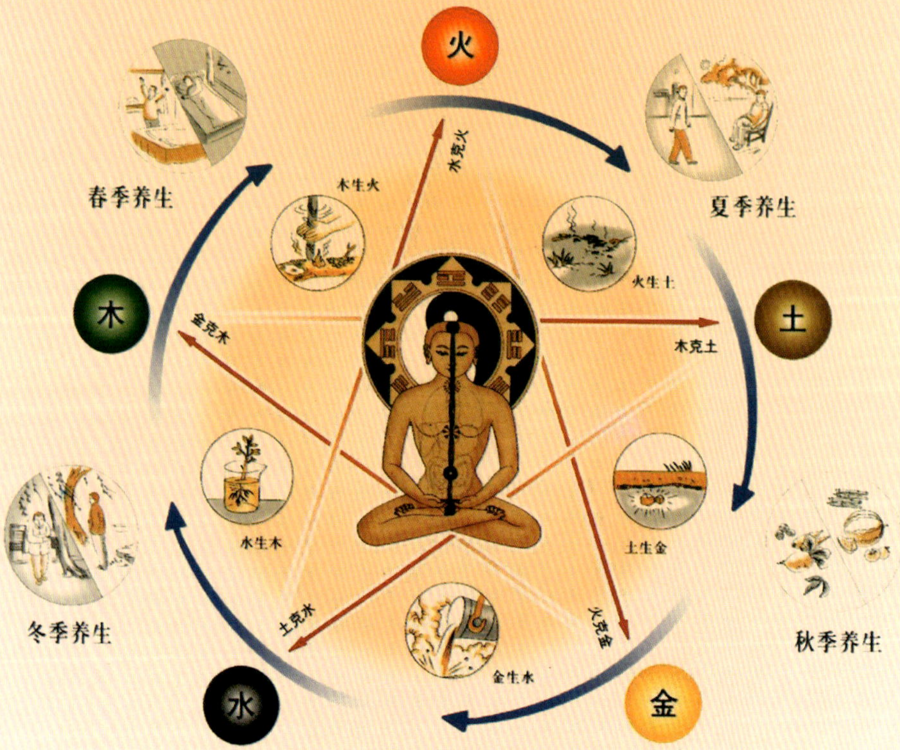

目录

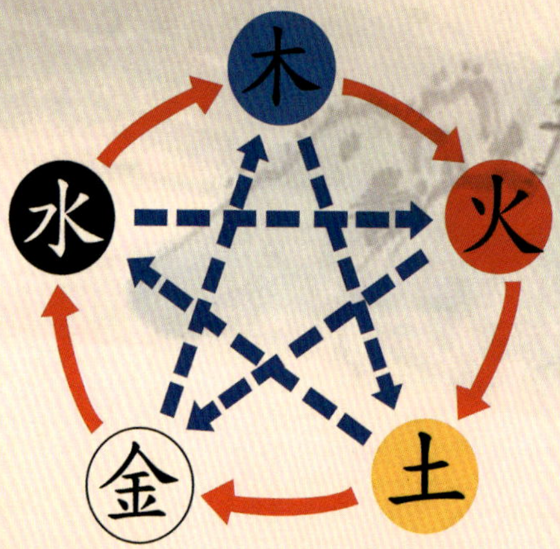

第三章　中药学入门：小病不求人

第四章　技术应用：小技能，治大病

附　录　人体经脉图

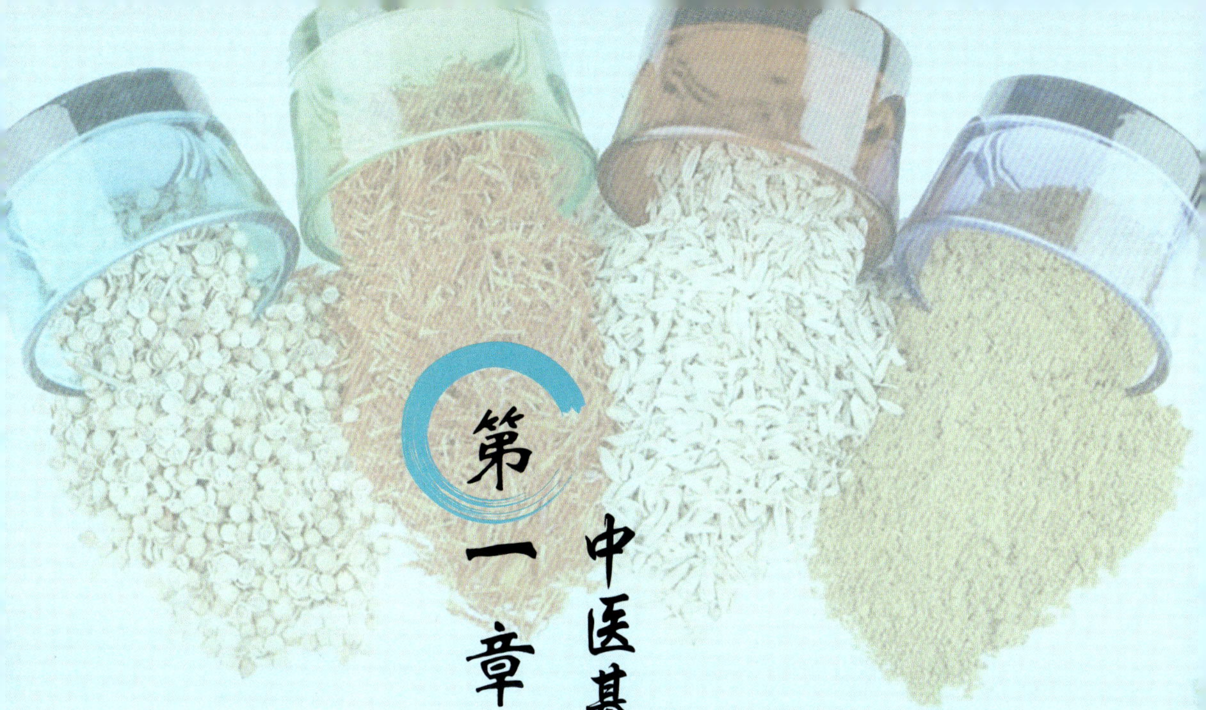

第一章 中医基础理论：迈入中医之门

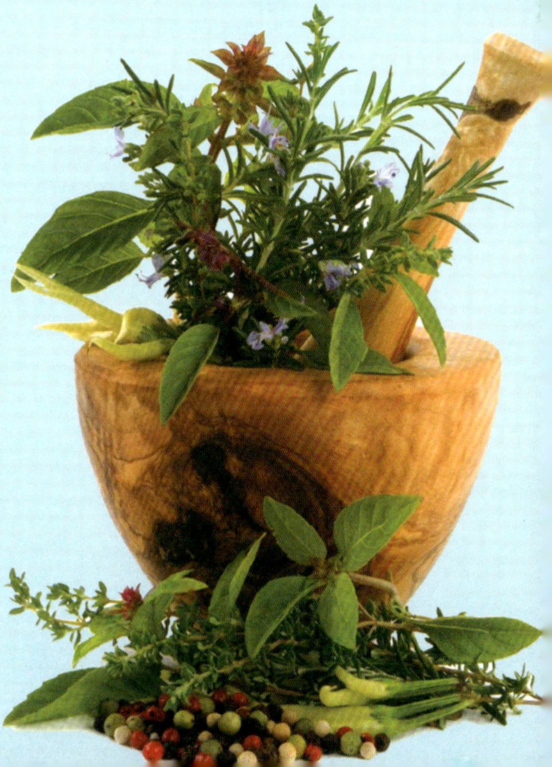

第一节 阴阳平衡，百病不生

古人用阴阳来代表事物中的对立统一关系。中医用阴阳说明医学上的基本问题，贯穿于生理、病理、诊断、治疗和药物等方面。中医强调阳生阴长和阴阳调和，即两者互相依存、制约，在矛盾中求统一。

认识身体的阴阳

阳（动）	阴（静）
皮毛、肌肉、筋骨（保卫体表）	体内脏腑（保守内部精气）
六腑（消化传导为阳）	五脏（贮藏精气）
上焦	下焦
外侧	内侧
气	血

中药药性也有阴阳

中药的药性以气为阳，以味为阴。气分四种，寒、凉属阴，温、热属阳；味分五种，辛、甘属阳，酸、苦、咸属阴。

怎样分辨阴阳失调

阳证（有亢进、兴奋、热性倾向）→ 表证、热证

阴证（有衰弱、潜伏、寒性倾向）→ 里证、寒证

【阳不足】表现为功能的衰弱，如少气、懒言、怕冷、疲倦、不耐劳动等。

【阴不足】表现为物质的损失，如贫血、萎黄、遗精、消瘦等。

阴阳失调的四种主要症状

阳虚	单纯阳虚	
	阴盛导致	阳虚=阴盛阳虚
阴虚	单纯阴虚	
	阳盛导致	阴虚=阳盛阴虚
阳盛	单纯阳盛	
	阴虚导致	阳盛=阴虚阳盛
阴盛	单纯阴盛	
	阳虚导致	阴盛=阳虚阴盛

诊断时辨明阴阳

脉诊中，数、浮、滑属阳脉，多见于阳证；迟、沉、涩属阴脉，多见于阴证。舌诊上，红、绛色表示血热，属阳；淡或青色，表示血虚或血寒，属阴。舌苔的变化主要反映肠胃的病变，燥、黄属阳，滑、白属阴。

治疗时调和阴阳

《黄帝内经》提出阳病治阴、阴病治阳，从阴引阳、从阳引阴的治疗原则，即表证用汗法，里证用下法，寒证用温法，热证用凉法。

第二节 有趣的五行学说

五行，即木、火、土、金、水，五者相生、相克。相生即相互资生、助长，相克即相互制约和克服。中医引用五行学说来说明人体内部的联系，指导临床工作。

自然五行与人体五行一览表

人体						自然					
五脏	肝	心	脾	肺	肾	五行	木	火	土	金	水
六腑	胆	小肠	胃	大肠	膀胱 三焦	五季	春	夏	长夏	秋	冬
五官	目	舌	口	鼻	耳	五方	东	南	中央	西	北
形体	筋	脉	肉	皮毛	骨	五气	风	热	湿	燥	寒
情志	怒	喜	思	悲	恐	五味	酸	苦	甘	辛	咸
五声	呼	笑	歌	哭	呻	五音	角	徵	宫	商	羽
五液	泪	汗	涎	涕	唾	五色	青	赤	黄	白	黑
病所	头项	胸胁	脊	肩背	腰股	五化	生	长	化	收	藏
病态	握	忧	哕	咳	慄	动物	鸡	羊	牛	马	彘
						植物	麦	黍	稷	谷	豆

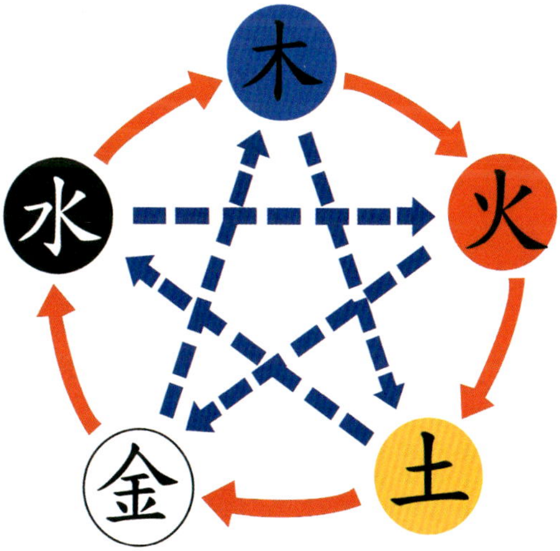

利用自然五行调理人体

中医学按五行的属性，把自然界和人体组织在一定的情况下归纳起来，同时以生克的关系来指导病症的诊治。

养生指南

目属于肝，因内热引发的目赤羞明，多用清肝法。

肌肉属于脾，形体消瘦羸弱，多用补脾法。

肝主风，有头晕、目眩等肝风上旋的症状，多用柔肝息风法。

脾主湿，出现胸腹胀满、小便短少等阻滞症状时，多用健脾祛湿法。

利用五行生克调理脏腑

五行相生

木生火，火生土，土生金，金生水，水生木。

养生指南

水生木，肝属木，肾属水，出现肝虚病症，可以用滋肾的方法来养肝。

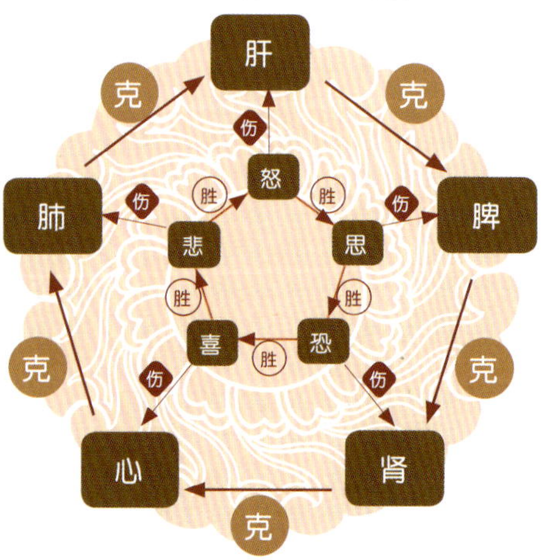

土生金，肺属金，脾属土，肺部虚劳时，可以从养脾入手，以培土生金。

五行相克

金克木，木克土，土克水，水克火，火克金。

养生指南

木克土，脾属土，肝属木，发现脾病时，多用疏肝健脾法。金克木，肝属木，肺属金，肝火旺时，可强化肺功能，以佐金平肝。

五行相侮

即五行相克的辨证法则。

养生指南

金本来克木，但如果木变得更强时，金反而会被木所克。

五行制化

即生中有克、克中有生，五行之间相互作用。

养生指南

木克土，土生金，金克木。制化是维持五行平衡的必要条件。

利用五行之性调养身体

肝　应保持舒畅，如果郁结，应食辛以散之。（金克木）

心　应保持节律有力，如果过于律动紧张，宜食咸以软之；如果律动缓慢无力，宜食酸以收之。（水克火）（木生火）

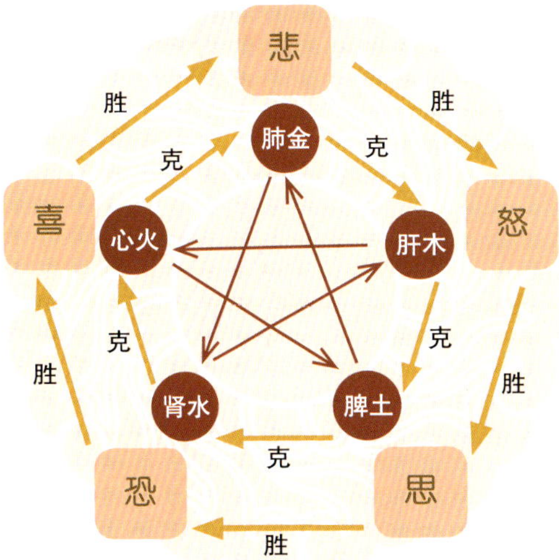

脾　应强健运行，如果脾气不足，宜食甘补脾；如果脾实苦湿，宜食苦以燥之。（苦属火）（甘属土）

肺　应开肺通皮毛，如果肺气闭塞不下降，就出现咳嗽，宜食含有辛散气味食物，能祛肺中寒邪，有利于肺气畅通。（辛属肺）

肾　应强壮，如果肾虚，宜食咸以补之。（咸属肾）

前人用气、性、用、化来表示五行的性质。气指本能或本质，性指性情，用是作用，化是变化。性情、作用和变化都是根据本能或本质而产生的。

中医的五行学说虽以五种物质作为基础，配合内脏、组织器官、病所、病态加以演绎，但并非表示肝是木构成的，肺是金构成的，而只是利用五行之性来说明其应有的健康状态和相应的调养方式。

五行	木	火	土	金	水
气	正直	升发	平厚	莹明	内明
性	柔和	急速	和顺	刚劲	流下
用	曲直	燔灼	高下	散落	流溢
化	生荣	蕃茂	丰满	坚敛	坚凝

利用五行对应望面色，辨口味，发现脏腑病变

【望面色】根据五行对应表，五脏各有主色(肝色青、心色赤、脾色黄、肺色白、肾色黑)，内脏精气的华彩体现在面部，可以通过面部色泽的变化来确定病变的相应脏腑。

【辨口味】口味的异常变化，也能反映五脏的病理状态。另外，不同的脏腑疾病会出现不同的饮食嗜味，如肝病嗜酸，心病嗜苦，脾病嗜甘，肺病嗜辛，肾病嗜咸。

⊙ 口味的变化反映了五脏的病理状态

口味
- 口酸 → 肝火太旺（肝火犯胃）
- 口苦 → 心火偏旺
- 口甘 → 脾胃湿热
- 口辛 → 肺金有病（临床较少见）
- 口咸 → 肾虚所致

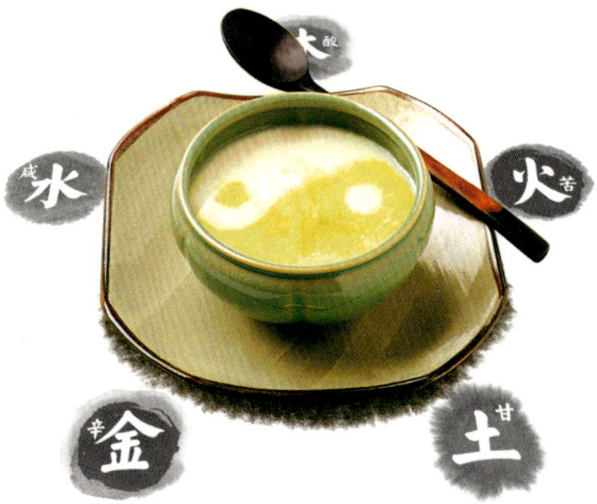

中医的五行治疗法则

⊙ 五行相生用于治疗

根据五行相生，中医确立了“虚则补其母，实则泻其子”的治疗原则。

【滋水涵木法】肾虚不能滋养肝阴，导致肝阳上亢。滋肾以养肝，肝阴得充，则上亢的肝阳自然平复。

【益火补土法】心火不能温煦脾土，导致脾胃功能日衰。此法重在补火壮阳，但目前临床上此火不是指心火，而是指命门(即右肾)之火，即温肾健脾法。

【培土生金法】针对肺虚不复，肺病及脾，通过补益脾胃而达到治肺病的目的。

脾虚导致肺气不足者，亦可用本法。

【金水相生法】肾阴虚不能滋于肺，导致肺肾阴虚。此法实际上是肺肾两脏同补法。

⊙ 五行相克用于治疗

【抑木扶土法】针对肝旺脾虚而设，是疏肝泻肝和健脾补中两法相结合，以抑肝为主，扶脾为辅。

【培土制水法】补益脾阳，促进其运化水湿功能，以消除水湿的滞留。此法侧重于温阳健脾，脾健则水湿自除。适用于水湿泛滥而致的水肿胀满。

【佐金平木法】是清肃肺气和清肝泻火相结合的治法，针对肝升太过而致肺降不及，形成肝火过旺，耗伤肺金，使肺病加重，出现干咳、胸胁疼痛、心烦、口苦、目赤，甚至咯血。

【泻南补北法】将泻心火(南方属火)、补肾阴(北方属水)相结合，又称泻火补水法、滋阴降火法。适用于心火偏旺、肾水不足的心肾不交之证。

第三节 藏象学说：人体生理的秘密？

藏象，听起来很奇怪，对于一个中医入门者单纯从字面上很难理解，感觉古人总是在咬文嚼字。有人说藏象不就是五脏六腑嘛，何必搞个藏象这么难懂的词语来形容。如果这样理解那你就错了。藏，是指藏于体内的脏腑组织器官，也就是我们所说的五脏六腑；象，是指表现于外的生理、病理现象。概括起来，藏象的意思就是人体的脏腑表现于外的生理、病理现象。所以中医的藏象不是西医所说的简单的五脏六腑，还包括了脏腑的生理、病理功能和现象。这种生理、病理现象对于中医的辨证论治、治疗用药起着很大的作用，下面分开论述。

心

心，可以说是人最重要的器官，为什么重要，因为心脏能维持整个人体的血液循环，使人能生机勃勃地活着。很多急性病导致的死亡中，以心脏病最为常见、最为凶险，因此说心脏是最重要的脏器。前面讲了，中医的五脏六腑不仅仅只说单独的脏器，更重要的是说脏器的“象”，也就是这个脏器的生理功能、特性和联系。

⊙ 心的生理功能

先说心的生理功能，中医认为心的生理功能主要包括两个方面。

第一是心主血脉。这个很好理解，我们都知道心脏是一个输血“泵”，通过自主的搏动使血液在血管中周而复始地流动，发挥血的濡养功能，这里的这

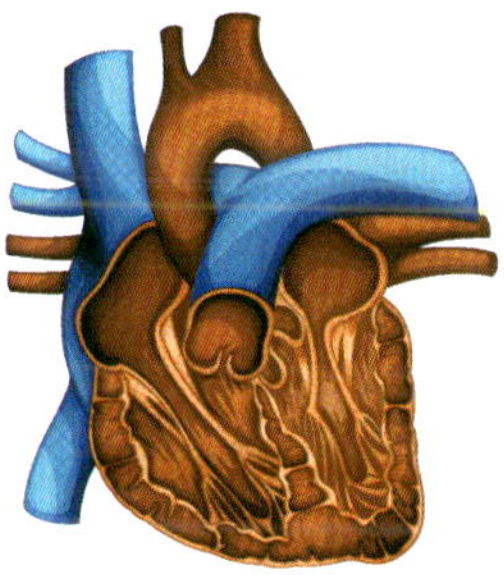

个脉，事实上就是我们说的血管。而心脏之所以能搏动，西医认为是窦房结的放电，中医则认为是心气的推动，只有心气旺盛，心搏才有力气。

第二是心藏神。心藏神又称为心主神明或者主神志。首先解释这个神的意思，应该说，这里的这个神泛指人体生命活动的外在表现，通过人的眼神、表情、语言、动作等反应于外，或者说是人精神、意识、思维活动的总称。这个不太好理解，我们说一个人不聪明、

笨，主要是说这个人脑子不好使，脑筋不灵活，认为是脑的原因。西医也认为人的精神、意识和思维活动是大脑的生理功能，但中医是把这种生理功能归纳于心的功能。

⊙ 心的生理特性

心的生理特性主要包括三个方面，

第一是心主通明。通是相通、相应的意思，明是光明的意思，简单地说，就是心能够使身体的各个器官相互协调，维持人体的各种生理功能，是五脏六腑的“大哥”，所以中医有心明则为“五脏六腑之大主”的说法。

第二个生理特性是心为阳脏而主阳气。前面介绍了阴阳，凡是兴奋的、活动的、功能的属于阳，中医认为人的背为阳(所以冷风吹过来的时候我们喜欢用背来挡风)，胸腹面为阴，而心的前面有肺，更贴近于背部，且心在五行属火，所以说心为阳脏。在生理上，心必须保持强大的阳气，才能温运血脉，振奋精神，温暖周身。很多人手脚冰凉不温，夏天如此，冬天更厉害，西医认为是手脚的血液循环不好，从中医来解释，其实就是心的阳气不足，不能推动血液到离心脏较远的手脚处，不能发挥温暖作用，因此出现手脚冰凉，我们可以看到很多心衰病人就是四肢冰凉，特别是临终的时候，治疗时就需要补益心的阳气。

第三是心与夏气相应。我们知道，夏季很热，是一年中阳气最旺盛的时候，而心为阳脏，因此心的阳气在夏季最为旺盛，了解这些对于疾病的发展变化有一定的意义。一般来说，心脏疾患，特别是心阳虚的患者，其病情往往在夏季缓解，而在冬季容易发作。

⊙ 心的生理联系

心在志为喜，心的生理功能与精神情志活动中的“喜”有关，喜乐愉悦，对人体属于良性刺激，有益于心主血脉等生理功能，但过喜亦能伤心。所以说心脏病病人应该保持心情愉悦，不能大喜大悲，我们经常听说某某因为打麻将赢牌哈哈大笑，最后突然倒地死亡，最后一查，是死于心脏猝死，这就是大喜伤心。

心在液为汗，汗液是人体津液经过阳气的蒸化，从汗孔排除的液体，我们喝进去的水，经过肠道吸收后进入人体血液，在某种情况下通过汗孔排出，所

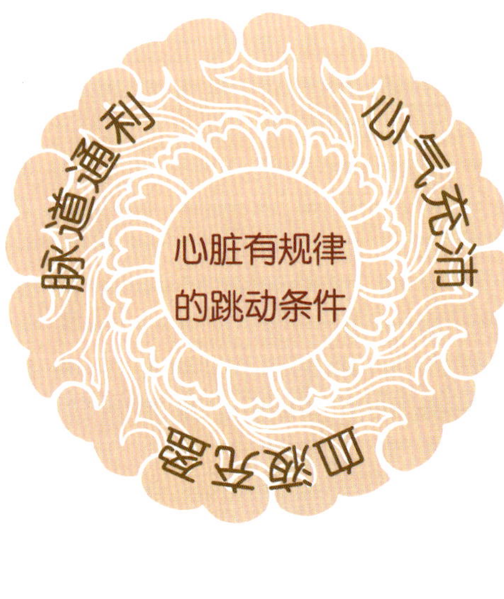
心脏有规律的跳动条件
脉道通利
心气充沛
血液充盈

以中医又说“血汗同源”，如果心气虚损，可见到病人自汗，如果心气暴脱，可见到大汗淋漓，所以很多心脏病特别是心衰的病人临终前常常有大汗淋漓的表现。

心在窍为舌，也就是说舌为心的外候，通过舌的色泽可以看出气血的运行情况，如果病人气血亏虚，舌表现为淡白，如果血液运行不畅，舌表现为紫暗甚至有瘀斑；另外，心主神的功能异常，也会出现舌强、失语等症状，这也可以理解为什么人在紧张的时候，心跳加速，说话也结结巴巴的。

心在体合脉，也就是全身的血脉统属于心的意思，前面也讲了，心主血，同时也主脉，所以血脉是属于心的。其华在面，是说心的生理功能正常与否，可以反映于面部的色泽变化；华是荣华、光彩的意思，人们常常说的“你看起来脸色不好”，其实就是心的功能出现异常了，那些贫血的病人，脸色看起来是萎黄或者苍白无华的。

肺

肺是用来呼吸的内脏，肺在五脏六腑中位置最高，覆盖诸脏，故有“华盖”之称。下面介绍肺的生理功能、特性和联系。

⊙ 肺的生理功能

肺的第一个生理功能是肺主气，司呼吸。肺主气包括呼吸之气和一身之气两个方面。我们知道，肺是一个呼吸器官，通过呼吸运动，把体内代谢后的气体(主要是二氧化碳)排出体外，吸入新鲜的气体(主要是氧气)，完成体内外气体的正常交换，从而维持着人体的新陈代谢和生命活动，这就是肺主的呼吸之气。肺还主一身之气，肺参与全身之气的生成，肺通过呼吸吸入自然界的清气后参与了宗气的生成；另外，肺还能调节气机，所谓气机，是指气的升、降、出、入运动，简单地说就是气的运动形式，肺的呼吸运动，其呼气的过程即是气的升、出过程，而吸气的过程即是气的入、降过程。

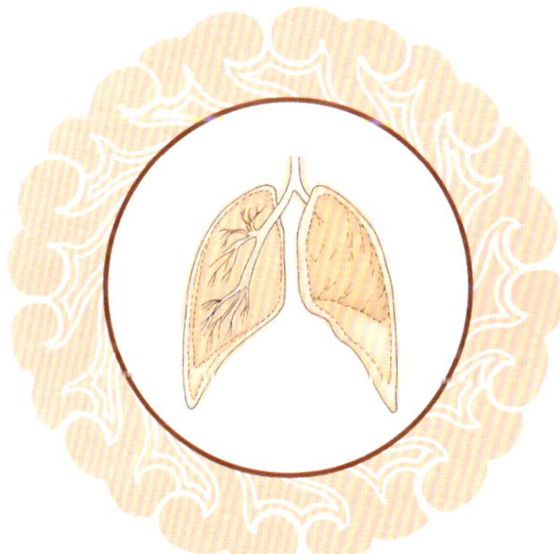

第二个生理功能是主宣降。宣即宣发，降即肃降。所谓宣发，是指宣布与发散，肺主宣发是指肺具有向上、向外升宣布散的生理功能；肺能宣发卫气，调节腠理的开合。卫气是水谷精气中的强悍之气，能抵御外邪，调节腠理(汗孔)的开合，调节汗液排出；另外，肺的宣发还能排除浊气，完成气体交换，如肺通过呼吸活动，将身体里产生的二氧化碳带出体外，吸入氧气。所谓肃降，即肃清、洁净和下降，肺主肃降，即肺气具有向下通降和使呼吸道保持洁净的生理功能。肺吸入自然界清气后能通过肺的肃降进入体内向下布散，肺还能布散水谷精微和津液，也就是脾胃吸收的营养成分，通过肺的肃降能营养全身；肺与大肠均属于金，所以肺与大肠相表里，肺的肃降功能还有利于大便的排出，所以临床上治疗便秘，常常加用紫菀等入肺经的药物，也就是这个用意；此外，肺通过肃降还能保持呼吸道清洁，促进痰液及异物的排除，保持呼吸道通畅，所以如果一个咳嗽的病人，如果有很多痰，这个时候千万不要强力止咳，这种咳嗽其实就是肺在清除痰液异物的一个过程，止咳后导致痰液不能出来，反而会加重病情。

第三个生理功能是肺朝百脉。朝是朝会、聚会的意思，也就是说全身的气血均通过静脉朝会于肺。这一点很好理解，静脉血回到右心后经过肺，参与氧气、二氧化碳的转化后，进入左心，然后营养全身，因此全身的血液是要通过肺的，也就是朝百脉的意思。

第四个生理功能是通调水道。事实上就是说肺参与身体的水液代谢，前面讲了，肺通过宣发能调节汗液的排泄，通过肃降能调节大便排出，这两者都能带走水分；此外，中医认为肺还能使上半身的水分向下输布于肾和膀胱，使生成的尿液排出体外，因此认为肺能通调水道。

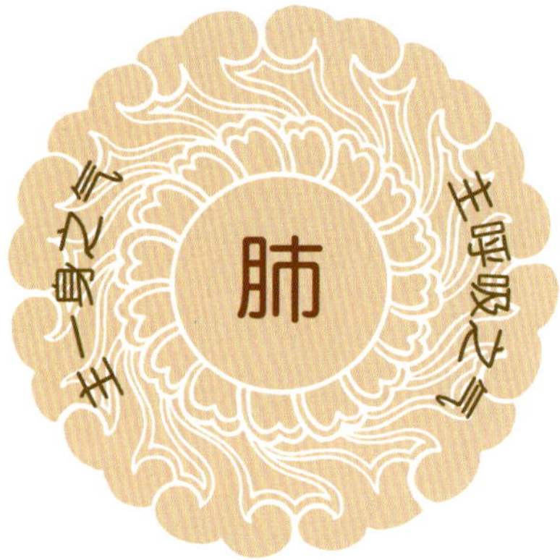

⊙ 肺的生理特性

肺为娇脏，娇即娇嫩的意思，因为肺在五脏中位置最高，且通过气管直接与外界相连接，因此往往是最容易被外邪侵袭的脏腑，所以称为娇脏。2003年的“非典”、这几年的禽流感均是以肺炎为主，受凉后也是出现气管炎咳嗽，而其他脏腑症状少见。

肺以降为顺，意思是说肺气以下降为好，如果肺气上升，就会出现咳嗽的临床症状，也因为如此，在治疗咳嗽的时候常常用肃降肺气的治疗方法。

肺与秋季相应，喜润恶燥，肺与秋季相对应，而秋季是气候干燥的时候，因此最容易损伤肺的津液，所以很多慢性支气管炎病人一进入秋季就出现干咳少痰，这就是因为秋季的燥气伤了肺，所以治疗的时候宜润肺，这也是为什么冰糖蒸雪梨治疗这种干咳少痰咳嗽有效的原因所在了。

⊙ 肺的生理联系

肺藏魄，魄是指与生俱来的、本能的、较低级的精神活动，比如新生儿啼哭、吸吮、非条件反射等。

肺在窍为鼻，肺通过鼻子可以进行呼吸，同时发挥嗅觉的功能，如果肺功能失调，就会出现鼻塞、流涕、喷嚏等。

肺在液为涕，适当的鼻涕能润泽鼻腔，有利于肺的呼吸，但如果出现病变，则会出现鼻塞流涕(如感冒)，或者鼻干燥不适(如萎缩性鼻炎）。

肺在体合皮，其华在毛，肺对皮肤具有调节汗孔、温度和调节水液代谢的作用；另外，肺通过布散作用将营养物质输送到毫毛，提供营养，使其光泽黑亮。

三、脾

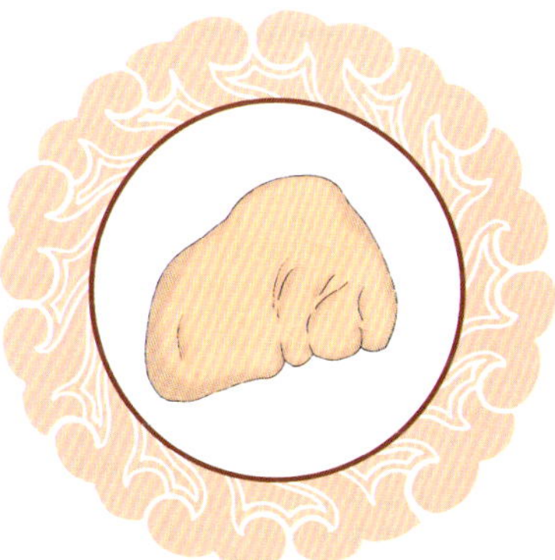

我们会经常听说打架后脾脏破裂，或者车祸导致脾脏破裂大出血，只要抢救及时，西医外科行脾脏切除后，多能平安无事。脾脏在西医眼里只是一个最大的淋巴器官，但对于中医来说，脾脏是非常重要的，是饮食消化、吸收、传输的主要器官，食物通过消化吸收，转化为气血，为人体提供营养和动力。而消化吸收功能，需要脾脏来主持完成。中医学因此将脾称作“后天之本”“气血化生之源”，是维持出生后身体机能的重要器官。

⊙ 脾的生理功能

脾的第一个生理功能是主运化。运就是运输的意思，化是消化、吸收、转化的意思。脾主运化包括运化水谷和运化水液两个方面。

> 第一是运化水谷。水谷是指吃进去的各种饮食，脾能够对饮食进行消化，吸收其中的精华物质，将这些精微物质转变为身体所需要的气血津液，并将这些气血津液运输到全身各个组织器官，以供使用，从而维持生命活动。所以只有脾脏的功能正常，才能消化吸收，为化生气血津液提供足够的养料。如果脾虚，运化水谷的功能减退，则导致腹胀、消化吸收功能失常，可出现面黄肌瘦、大便稀溏、神疲乏力等脾虚、气血不足的表现。

第二是运化水液。饮食中除固体食物外还伴有水分，脾在吸收其精华时，必然要同时吸收身体所需要的水分，又要把多余的水分排出体外，以达到体内水液代谢平衡。倘脾的功能失调，不但不能吸收其精微物质，而且使水分过多地潴留在体内，于是变生病态，因此，出现了“脾恶湿喜燥”的说法。水湿过多势必加重脾的负担，久而久之则伤脾。

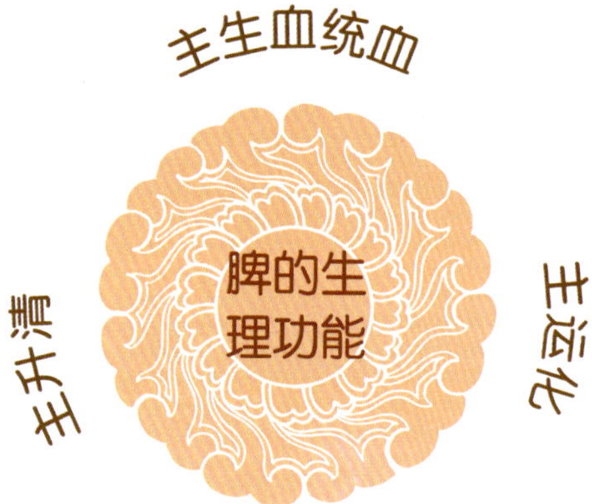

当然，水分的代谢不仅是脾所主，而且与肺、肾、三焦有关。临床上见到因不能摄取充分营养而发生的疾病(如营养不良性水肿)，或因水湿过多潴留体内而变生的病态，都要从脾论治，就是基于此理。

脾的第二个生理功能是主统血。统是统摄、约束的意思。血是饮食中的精微物质，经过多次演变转化而成的。如果脾的功能失常，运化失调，血液的生成必然要受到严重的影响，由于血液的生成不良，血液的正常成分也就随之发生改变；一旦血液的成分发生改变，就容易发生出血性疾病，故有“脾阳虚不能统血，脾阴虚不能滋生血液”的说法。脾阳指的是运化过程中所具有的热能，脾阴指的是脾本脏的阴精。实际上，当脾功能失调时，应该被吸收入血液的精微物质不能被吸收入血，使生血之源断绝，是为脾阴虚；如果脾虽能吸收其精微物质，但脾不能有效地将其输送到各组织器官，致使血液不能按照正常顺序循行而发生出血性疾病，即统摄失权或血不归经是为脾阳虚，在临床上是不乏其例的。所谓“补脾摄血”“引血归脾(经)”，就是治血先治脾的精神实质。现代医学中的脾是造血系统的重要器官，与血液的关系颇为密切，有些出血性疾患与它有关，比如脾功能亢进症，对血小板清除速度加快，造成血小板减少，从而出现牙龈出血、皮下出血等症状，这就是为什么肝硬化病人并发脾功能亢进时容易出现出血的原因所在了。

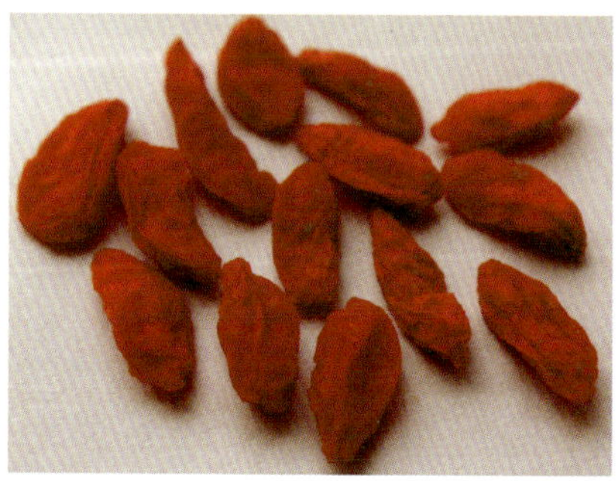

脾的第三个生理功能是主升清。升是上升的意思，清是指清阳，为比较轻的营养物质。脾主升清的意思是脾能够运输一些比较轻的营养物质到头目、心肺，以及维持内脏的稳定。在病理状态下，脾气虚时，营养物质不能上升，因此会出现头晕眼花的症状，甚至晕倒。脾的升清还能托起内脏，如果脾气虚了，没有力气托住内脏，那么内脏就会下垂，因此在临床中见到胃下垂、肾下垂、子宫下垂、直肠脱垂等的治疗常常是以补脾为主，常用的方剂为补中益气汤。

⊙ 脾的生理特性

脾宜升则健，就是说脾的气宜向上升。前面讲肺的时候说肺宜降，此处脾宜升，所以也形成了一个平衡。

脾喜燥恶湿，喜燥恶湿是脾的生理特性之一，与胃的喜润恶燥相对而言。脾之所以有喜燥恶湿的特性，与其运化水液的生理功能有关。脾气健旺，运化水液功能发挥正常，水精四布，自然无痰饮水湿的停聚，也不被痰饮水湿所困。水湿产生之后，又反过来困遏脾气，致使脾气不升。脾阳不振，称为“湿困脾”。外在湿邪侵入人体，困遏脾气，致脾气不得上升，也称为“湿困脾”。由于内湿、外湿皆易困遏脾气，致使脾气不升，影响正常功能的发挥，故脾欲求干燥清爽，即所谓“脾喜燥而恶湿”。临床上，对脾生湿，湿困脾的病症，一般是健脾与利湿同治，所谓“治湿不治脾，非其治也”。

脾与长夏相应，长夏指阴历六月，也就是说，长夏为夏季后的一季，时值阴历六月，也就是阳历七八月夏末秋初之时，其涵盖了小暑、大暑、立秋、处暑四个节气。长夏是一年之中，这个时候天气闷热，阴雨不断，空气中湿气较重，所以气候特征是湿热蒸腾。而五脏中的脾位于人体中央，属土，主运化水湿，所以脾与长夏相应。但脾脏喜燥而恶湿，湿为阴邪，好伤人阳气，尤其是易伤脾阳。因此，长夏是人体脾土最易受伤的季节，也是健脾、养脾、治脾的重要时期。

从临床来看，长夏当令，人们经常会觉得疲惫、精神不振、头晕。其原因是，此时湿热交困，湿性重浊，容易引起头身困重、四肢酸楚、倦乏沉重等症状。而湿邪易困脾土，尤其是老年人和体弱者抵抗力差，最容易出现脘腹胀满、食欲缺乏、口淡无味、胸闷想吐、大便稀溏，甚至水肿等湿困脾土之症。此时若认为只是胃口不好，自行服用多潘立酮(吗丁啉)、酵母片等帮助消化的

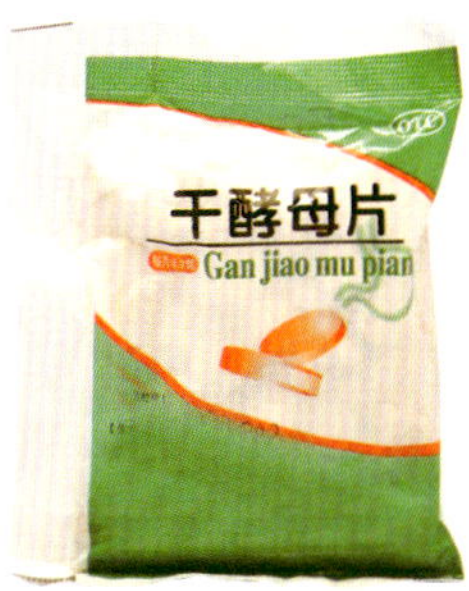

药物，一定达不到很好的治疗效果。而中医从健脾燥湿、健脾利湿入手进行调解，往往能收到很好的疗效。

⊙ 脾的生理联系

脾在志为思，即思考、思虑，是人体精神意识思维活动的一种状态。正常的思考问题，对机体的生理活动并无不良影响，但思虑过度、所思不遂则伤脾。《素问》说："思则气结。"脾气结滞，则见不思饮食、脘腹胀闷，影响运化升清和化生气血的功能，而导致头目眩晕、烦闷、健忘、手足无力等。

脾在液为涎，涎为口津，唾液中较清稀的称作涎，它具有保护口腔黏膜、润泽口腔的作用，在进食时分泌较多，有助于食物的吞咽和消化。在正常情况下，涎液上行于口，但不溢于口外。若脾胃不和，则往往导致涎液分泌急剧增加，而发生口涎自出等现象，故说脾在液为涎。

脾在体合肌肉、主四肢。《素问》说："脾主身之肌肉。"脾主肌肉是指脾能维持肌肉的正常功能。而脾之所以能维持肌肉的正常功能，是与脾主运化的功能分不开的。脾主运化水谷精微和津液，以化生气血，并将其输送布散到全身各处之肌肉中去，以供应肌肉营养，保持肌肉活动所需的充足能量，使肌肉发达丰满，壮实有力。若脾的运化功能失职，肌肉失去滋养，则逐渐消瘦，甚则痿软松弛。临床上，对某些慢性病，特别是消化系统慢性病变，使身体逐渐消瘦者，大多根据"脾主肌肉"这一理论，从健脾益气入手治疗，往往能改善身体虚弱状态，取得满意效果。

四肢，相对躯干而言，是人体之末，故称为"四末"，四肢也需要脾气输送水谷精微，以维持其正常生理活动。当然，四肢活动和肌肉的强弱也有密切的关系。所以，脾气健运，营养物质充足，则四肢肌肉丰满，活动轻劲而有力。若脾虚，运化功能失职，四肢肌肉失养，则肌肉痿软，四肢无力，甚则产生痿证。

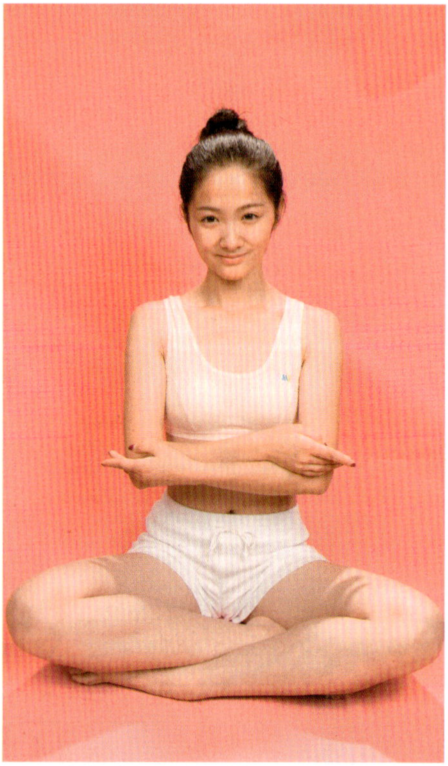

脾在窍为口，其华在唇。脾开窍于口，是指人的饮食、口味等与脾的生理

功能有关。若脾气健运，则食欲旺盛、口味正常。反之，若脾有病变，则容易出现食欲的改变和口味的异常，如食欲缺乏、口淡乏味等。若湿困脾气，则可出现口甜、口黏的感觉。脾主肌肉，又为气血化生之源，口唇亦由肌肉所组成。因此，口唇的色泽不但是全身气血盛衰的反映，又与脾运化功能是否正常有密切的关系。脾失健运，气血旺盛，则口唇红润，有光泽。若脾虚不运，气血不足，则唇淡白不泽，或者萎黄。

四、肝

说到肝，我们经常会听到的一句话就是“你的肝火好大啊”，其实就是说这个人容易发火气，我们为什么会把这种情绪的变化归为肝呢？

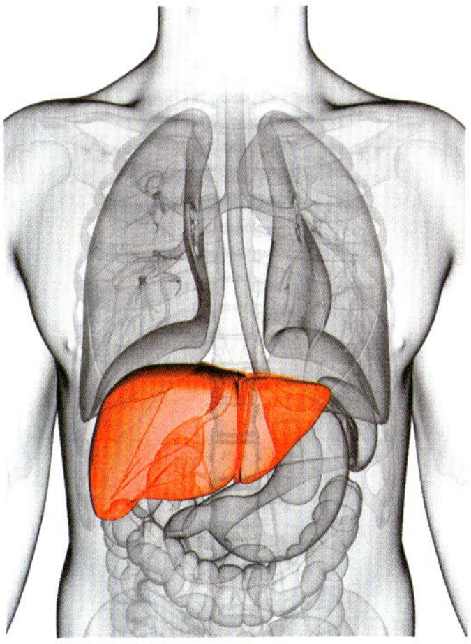

下面介绍完肝的功能、特性后问题就迎刃而解了。

⊙ 肝的生理功能

肝的第一个生理功能是主疏泄。所谓“疏泄”，指疏通、畅达、宣散、流通、排泄等综合生理功能。古代医家以自然界树木之生发特性来类比肝的疏泄作用。自然界的树木，春天开始萌发，得春风暖和之气的资助，则无拘无束地生长，舒畅条达。肝就像春天的树木，条达疏畅，充满生机。其舒展之性，使人保持生机活泼。现将肝主疏泄在人体生理活动中的主要作用分述如下。

(1)调节情志活动。人的情志变化，是大脑对外界刺激的反应。在中医理论中，人的情志活动，除了为心所主宰外，还与肝的疏泄功能有密切的关系。肝的疏泄功能正常，气机调畅，方能保持精神乐观，心情舒畅，气血和平，五脏协调。反之，若肝主疏泄功能障碍，气机失调，就会导致精神情志活动的异常，表现为以下两方面：一是肝的疏泄功能减退，导致人体气机阻滞不畅，不但出现胸胁、两乳胀闷疼痛，同时还可出现郁郁寡欢、闷闷不乐、情绪低沉、多疑善虑等病理现象，中医称之为“肝郁”，或“肝气郁结”；二是肝的疏泄功能太过，情志亢奋，出现头胀头痛、面红目赤、急躁易怒，甚则不能卧寐等症状，中医称之为“肝火亢盛”。

生活中可以发现，一个人心情不好，常常会见到两种不同的反应。一种人喜欢生闷气，把所有的不快憋在心里不讲；另一种人点火就着，遇到些不顺心的小事就暴跳如雷。这两种情况，都与肝的功能失常有关。第一种情况，主要是肝木疏泄的功能太弱了；当体内出现气的郁滞时，肝没有足够的能力，把郁滞消散开，气滞越来越严重，导致一些病症。中医把这种情况叫作肝气郁。对这样的肝木不及的情况，就需要用柴胡一类疏肝的药物，帮助肝来加强疏泄功能，把气滞散开。而对于第二种情况，原因主要是肝木的功能“太过强盛”了。中医把这种病症，叫作肝火旺。需要用龙胆一类清泻肝火的药物，把肝脏中过于亢盛的阳气清除一些，来维持肝脏自身的阴阳平衡。

(2)助消化吸收。人体的消化功能，包括对饮食物的受纳和腐熟、水谷精微的输布和吸收等生理、生化过程。这些生理活动，虽然主要由脾胃主管，但也需要得到肝主疏泄的促进，方能维持消化过程顺利进行。归纳起来，肝助消化的作用，主要体现在下述两个方面：一是肝能促进胆汁的生成和排泄；二是维持脾胃气机的正常升降。

胆附于右肝叶之后，胆内储藏胆汁，具有较强的消化饮食的作用。胆汁的生成、排泄都依靠肝之余气，通过疏泄作用，溢入于胆，聚合而成。肝疏泄功能正常，气机调畅，胆道畅通，胆汁方能顺利排入消化道，以起到帮助消化的作用。若疏泄失职，胆汁分泌和排泄功能异常，常出现黄疸、口苦、呕吐黄水、胁肋胀痛、食欲减退等症。这说明胆汁的分泌和排泄代表了肝疏泄功能的一个重要方面。

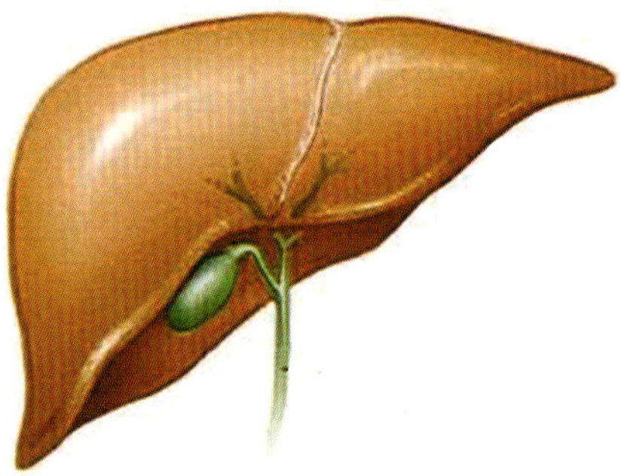

另外，肝助消化作用还表现在协调脾胃的正常升降方面。脾与胃同居中焦，脾主升，胃主降，只有脾升胃降协调，饮食的消化过程才正常。而脾胃的正常升降不仅与脾胃本身的生理活动有关，而且还与肝主疏泄的功能活动有密切联系。所以肝的疏泄功能正常，是脾胃正常升降、维持消化功能旺盛的一个重要条件。若肝的疏泄功能异常，则不但影响胆汁的生成和排泄，而且还会导致脾胃的升降功能紊乱。如脾不升清，在上发为眩晕，在下发为飧泄；如胃不降浊，在上则发为呕逆嗳气，在中则为脘腹胀满疼痛，在下则为便秘。前者称为“肝脾不和”，后者称为“肝气犯胃”，两者可统称为“木旺乘土”，对此临床常采用疏肝理气、调和脾胃的方法予以治疗。

(3)促进气、血、水的正常运行。气、血、水等物质在体内处于不停的流行状态。气、血、水流行通利状态，除了与心、肺、脾、肾等脏腑的生理活动有关外，还与肝的生理功能有密切的关系。例如，气的正常运行，要依靠肝的疏泄功能，因为疏泄功能直接影响气机的调畅。肝主疏泄，气运行通利，气的升降出入才能正常。若肝的疏泄功能失职，气机不畅，气的运行则发生障碍，可出现气滞不行的病理变化，出现胸、胁、乳房胀痛等症状，对此多采用疏肝、理气的方药治疗，常能获得满意的效果。

气是血的运行动力，气行则血行，气滞则血瘀。这里所说的气，除了与心气的推动、肺气助心行血、脾主统摄血行等作用有关外，还与肝主疏泄的功能有关。若疏泄正常，血液循环则保持通利状态。若疏泄失职，通利作用失常，则出现血瘀等种种病症，如胸胁刺痛、癥积肿块、月经不调等。

肝的疏泄通利作用在促进水液代谢、保持水液代谢平衡方面，也发挥着重要作用。肝调节水液代谢，主要体现在调畅三焦气机，维持三焦水道通畅，使水液易于流行等方面。如肝的疏泄失职，气机失调，不但影响到三焦水道的通利，使水液的输布排泄发生障碍，而且气滞则血瘀，瘀血阻滞脉道，进一步阻遏气机，而致水湿停留于人体某些部位，留而为饮，凝而为痰，痰气互结，又可形成痰核、瘰疬。如水湿停留于胸腹腔，则形成胸水和腹水症。

肝主疏泄的这三个方面相互之间是密切联系的。例如，情志障碍可影响胆汁的分泌和排泄，同样又可影响脾胃的消化功能。胆汁的分泌排泄功能障碍也可影响消化功能。情志不调，又可影响气血、水液的运行，反之，气血运行不利，也可影响情志活动。所以，这三个方面是不能孤立地看待的，只有互相结合全面去看，才能在临床实践中正确理解肝的疏泄功能。

肝的第二个生理功能是主藏血。肝藏血是指肝脏具有储藏血液和调节血量的功能。人体的血液由脾胃消化吸收来的水谷精微所化生。血液生成后，一部分运行于全身，被各脏腑组织器官所利用，另一部分则流入肝脏而储藏之，以备应急情况下使用。

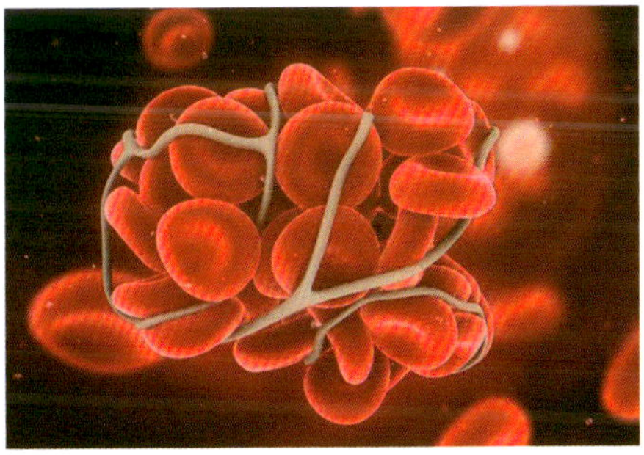

在一般情况下，人体各脏腑组织器官的血流量是相对恒定的，但又必须随人体的功能状态及气候变化的影响，而发生适应性调节。例如，人体在睡眠、休息等安静状态下，机体各部位对血液的需求量减少，则一部分血液回归于肝

而藏之。当在劳动、学习等活动量增加的情况下，人体对血液的需求量相对增加，肝脏就把其储藏的血液排出，从而增加其有效血循环量，以适应机体对血液的需要。

正因为肝有储藏血液和调节血量的生理功能，故又有“肝为血海”的说法。所以人体各部位的生理活动，皆与肝有密切关系。如果肝脏有病，藏血功能失常，不仅会出现血液方面的改变，还会影响到机体其他脏腑组织的生理功能。藏血功能失常，主要有两种病理变化：一是藏血不足，血液虚少，则分布到全身其他部位的血液减少，不能满足身体的生理需要，因而产生肢体麻木、月经量少，甚至闭经等；二是肝不藏血，则可导致各种出血，如吐血、咯血、衄血、崩漏等。

⊙ 肝的生理特性

肝的生理特性概括起来，主要有以下几个方面：第一是肝为刚脏，体阴而用阳。所谓“刚”，有刚强躁急之意。古人把肝比喻为“将军”，用将军的刚强躁急、好动不静的性格来形容肝的生理特性。正由于肝为刚脏，所以肝有病变时，则其气易动易亢。因此，又有肝“体阴而用阳”之说。所谓“体阴”，一是指肝为藏血之脏，血属阴；二是说肝属脏，位居于下，故属阴。肝的生理功能，依赖于肝的阴血滋养才能正常。肝为刚脏，非柔润不能正常。所谓“用阳”，一是说在生理上，肝内寄相火，为风木之脏，其气主升主动，动者为阳；二是说在病理上，肝阴、肝血易虚，肝阳易亢。当肝有病时，常可见到阳气亢逆及动风之象，如眩晕、筋膜拘挛，甚则抽搐等。另外，肝失疏泄，又可引起气滞血瘀。肝气郁久化火，耗伤肝阴、肝血，肝之阴血虚损又可引起肝阳上亢。一般而言，在病理过程中，诸脏之阳气皆易偏于虚，唯有肝之阳气易亢。而肝阴和肝血又常偏虚，所以又有“肝气、肝阳常有余，肝阴、肝血常不足”的说法。

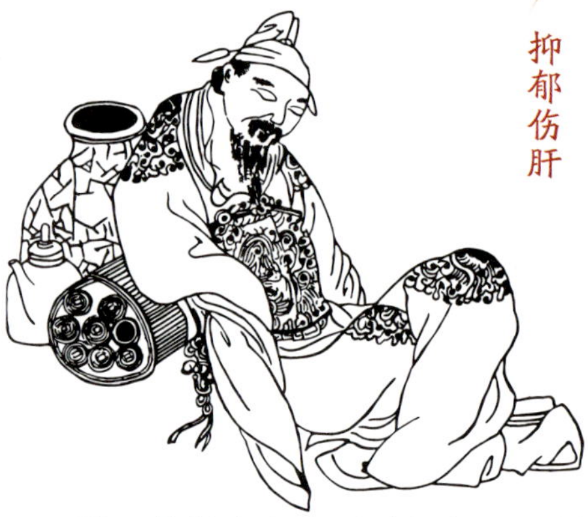
抑郁伤肝

第二是肝喜条达而恶抑郁。肝属木，应自然界春生之气，宜保持柔和、舒畅、升发、条达，既不抑郁也不亢奋的充和之象，才能维持正常的疏泄功能。而暴怒或抑郁的精神状态、低沉的情绪，最易影响肝的疏泄功能。暴怒可致肝阳亢逆，出现面红目赤、头胀头痛；情绪低沉，则肝气郁结，气郁日久，又可化火生热，导致肝火、肝风等病变。

第三是肝与春气相应。人与天地相参。则肝应春气。春季万物复苏，欣欣向荣，有利于肝气升发、调畅。肝的病变，在春季得自然界少阳之气滋助，可逐渐好转。但如果春季自然界风气太盛，则可对肝产生不利影响。

⊙ 肝的生理联系

肝在志为怒。怒是人们在情绪激动时的一种情志变化。一般说来，当怒则怒，怒而有节，未必为害。若怒而无节，则它对于机体的生理活动是属于一种不良的刺激，可使气血逆乱，阳气升发。肝为刚脏，主疏泄，其气主动主升，体阴而用阳。故肝的生理病理与怒有密切关系，尤以病理为最。如大怒可伤肝，使肝的阳气升发太过而致病。反之，肝的阴血不足，阳气偏亢，则稍有刺激，便易发怒。

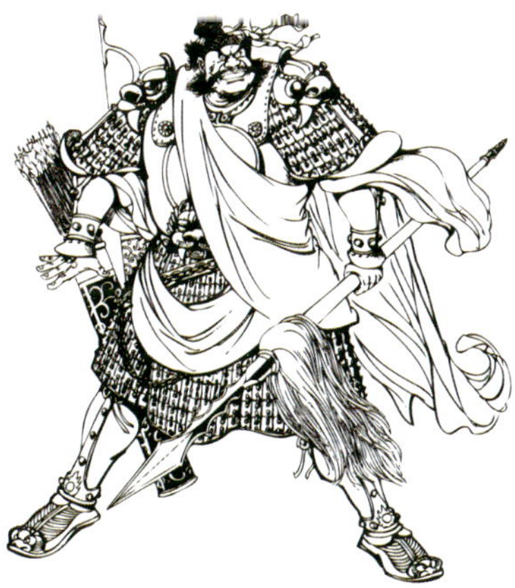
大怒伤肝

肝开窍于目。肝的经脉上连于目系，目的视力主要依赖于肝血的滋养。故《素问》指出："肝受血而能视。"由于肝与目有极为密切的关系，所以肝的生理功能和病理变化常常可以从眼目中反映出来。在临床实践中，很多目疾常从肝治疗。肝血不足则视物昏花或夜盲，肝阴亏耗，则双目干涩、视力减退；肝火上炎，可见目赤肿痛；肝阳上亢，可见目眩；肝风内动，可见目睛斜视和目睛上吊；肝胆湿热，可出现巩膜黄染等。

肝在液为泪。肝开窍于目，泪从目出，故泪为肝之液。泪有濡润眼睛、保护眼睛的功能。泪的过多和过少均属病态，且与肝有关。肝阴不足，泪液分泌减少，则两目干涩，甚可干而作痛；肝经风热而患风火赤眼，又可见目眵增多，或迎风流泪，悲哀伤感，或情绪骤变，累及于肝，可见泪液自流等。临床应用：眼泪分泌异常的病变，可以从肝论治。

肝主筋，其华在爪。筋，即筋膜，包括肌腱、韧带等组织结构。筋膜附于骨而聚于关节，是联结关节、肌肉，专司运动的组织。肝主筋，是说全身筋膜的弛张收缩活动与肝有关。中医学认为，人体筋膜的营养来源于肝脏。因此，肝的血液充盈，筋膜得养，功能才能正常，从而使筋力强健，运动有力，关节活动灵活自如。若肝有病变，肝血不足，筋膜失养，可引起肢体麻木、运动不利、关节活动不灵活或肢体屈伸不利、筋脉拘急、手足震颤等症。在热性病中，若邪热劫伤阴津、血液，筋膜失其滋养，则可引起四肢抽搐、角弓反张、颈项强直等，中医学称为“肝风内动”，故《素问》说：“诸风掉眩，皆属于肝”“诸病强直，皆属于风”。正因为风证与肝的关系最为密切，故又有“肝为风木之脏”的说法。

由于肝主筋，与运动有关，因此，又有“肝为罢极之本”的说法。“罢极”，即指耐受疲劳之意。人的运动能力属于筋，又称之为“筋力”。因肝藏血，主筋，所以肝为人体运动能力的发源地。

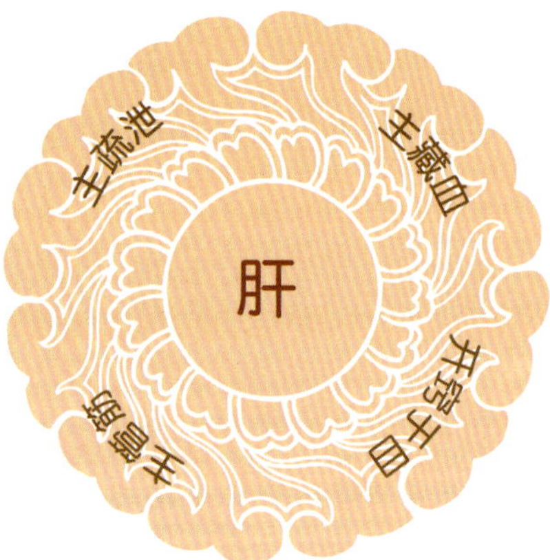

爪，包括指甲和趾甲。中医学认为，爪甲是筋延续到体外的部分，故又称“爪为筋之余”，肝血的盛衰，常反映于爪甲。肝的阴血充足，筋膜得养，则爪甲坚韧，光泽红润，富有华色。若肝血不足，爪甲失其滋养，则爪甲苍白，软薄，或枯而色夭，容易变形，脆裂。故《素问》说：“肝之合筋也，其华在爪。”在临床上即可根据爪甲色泽的荣枯等变化，来推论肝的气血盛衰。而爪甲的病变，也多从肝脏辨证论治。

五、肾

人们经常开玩笑“你是不是肾虚”，实际上是将肾与生殖、性功能联系在一起。从中医的角度来说，肾虚是可以引起性功能障碍，但不是所有的性功能障碍都是肾虚引起的。

肾位于腰部，在脊柱两旁，左右各一，由于肾藏先天之精，为脏腑阴阳之本，生命之源，故称肾为“先天之本”。

⊙ 肾的生理功能

肾的第一个生理功能是藏精，主人体的生长发育与生殖。藏精，是肾的主要生理功能，即是说肾对于精气具有闭藏作用。肾所藏的精，包括“先天之精”和“后天之精”两部分。所谓“先天之精”，即禀受于父母的生殖之精，它是构成胚胎发育的原始物质，具有生殖、繁衍后代的基本功能，并决定着每个人的体质、生理、发育，在一定程度上还决定着寿命。在出生离开母体后，这精就藏于肾，成为肾精的一部分，它是代代相传、繁殖、生育的物质基础。所谓“后天之精”，即指脏腑之精，是饮食水谷所化生的各种精微物质。因为这精来源于出生后，依赖于脾胃所化生，故称之为“后天之精”，它是维持人体生命活动的营养物质，主要分布到五脏六腑、皮毛筋骨，以发挥其滋养濡润作用。其通过代谢平衡后所剩余的部分，则输注到肾脏，成为肾精的一部分。

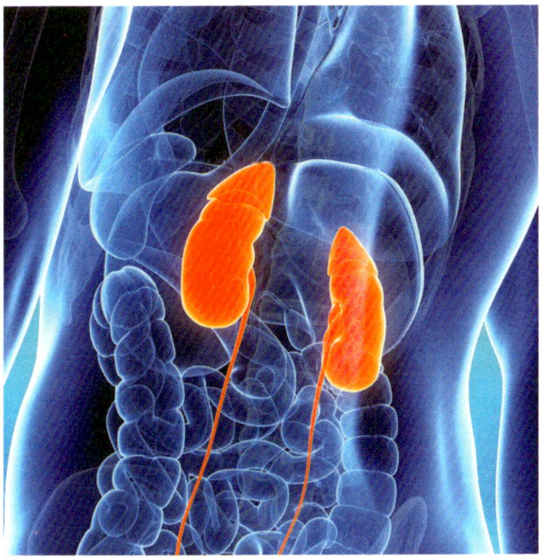

肾藏精的生理功能十分重要，是生养身体的根本。而肾所藏之精属于物质，这种物质又可转化为功能，即肾精能化气，肾精所化之气，称为肾气。肾气保证了人体的健康功能。肾中精气的盛衰，决定着人体的生长、发育过程和生殖功能的旺盛与衰减。

肾主生殖。人体的生殖功能包括两个方面，即性功能和生殖能力，它是繁衍后代、代代相传的根本保证。中医学认为，人体的生殖功能主要和肾有关。一方面，肾藏精，肾精是人体胚胎发育的基本物质，是生命起源的物质基础。另一方面，肾精又能促进生殖器官发育，使生殖功能成熟并维持生殖功能旺盛不衰。

人在出生以后，由于先天之精不断得到后天之精的滋养，肾的精气逐渐充盛，发育到青春期，体内就产生了一种促进生殖功能成熟的物质，中医学称之为“天癸”，所谓天癸，乃是一种促进性腺发育成熟的物质。当天癸发展到一定水平时，则男子出现排精现象，女子按时排泄月经，男女性功能开始成熟，并已具备生殖能力。

肾主生长发育。人体的整个生长、发育过程，均和肾中精气的盛衰存在着极其密切的内在联系。人从幼年开始，肾中精气开始充盛，人体生长、发育迅速，生机活泼，在七八岁时，由于肾中精气的逐渐充盛，出现了齿更发长的生理变化。到了青壮年，肾中精气更加充盛，不仅具备了生殖能力，而且身体强壮，筋骨坚强，精神饱满，牙齿坚固，头发黑亮，处于人生中身体最强壮的时期。进入老年，由于肾中精气开始衰减，人的形体逐渐衰老，不仅生殖功能丧失，而且头发斑白，牙齿动摇，弯腰驼背，步履不稳，耳聋失聪，面憔无华。

既然肾中精气的盛衰，决定着人体的生长、发育，那么在肾中精气不足时，往往出现生长发育方面的异常。如在幼年时期，肾中精气不足，则可致生长、发育迟缓，智力低下，或“五迟”（立迟、行迟、齿迟、语迟、发迟）、“五软”（手足软、头软、颈软、肌肉软、口软）；在成年时期，如肾中精气亏损过度，则可未老先衰，表现为发脱齿摇、头晕耳鸣、记忆力减退、性功能衰弱。因此，临床上常采用补肾精的方法治疗，能获得一定疗效。另外，在肾主生长发育这一理论的指导下，对于抗衰老的预防，历代医家都极为重视调补肾脏，目前研制的抗衰老药物，尤以补肾者为多。

肾的第二个生理功能是主水液。肾主水液，主要是指肾脏具有主持和调节人体水液代谢的生理功能。人体水液代谢的调节，虽然与肺、脾、肝、肾等多个脏腑有关，但起主导作用的是肾，肾对水液代谢的调节作用，贯穿在水液代谢过程的始终。肾阳为一身阳气的根本，是各脏腑功能活动的强大动力，只有在肾中阳气的温煦和蒸化作用下，脾运化水湿，肺通调水道，肝疏泄水液，三焦司水道之决渎，以及膀胱适度开合等，方能并行不悖。各守其职，协调一致，维持水液代谢平衡。若肾有病变，失去主水之功能，往往会影响水液代谢，使之发生紊乱，出现尿少、水肿等病理表现。若肾阳不足，失去温化蒸腾作用，则表现为小便清长或尿量明显增多等症。

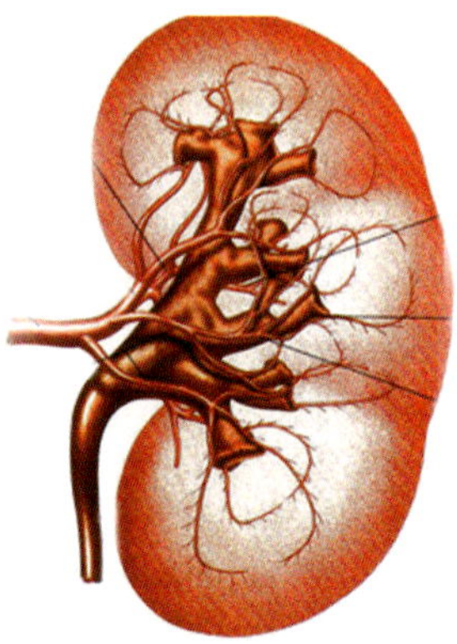

肾的第三个生理功能是主纳气。肾主纳气，是指肾具有摄纳肺所吸入之清气而调节呼吸的功能，防止呼吸表浅，保证体内外气体的正常交换。人体的呼吸虽然由肺主司，还必须有肾的参与才能维持正常。具体来说，由肺吸入之清气必须下达于肾，由肾来摄纳，方能保持呼吸运动的深沉和平稳，从而保证体内外气体得以正常交换。只有肺、肾协调一致，呼吸功能才会正常。实际上肾主纳气是肾的封藏作用在呼吸运动中的具体体现。因此，肾的纳气功能正常，则呼吸均匀和调。如果肾的纳气功能减退，摄纳无权，则肺吸入之清气上逆而不能下行，即可出现呼吸表浅，动则气喘，呼多吸少，或呼吸困难等病症。从临床实际来看，往往在慢性气管炎、肺气肿、肺源性心脏病等疾患中，可见到“肾不纳气”的征象，治疗常用补肾纳气的方法，多可获得较好的效果。

⊙ 肾的生理特性

肾的生理特性，主要有两个方面：第一是肾性潜藏，为固摄之本。在五脏之中，肾的位置最下，而在生理功能方面主藏蓄阴精，又主命火。肾精宜藏，最忌耗泄损伤，命火宜潜于水中，不宜升腾。所以，在古代以潜藏蛰伏之意比喻肾的生理特性。正是由于肾的封藏固摄作用，使体内精微物质得以保留，元阴元阳得以闭藏，人的生命力才能旺盛，身体才能健康。若肾有病变，使肾的封藏、固摄功能失职，就会引起阴精过度耗损妄泄，表现为遗精、带下、滑胎、尿浊、尿甜等。

第二是肾与冬气相通应。在五脏之中，肾属阴中之阴，而冬季阴气最盛，故肾与冬气相通应。表现在病理方面，肾的病变，在自然界之气的滋助下，在冬季易于好转，病人的自我感觉亦较为舒服些。当然，冬季气候变化过于剧烈，对肾也容易产生损害作用。

⊙ 肾的生理联系

肾主骨、生髓，实际上就是肾之精气具有促进机体生长发育功能的一个重要组成部分。中医学认为，肾藏精，精生髓，髓藏于骨腔之中，髓养骨，促其生长发育。因此，肾-精-髓-骨组成一个系统，有其内在联系。肾精充足，髓化生有源，骨质得养，则发育旺盛，骨质致密，坚固有力。反之，如肾精亏虚，骨髓化生无源，骨骼失其滋养。在小儿，就会骨骼发育不良或生长迟缓、骨软无力、囟门迟闭等；在成人，则可见腰膝酸软、步履蹒跚，甚则脚痿不能行动；在老年，则骨质脆弱、易于骨折等。

髓，有骨髓、脊髓、脑髓之分。藏于骨腔内之髓，称为骨髓。位于脊椎管内之髓，称为脊髓。位于颅腔中的髓，称为脑髓。这三种髓，均由肾精所化生。因此，肾中精气的盛衰，不仅影响到骨的生长与发育，而且也影响到髓的充盈和发育。中医学认为“脑为髓之海”，因为脊髓上通于脑，聚而为脑髓。肾精充沛，髓海满盈，脑得其养，则精力充沛，思维敏捷，耳目聪明，记忆力强。反之，若肾精不足，髓海失充，在小儿，则表现为大脑发育不全、智力低下；在成年人，多表现为记忆力减退、精神萎靡、思维缓慢、头晕、眼花、耳鸣、失眠，严重者，则可发展成为健忘症。

肾精不足
头晕眼花

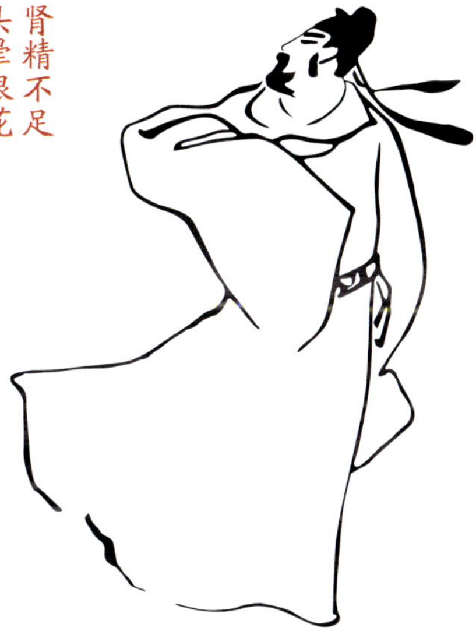

牙齿属骨的一部分，故称“齿为骨之余”，既然牙齿与骨同出一源，所以牙齿也依赖于肾中精气所充养。肾精充足，则牙齿坚固、齐全。若精髓不足，则牙齿松动，甚或脱落。对于牙齿松动等病症，临床上亦常采用补肾的方法治疗，多能获效。

肾其华在发。“发”指头发。肾其华在发，是指肾的精气充盛，可以显露在头发上，即发为肾之外候。发的生

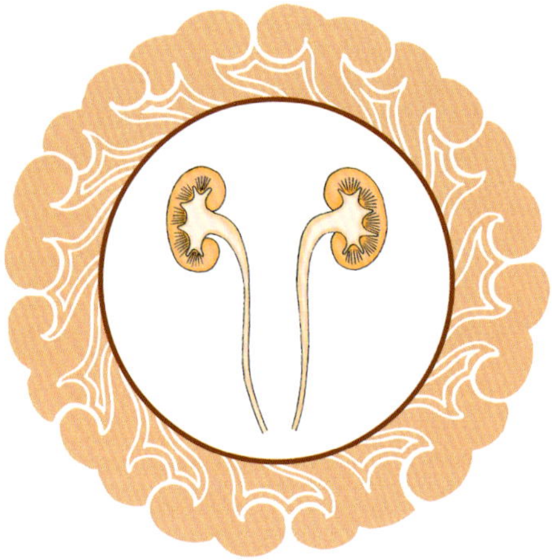

长与脱落、荣润与枯槁，不仅与肾中精气的充盛程度有关，而且还与血液的濡养有关。所以，又有“发为血之余”的说法。但头发的生长，根本在于肾，这是因为肾藏精，精能化血而充养头发的缘故。因此，头发的荣枯、黑白等变化常随着肾中精气盛衰的变化而变化。从幼年时期开始，肾的精气开始充盛，头发开始生长；青壮年时期，肾的精气旺盛，因而头发乌黑发亮；到了老年，肾中精气渐衰，故头发变白，枯槁少华，容易断落。这些都属于正常的生理变化。在临床所见，凡未老先衰，头发枯萎，或早脱早白者，多与肾中精气亏损有关。

肾开窍于耳及二阴。肾窍和其余四脏之窍不同，它有上窍和下窍之分，在上开窍于耳，在下开窍于二阴。耳是听觉器官，听觉灵敏与否，与肾中精气的盛衰有密切关系。只有肾精充足，才能使听觉灵敏。若肾精不足，则可引起耳的听力减退，甚或耳聋。至于老年人的耳聋失聪等，则是由肾中精气生理性衰减所致。二阴，包括前阴和后阴。前阴，指外生殖器，具有排尿和生殖功能。尿液的排泄虽由膀胱所主，但仍靠肾的气化功能才能维持正常。因此，排尿异常的病症，如小便清长、尿频、遗尿、尿失禁、少尿、尿闭、尿余沥等，常责之于肾气虚。生殖系统功能也受到肾功能影响，如肾虚则会出现阳痿、遗精、早泄等症。后阴，即肛门，主要排泄大便。粪便的排泄，虽然主要与大肠、脾等有关，但也与肾的气化、温煦、封藏功能有关。因此，肾病时常影响到粪便的排泄。例如，肾阴虚，可见大便秘结；肾阳虚则大便溏泻；肾气不固，则久泄滑脱。

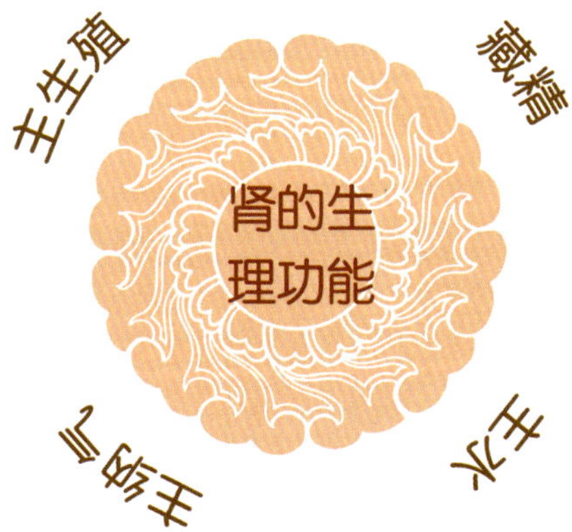

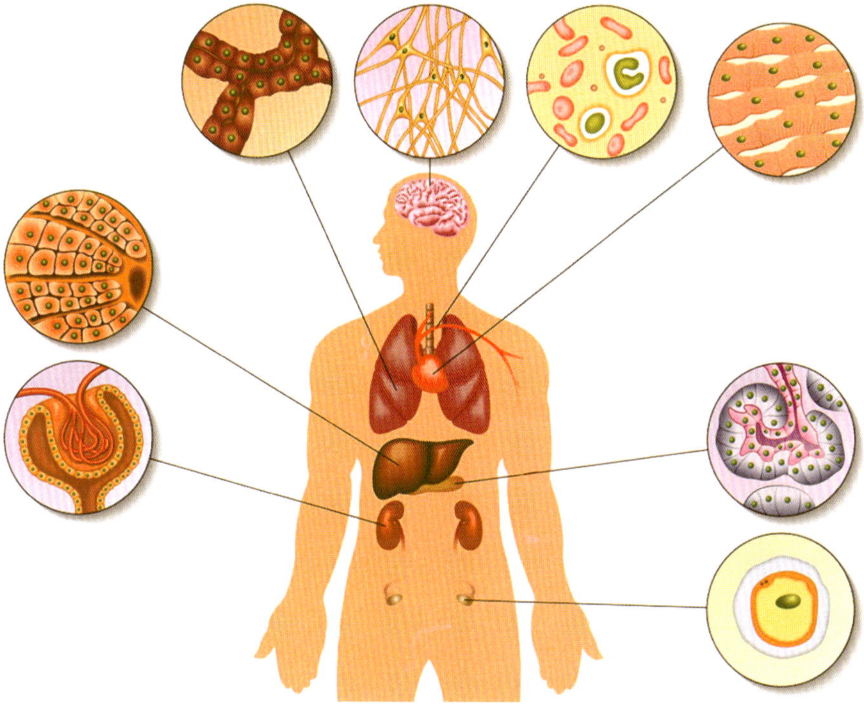

六、六腑

⊙（一）胆

胆附于肝，是一空囊性器官。胆的主要生理功能，是贮存和排泄胆汁。胆汁是在肝内生成，由肝化生分泌。胆汁生成后，则流入胆囊，由胆囊贮存。胆汁又称精汁，故胆又称“中精之府”。

胆汁呈黄绿色，味极苦，有重要的消化作用。在进食后，通过肝的疏泄作用，胆汁排入肠道，协助脾胃，维持正常消化。由于肝胆关系密切，肝的功能正常，则胆汁化生有源，胆汁的排泄通畅，消化才能正常。若肝有病，则影响到胆汁的生成、排泄，使消化功能失常。例如，胆气上逆，胆汁上泛，则口苦；胆汁排泄障碍，不能顺利排入肠道，则出现厌食、腹胀、便溏等症状；胆病及胃，又可引起恶心、呕吐；若肝胆疏泄失职，胆汁不循常道，反而溢于肌肤，则可发为黄疸；若胆汁滞留，蕴而化热，湿热蕴结，进一步煎熬胆汁，又可形成沙石。

胆虽为六腑之一，但主藏精汁，为清净之府，又不直接接受水谷糟粕，与其他腑有异，所以胆又属奇恒之腑。

⊙（二）胃

胃位于膈下，其上口名贲门，与食管相接，下口为幽门，通于小肠。胃又称胃脘，分上、中、下三部，上部为“上脘”，包括贲门；下部为“下脘”，包括幽门；上、下脘之间名“中脘”，即胃体部分。胃的主要生理功能，概括为以下两个方面。

第一是主受纳腐熟水谷。饮食物从口而入，经过食管，进入胃中，由胃容纳之，故又称胃为“水谷之海”，因机体的生理活动和气血津液的化生都需依靠食物的营养，故胃又称为“水谷气血之海”，因此，如胃有病变，就容易影响到胃的受纳水谷功能，出现纳呆、厌食等症状。“腐熟”，有初步加工消化的含义。饮食物在胃内，经过揉磨和消化作用，使之变为食糜，并下移于小肠，为进一步消化打下基础。胃的受纳、腐熟与脾的运化功能综合，称为“胃气”，“人以胃气为本”“有胃气则生，无胃气则死”。

第二是主通降，以降为和。食物入

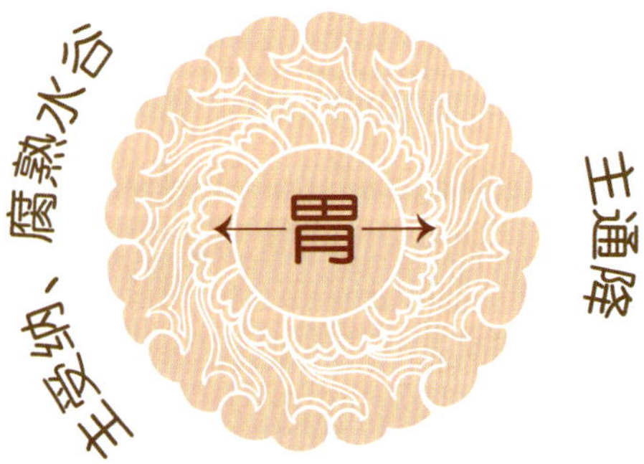

胃，经过胃的腐熟作用后，进入小肠，进一步消化和吸收，其浊者下移大肠，形成大便，排出体外，所以说胃主通降，以降为和。降浊是胃继续受纳的前提。若胃不和降，食物滞留于胃，可出现胃脘胀痛、不欲饮食等症。若胃气上逆，则发生恶心、呕吐、嗳气、呃逆等症。另外，胃气不降还会影响脾气的升清作用。

(三)小肠

小肠位于腹中，上接幽门，与胃相通；下接阑门，与大肠相接。小肠的生理功能概括为以下两个方面。

第一是受盛和化物。受盛就是以器盛物，即接受的意思。小肠接受由胃初步消化的食物，故小肠是接受胃内容物的盛器。食物在小肠内停留时间较长，以利于进一步的消化，从而使水谷化为精微，以营养全身。如果小肠受盛饮食功能失常，可导致消化、吸收障碍，表现为腹胀、腹泻、便溏等。化物，有变化、消化、化生的意思，小肠的化物功能是将胃初步消化的饮食物进一步消化吸收。

第二是泌别清浊。所谓“清”，即指各种精微物质；所谓“浊”，即指饮食物经消化后剩余的残渣部分。小肠的泌别清浊功能具体来说包括以下三个方面：一是将经过小肠消化后的饮食物分别为两部分，即精微物质和糟粕；二是吸收水谷精微，并将食物残渣向大肠输送；三是小肠在吸收水谷精微的同时，也吸收了大量的水液，并将无用水液泌渗入膀胱而为尿。

由此可见，小肠的生理功能在食物

的消化过程中，是十分重要的。小肠这一功能正常，清浊各走其道，精微物质输布全身，糟粕下归大肠，无用水液泌渗入膀胱。若小肠有病，不仅引起消化功能失常，出现腹胀、腹痛等症状，还会影响到二便的排泄，如小便短少、大便稀溏。对此，常采用分利之法，即所谓“利小便以实大便”。

⊙（四）大肠

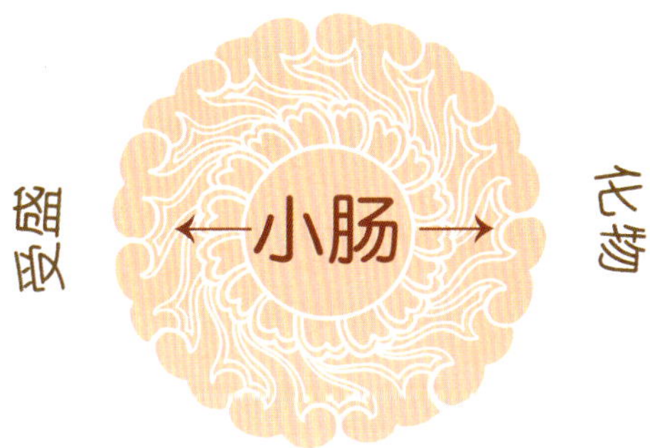

大肠亦居腹中，上接小肠，其交接处为“阑门”，大肠之末端为肛门，又称魄门。大肠的主要生理功能是传导糟粕。大肠接受小肠泌别清浊后下传的食物残渣，再吸收其中多余的水分，形成粪便，经肛门排出体外。

糟粕的传导通利，一方面依赖于大肠本身功能正常，另外又与胃的降浊、肺气肃降及肾的气化功能有关。因此，大肠有病，主要在粪便的排泄方面出现异常，如泄泻或便秘等。另外，大肠病变可影响胃、肺等脏腑，使之功能失常。

⊙（五）膀胱

膀胱位于下腹腔内，为囊性器官，居肾之下，大肠之前。其上有输尿管与肾相通，其下有尿道，开口于前阴。在人体五脏六腑之中，膀胱位置最低，是水液代谢之后多余水液汇聚之处。膀胱的主要生理功能是贮存和排泄尿液。

人体饮入的水液通过肺、脾、肾等脏腑的综合作用，化为津液，分布于周身，发挥润泽营养作用。津液代谢后剩余之液，经三焦之道路，下达于肾和膀胱，变成尿液，贮存于膀胱内，当膀胱内尿液达一定量时，在肾的气化作用下，膀胱开启，及时自主地排出体外。

膀胱贮存和排泄尿液，全赖肾的气化功能。所谓膀胱气化，实际上隶属于肾的蒸腾气化。膀胱病变，主要表现为尿频、尿急、尿痛；或小便不利，尿有余沥，甚至尿闭；或遗尿，甚则小便失禁等。

⊙（六）三焦

三焦是中医藏象学说中的一个特有名词，它是上焦、中焦、下焦的合称，为六腑之一，其经脉与心包经相表里。对其形态和实质，历代医家众说纷纭，至今尚未完全定论。但对其生理功能的认识还是一致的。在形态方面，一般认为三焦是包罗人体所有内脏的一个大腑，所以又称为孤府。三焦的生理功能可以从整体和局部两个角度来理解。从总体来说，三焦主持诸气，总司人体气化和运行水液等。

（1）主持诸气，总司全身的气机和气化“诸气”，即全身所有之气，如脏腑之气、经络之气、呼吸之气、营卫之气等。三焦主持诸气，是指三焦和各脏腑、经络、组织器官的生理活动都有密切关系。三焦之所以能主持诸气，主要是源于元气。元气根源于下焦，发源于肾，由先天之精所化。但元气运行，只有借助于三焦之道路，方能布散、通达全身，从而激发、推动各个脏腑组织器官的功能活动，因而三焦起到了主持诸气的作用。“气机”，即气的运动，表现为气的升降出入。三焦是气升降出入的通道。

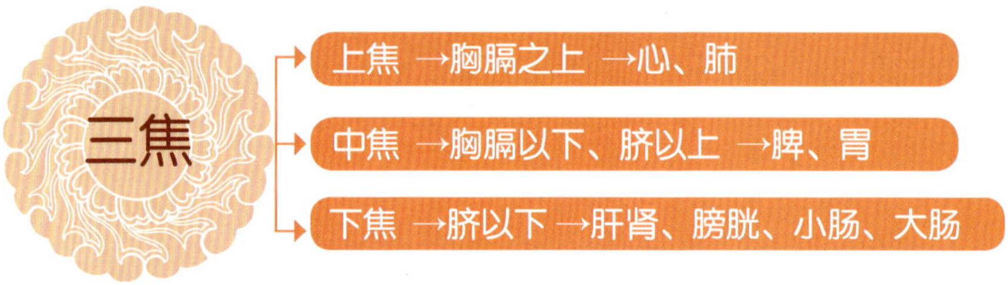
三焦
上焦 →胸膈之上 →心、肺
中焦 →胸膈以下、脐以上 →脾、胃
下焦 →脐以下 →肝肾、膀胱、小肠、大肠

“气化”，是指各种物质的复杂变化，尤其是饮食水谷的受纳、消化，以及营养物质的吸收、布散和代谢后糟粕的传导和排泄等。气化过程是在多个脏腑参与下共同完成的，而三焦在气化过程中发挥着极为重要的作用。三焦是运化水谷、排泄糟粕的通路，为全身精气运行的始终。此外，三焦通行元气，为气化功能的动力源泉，促进人体新陈代谢。

（2）为水液运行之通道。三焦具有疏通水道、运行水液的作用，是水液升降出入的道路，是参与水液代谢调节的脏腑之一。三焦的主要功能是完成人体津液气化过程，保证水道通畅。若三焦有病，气机阻塞，则气停水停，可见水肿、腹水等症状。对此，常采用通利三焦之法治之。

（3）表明人体的三个部位及其各自的生理功能。在中医理论中，三焦也是划分躯体部位的一个概念，即膈以上部位为上焦，包括心、肺；膈以下、脐以上的部位为中焦，主要包括脾胃；脐以下为下焦，包括肝、肾、大肠、小肠、膀胱、女子胞等。其中肝脏，按其部位来说，应划为中焦，但中医学认为，肝肾同源，生理病理关系密切，故将肝、肾同划为下焦。由于上焦、中焦、下焦包括不同脏腑，所以其生理功能也各不相同。

①上焦如雾：“雾”，是指水谷精微物质的一种弥漫蒸腾状态。上焦如雾指上焦有宣发卫气，以雾露弥漫的状态营养肌肤、毛发及全身各脏腑组织的作用。故上焦的功能，实际体现为心、肺的气化输布作用，关系到营卫气血津液等营养物质的输布。故上焦功能的变异，也主要反映为心肺功能之异常，治则以调理心肺为主。

②中焦如沤：“沤”，在这里是指食物经腐熟和发酵状态的形象。中焦如沤是指中焦脾胃对水谷精微的运化。中焦的功能主要是指脾胃的生理功能，如水谷的受纳、消化，营养物质的吸收，体液的蒸化，化生精微为血液等。实际上中焦为气机升降之枢纽，气血生化之源。所以，中焦的功能被形容为“如沤”。中焦功能的变异，主要反映为脾胃功能的异常，治则以调理脾胃为主。

③下焦如渎：“渎”，即水沟，为排水渠道之意。下焦主泌别清浊，排泄二便，这个过程实际上包括了肾、小肠、大肠、膀胱的功能。故下焦功能的变异，主要反映为肾与膀胱功能的异常，治则以调理肾与膀胱为主。

奇恒之腑

【奇恒之腑主贮藏精气】

⊙ 功能说明

奇恒之腑是脑、髓、骨、脉、胆、女子胞(即子宫)六个脏器组织的总称。奇恒是异常的意思，六者在组织结构上异于脏，但在生理功能上具有脏的贮藏精气的作用。又因其形态及生理功能均异于六腑，且不与水谷直接接触，而是一个相对密闭的组织器官，以此而得名。

⊙ 奇恒之腑间的关系

脑与心、肝有关系，脑与髓有关系，髓与骨有关系(骨属于肾)，所以，脑与肾有关系。女子胞属肝，由于行经、养胎等与血有关系，故又与心、脾有关。

传化之腑

【传化之腑主消化】

传化之腑与奇恒之腑对称，即胃、大肠、小肠、三焦、膀胱。这五腑在六腑中属于消化系统。

⊙ 内脏的亲密关系

每一个脏或腑都有它的主要功能，并在相互协作中发挥各自的作用。脏与脏之间有相主的关系，主是主持的意思，即相互制约，以维持平衡。

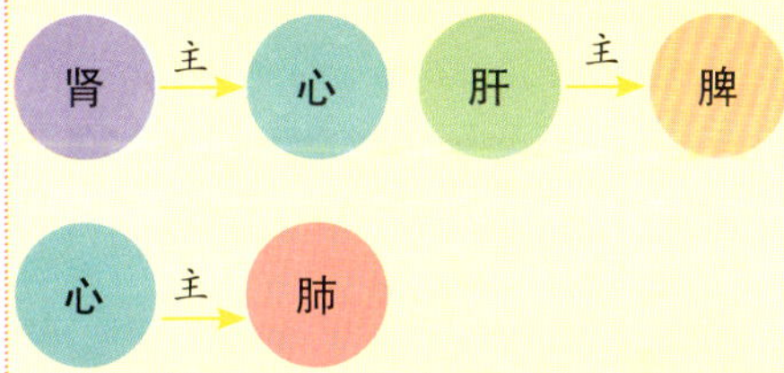

脏与腑之间有相合关系，合是配合的意思，即以脏为体，以腑为用，配合起来完成两者的综合功能。脏为阴，属里；腑为阳，属表，所以这种配合关系在中医里又被称为“表里”。

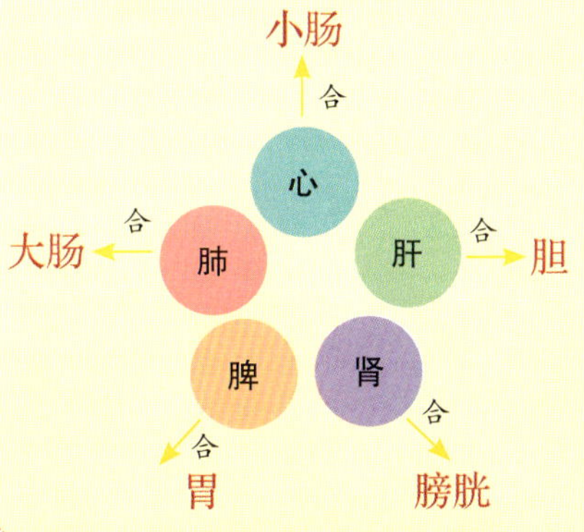

第四节 经络与腧穴

经络总论

经络学说是祖国医学理论的重要组成部分，是针灸学的理论核心。

经络是运行气血的通路。经指经脉，犹如途径，贯通上下，沟通内外，是经络系统中的主干；络为络脉，它譬如网络，较经脉细小，纵横交错，遍布全身，是经络系统中的分支。

经络学说是阐述人体经络系统的循行分布、生理功能、病理变化及其与脏腑相互关系的理论体系，对针灸临床实践具有重要的指导作用。

经络系统由十二经脉、奇经八脉、十五络脉和十二经别、十二经筋、十二皮部及许多孙络、浮络等组成，如下表。

经络的组成

经络	经	十二经脉	意义——十二脏腑所属的经脉，又称正经 作用——运行气血的主要干道 特点——分手足三阴三阳四组，与脏腑连属，有表里相配，其循环自肺经开始至肝经止，周而复始循环不息，各经均有专定的腧穴
		奇经八脉	意义——不直接连属脏腑，无表里相配，故称奇经 作用——加强经脉之间的联系，以调节十二经气血 特点——任督两脉随十二经组成循环通路，并有专定的腧穴，其他六脉不随十二经循环，腧穴都依附于十二经脉
		十二经别	意义——正经旁出的支脉 作用——加强表里经脉深部的联系，以补正经在体内外循环的不足 特点——循环路线走向均由四肢别出走入深部（胸、腹）复出浅部（头、颈）
		十二经筋	意义——十二经脉所属的筋肉体系 作用——联结肢体骨肉，维络周身，主司关节运动 特点——循环走向自四肢末梢走向躯干，终于头身，不入脏腑，多结聚于四肢关节和肌肉丰富之处
		十二皮部	意义——十二经脉所属的皮肤体质 作用——联结皮内，加强十二经脉与体表的联系，是十二经脉在体表一定皮肤部位的反应区 特点——分区基本上和十二经脉在体表的循行部位一致

经络	络	十五络别络	意义——本经别走邻经而分出的支络部
			作用——加强表里阴阳两经的联系与调节
			特点——十二经脉和任督两脉各有一个别络加上脾之大络，共为十五
		孙络	孙络——络脉最细小的分支，网罗全身

⊙ 一、十二经脉

十二经脉的命名是结合脏腑、阴阳、手足三个方面而定的。阳分阳明、少阳、太阳；阴分太阴、厥阴、少阴。十二经脉的作用主要是联络脏腑、肢体和运行气血，濡养全身。

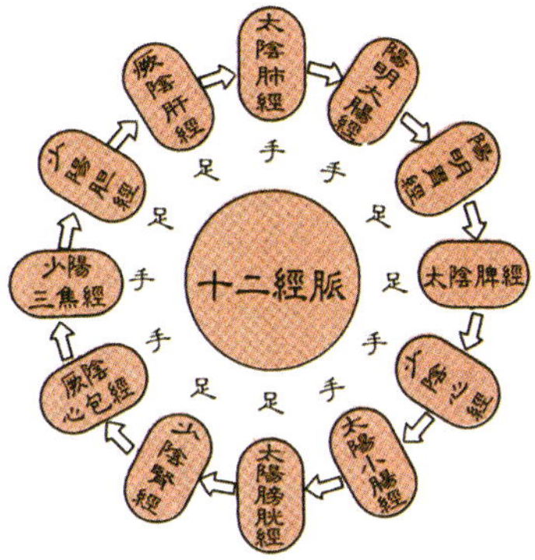

十二经脉名称

	阴经(属脏)	阳经(属腑)	循行部位 (阴经行于内侧，阳经行于外侧)	
手	太阴肺经	阳明大肠经	上肢	前线
	厥阴心包经	少阳三焦经		中线
	少阴心经	太阳小肠经		后线
足	太阴脾经	阳明胃经	下肢	前线
	厥阴肝经	少阳胆经		中线
	少阴肾经	太阳膀胱经		后线

十二经脉的循行特点是：凡属六脏(五脏加心包)的经脉称“阴经”，它们从六脏发出后，多循行于四肢内侧及胸腹部，上肢内侧者为手三阴经，下肢内侧者为足三阴经。凡属六腑的经脉标为“阳经”，它们从六腑发出后，多循行于四肢外侧面及头面、躯干部，上肢外侧者为手三阳经，下肢外侧者为足三阳经。十二经脉头、身、四肢的分布规律是：手足三阳经为“阳明”在前，“少阳”在中(侧)，“太阳”在后；十二经脉的走向规律为“手之三阴从胸走手，手之三阳从手走头，足之三阳从头走足，足之三阴从足走腹”。(《灵枢·逆顺肥瘦》)

⊙ 二、奇经八脉

奇经八脉是任脉、督脉、冲脉、带脉、阴维脉、阳维脉、阴跷脉、阳跷脉的总称。它们与十二正经不同，既不直属脏腑，又无表里配合，故称“奇经”。其生理功能主要是对十二经脉的气血运行，起溢蓄，调阴跷脉、阳跷脉，共同调节肢体运动和眼睑的开合功能。

腧穴总论

腧穴是人体脏腑经络之气输注于体表的特殊部位。腧，本写作“输”，或从简作“俞”，有转输、输注的含义，言经气转输之所；穴，即孔隙的意思，言经气所居之处。腧穴，是对穴位的统称；俞穴，专指特定穴中的背俞穴。

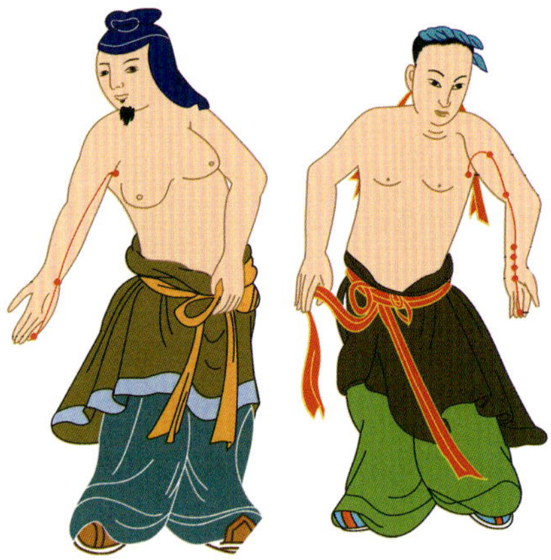

⊙ 一、腧穴的分类

人体的腧穴大体上可归纳为十四经穴、奇穴、阿是穴三类。

(1)十四经穴是指具有固定的名称和位置，且归属于十二经和任脉、督脉的腧穴。

(2)奇穴是指既有一定的名称，又有明确的位置，但尚未归入或不便归入十四经系统的腧穴。这类腧穴的主治范围比较单纯，多数对某些病症有特殊疗效，因而未归入十四经系统，故又称“经外奇穴”。

(3)阿是穴是指既无固定名称，亦无固定位置，而是以压痛点或其他反应点作为针灸施术部位的一类腧穴。

⊙ 二、腧穴的作用

(1)近治作用是一切腧穴主治作用所具有的共同特点。如所有腧穴均能治疗该穴所在部位及邻近组织、器官的局部病症。

(2)远治作用是十四经腧穴主治作用的基本规律。在十四经穴中，尤其是十二经脉在四肢肘膝关节以下的腧穴，不仅能治疗局部病症，还可治疗本经循行所及的较远部位的组织器官病症，有的甚至可影响全身功能。

(3)特殊作用指某些腧穴所具有的双重性良性调整作用和相对特异性。如“天枢”可治泄泻，又可治便秘；“内关”在心动过速时可减慢心率，心动过缓时又可提高心率。

⊙ 三、特定穴的意义和特点

十四经穴中，有一部分腧穴被称之为“特定穴”，它们除具有经穴的共同主治特点外，还有其特殊的性能和治疗作用。特定穴是针灸临床最常用的经穴，掌握特定穴的有关知识，对针灸临床选穴具有重要的指导意义。

(1)五输穴。十二经脉中的每一经脉分布在肘、膝关节以下的五个特定腧穴，即“井、荥、输、经、合”穴，称“五输穴”。

(2)原穴、络穴。十二脏腑原气输注、经过和留止于十二经脉的部位，称为原穴，又称“十二原”。十五络脉从经脉分出处各有一腧穴，称之为络穴，又称“十五络穴”。

(3)郄穴。十二经脉和奇经八脉中的阴跷脉、阳跷脉、阴维脉、阳维脉之经气深聚的部位，称为“郄穴”。

(4)背俞穴、募穴。脏腑之气输注于背腰部的腧穴，称为“背俞穴”，又称为“俞穴”。五脏六腑各有一背俞穴，共十二个。

脏腑之气汇聚于胸腹部的腧穴，称为“募穴”，又称为“腹募穴”。五脏六腑各有一募穴，共十二个。

(5)下合穴。六脏之气下合于足三阳经的腧穴，称为“下合穴”。下合穴共有六个，其中胃、胆、膀胱的下合穴位于本经，大肠、小肠的下合穴同位于胃经，三焦的下合穴位于膀胱经。

(6)八会穴。指脏、腑、气、血、筋、脉、骨、髓等精气聚会的八个腧穴，称为八会穴。

(7)八脉交会穴。十二经脉与奇经八脉相通的八个腧穴，称为“八脉交会穴”，又称“交经八穴”。八脉交会穴均位于腕踝部的上下。

(8)交会穴。两经或数经相交会的腧穴，称为“交会穴”。交会穴多分布于头面、躯干部。

⊙ 四、腧穴的定位

现代临床常用的腧穴定位与取穴方法有以下几种。

1，骨度分寸法

它是将人体的各个部位分别规定其折算长度，作为量取腧穴的标准。如前后发际间为12寸；两乳间为8寸；胸骨体下缘至脐中为8寸；脐孔至耻骨联合上缘为5寸；肩胛骨内缘至背正中线为3寸；腋前(后)横纹至肘横纹为9寸；肘横纹至腕横纹为12寸；股骨大粗隆(大转子)至膝中为19寸；膝中至外踝尖为16寸；胫骨内侧髁下缘至内踝尖为13寸；外踝尖至足底为3寸。

常用骨度分寸表

分部	部位起点	常用骨度	度量法	说明
头部	前发际正中至后发际正中	12寸	直量	如前后发际不明，从眉心量至大椎作18寸。眉心至前发际正中3寸，大椎至后发际正中3寸
胸腹部	两乳头之间	8寸	横量	胸部与胁肋部取穴直寸，一般根据肋骨计算，每一肋两穴间作1寸6分
	胸剑联合至脐中	8寸	直量	
	脐中至耻骨联合上缘	5寸		
背腰部	大椎以下至尾骶	21椎	直量	背部直寸根据脊椎定穴，肩胛骨下角相当第7(胸)椎，髂嵴相当第16椎(第4腰椎棘突)。背部横寸以两肩胛内缘作6寸
上肢部	腋前纹头至肘横纹	9寸	直量	用于手三阴经、手三阳经的骨度分寸
	肘横纹至腕横纹	12寸		

下肢部	耻骨上缘至股骨内侧髁上缘	18寸	直量	用于足三阴经的骨度分寸
	胫骨内侧髁下缘至内踝尖	13寸		
	股骨头大转子至膝中	19寸	直量	用于足三阳经的骨度分寸；“膝中”前面相当于犊鼻，后面相当于委中，臀横纹至膝中，作14寸折量
	膝中至外踝尖	16寸		

2，解剖标志法

(1)固定标志，指不受人体活动影响而固定不移的标志。如五官、毛发、指(趾)甲、乳头、脐及各种骨节突起和凹陷部。这些自然标志固定不移，有利于腧穴的定位，如两眉之间取“印堂”，两乳之间取“膻中”等。

(2)动作标志，指必须采取相应的动作才能出现的标志。如张口于耳屏前方凹陷处取“听宫”；握拳于手掌横纹头取“后溪”等。

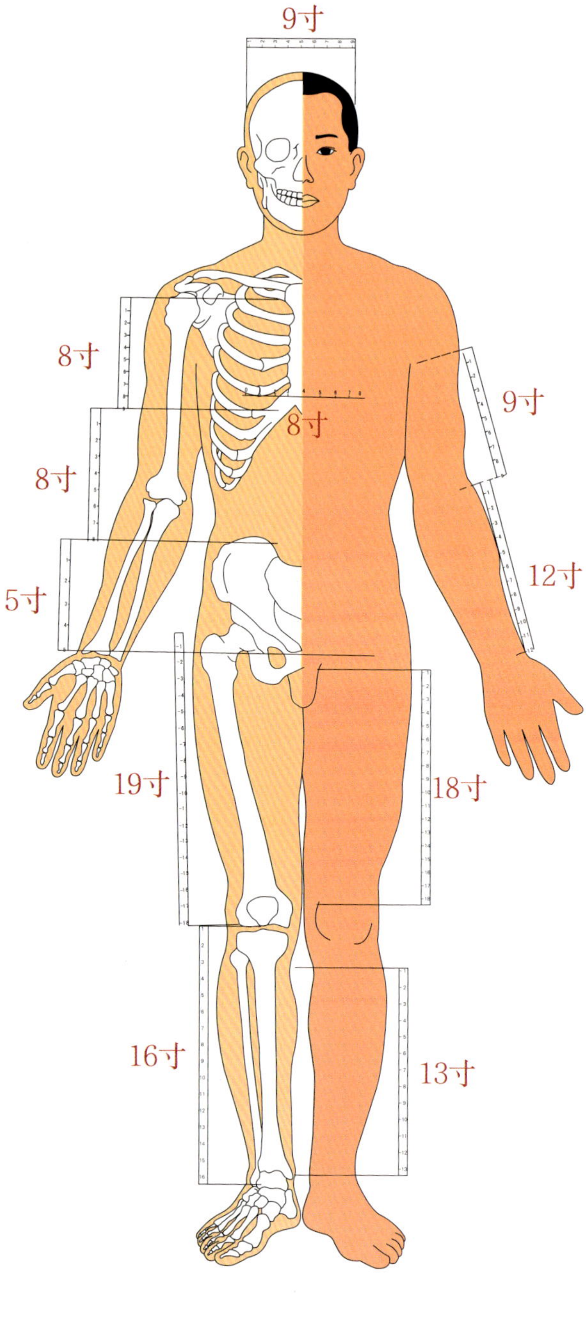

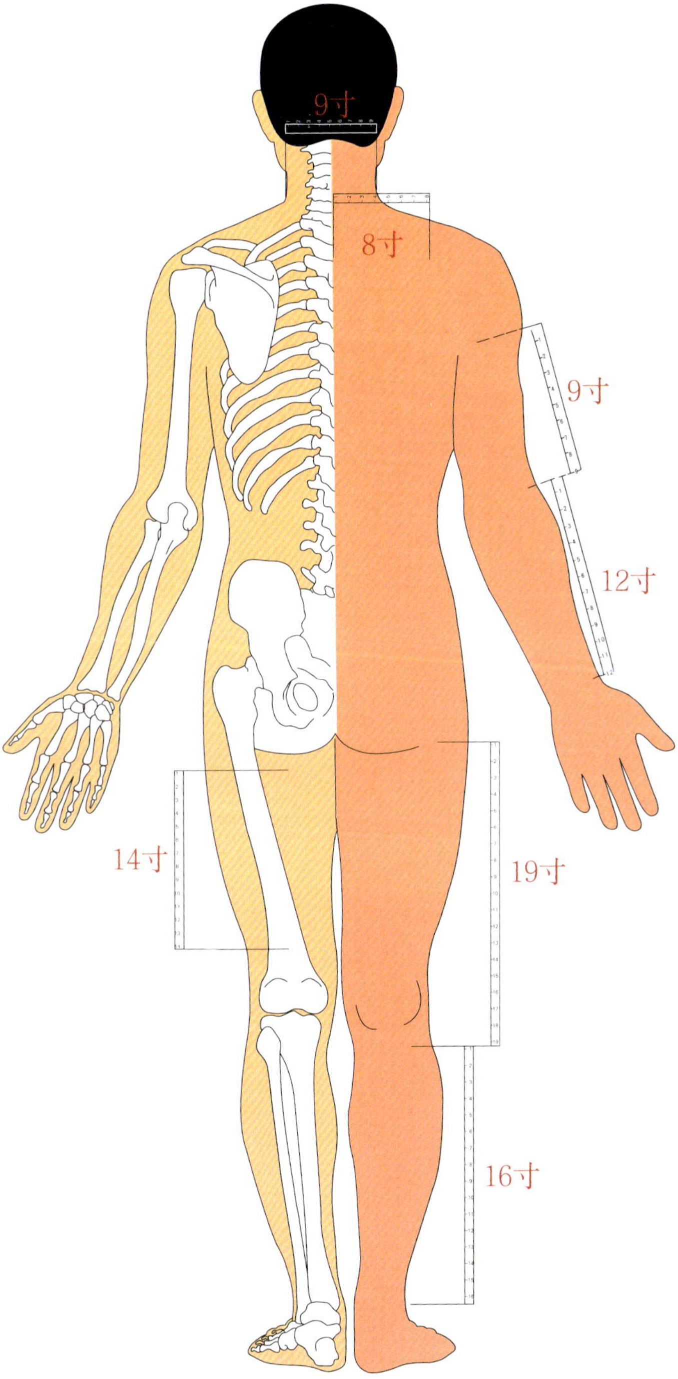
9寸
8寸
9寸
12寸
14寸
19寸
16寸

3，手指同身寸

手指同身寸是以患者的手指为标准，进行测量定穴的方法。临床常用以下三种方法。

(1)中指同身寸，是以患者的中指中节屈曲时内侧两端横纹头之间作为1寸，可用于四肢部取穴的直寸和背部取穴的横寸。

(2)拇指同身寸，是以患者拇指指关节的横度作为1寸，亦适用于四肢部的直寸取穴。

(3)横指同身寸又名“一夫法”，是令患者将食指、中指、无名指和小指并拢，以中指中节横纹处为准，四指测量为3寸。

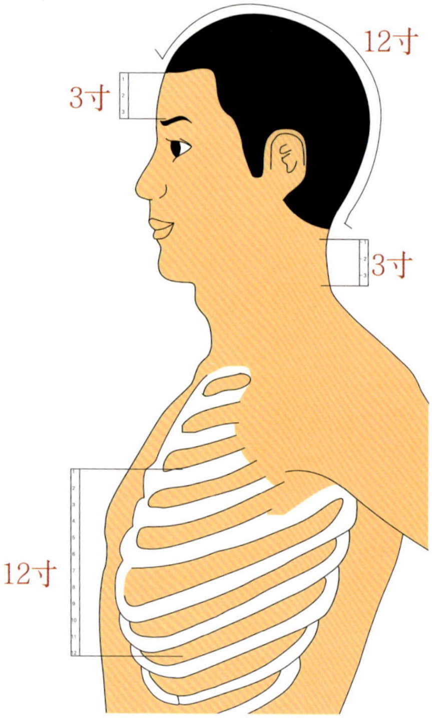

4，简便取穴法

临床上常用一种简便易行的取穴方法，如两耳尖直上取“百会”，两手虎口交叉取“列缺”，垂手中指端取“风市”等。

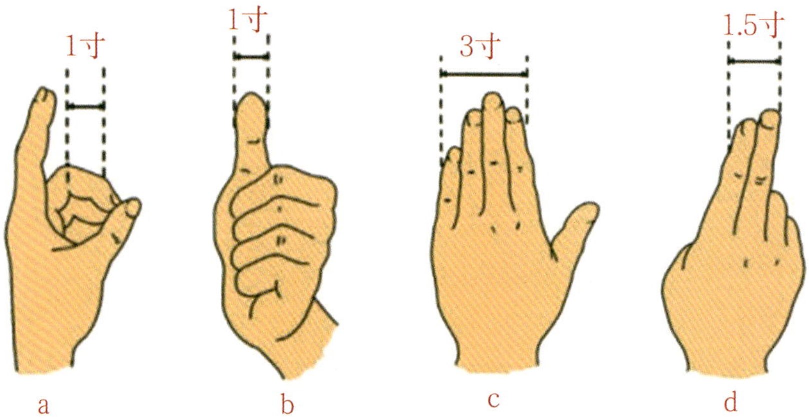

第五节 如何调养气血、津液？

一、气血

气是很抽象的概念，可以简单理解为：只要人活着就有气。俗话说“人活一口气”。血，即血液，是循行于脉中的富有营养的、红色液态物质，是构成人体和维持人体生命活动的基本物质之一。

⊙ 气从哪里来

就生命形成而论，人体之气首先来源于父母，即先天之气，它是人体之气的重要组成部分。先天之气的好坏是父母所给予的，所以说优生优育十分重要。后天之气包括饮食中的营养物质和存在于自然界的清气。如初生婴儿，一日不食则饥，七日不食则肠胃枯竭而死，可见人类一有此身，必资谷气入胃。

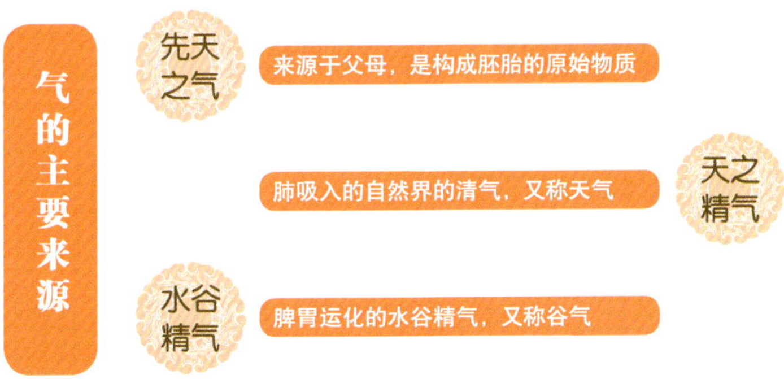

⊙ 气的作用

气是构成人体和维持人体生命活动的最基本物质，对于人体具有多种十分重要的生理功能。

⊙ 气的推动作用

气具有激发和推动作用，能推动血液的生成、运行以及津液的生成、输布和排泄等。所以说，只要保证脾胃之气、肺之气都得到强健的话，很多慢性病都可以迎刃而解。

⊙ 气的温煦作用

人的体温，需要气的温煦作用来维持；人体各脏腑、经络的生理活动，需要在气的温煦作用下进行。血得温则行，气化成水、血和津液等液态物质，都需要在气的温煦作用下才能正常循行。

⊙ 气的防御作用

气具有护卫肌肤、抗御邪气的作用。人体功能总称正气。

【护卫肌表，抵御外邪】皮肤是人体的藩篱，具有屏障作用。如卫气不足而表虚易于感冒，用玉屏风散以益气固表；体弱不耐风寒而恶风、汗出，用桂枝汤调和营卫，均属重在固表而增强皮毛的屏障作用。

【正邪交争，祛邪外出】邪气侵入机体之后，机体的正气奋起与之抗争，正盛邪祛，邪气迅即被祛除体外，这样疾病便不能发生。发热就是体内正气和疾病在斗争的表现，发热后，汗出，热退，是正气打胜仗的表现，中医治病就是用药物和各种方法来帮助正气祛邪。另一方面也解释了为什么有些人病了不吃药也能很快康复，这是体内正气所起的作用。

温馨提示

气是构成经络系统和维持经络功能活动的最基本的物质，谓之经络之气。经络之气是人体真气的一部分，这就是身体越好的人针灸的时候越容易得气的原因所在，只有得气，针灸的效果才会好。

⊙ 如何调养气血

食物是化生血液的最基本的物质精髓，故脾胃为气血生化之源。脾为五脏之轴，胃为六腑之首，脾胃合为后天之本，胃气一败，百药难施。所以平时膳食保健以健脾益胃的药食为好，比如山药，即是保健上品。

肺为体内外之气交换的场所，通过肺的呼吸，吸入自然界的清气，呼出体内的浊气，实现体内外之气的交换，所以要身体好，必须呼吸清新的空气。定期到空气清新的地方进行有氧运动是一种很好的保健方法。

津液可以化生为血，不断补充血液量，以使血液满盈。所以多喝水有很大的好处，但不能一下子喝几杯就一天都不喝了，最好隔几个小时喝一杯。

⊙ 血有什么用

血主于心，藏于肝，统于脾，布于肺，根于肾，有规律地循行于脉管之中，在脉管内流动不息，充分发挥灌溉一身的生理效应。

⊙ 营养滋润全身

血的濡养作用可以从面色、肌肉、皮肤、毛发等方面反映出来。血的濡养作用正常，则面色红润，肌肉丰满壮实，肌肤和毛发光滑等；当血的濡养作用减弱时，除引起脏腑功能低下外，还可见到面色不华或萎黄，肌肤干燥，肢体或肢端麻木，运动不灵活等临床表现。

⊙ 血的安神作用

心血虚、肝血虚，常有惊悸、失眠、多梦等神志不安的表现，失血甚者还可出现烦

躁、恍惚、癫狂、昏迷等神志失常的表现。可见血液与神志活动有着密切关系。

温馨提示

气虚与阳虚

气虚为阳虚之渐，阳虚为气虚之极。如果气虚则温煦作用减弱，可出现畏寒肢冷、脏腑功能衰退、血液和津液的运行迟缓等寒性病理变化。

二、津液

津液是人体内一切正常体液的总称，是由饮食中的精微物质化生而成的。它是人体不可缺少的有益物质。

习惯上对津液都是同称并列的，其实两者之间是有区别的。液是体液中比较浓稠的部分，由饮食中的精微物质化生而成，随着营气运行于全身各组织中；津是体液中比较稀薄的部分，同样来源于水谷中的精微，它随着卫气运行而弥散全身。

⊙ 津液的作用

津液的作用有二：

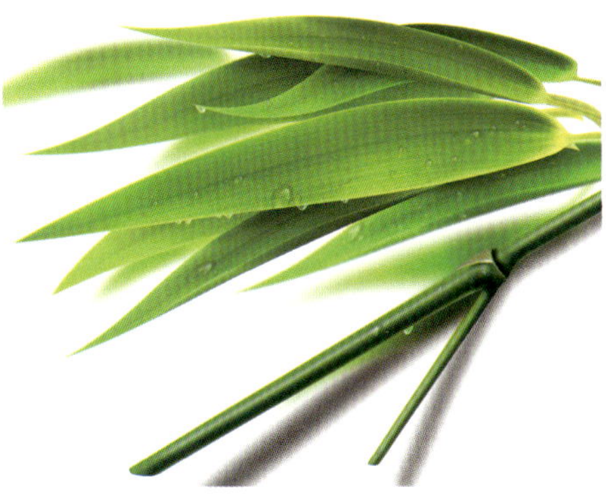

一是营养和润泽组织器官。皮肤的润泽，肌肉的丰满，肢体关节的运动自如，都要依靠津液的濡润，犹如机器运转时需要润滑油一样(津液并不像润滑油的作用那么单纯)。由津液化生出涕、泪、唾、涎、汗等，有润泽黏膜，保护鼻、眼、口腔黏膜的作用乃是普通常识。就是脑髓、骨髓也要依靠津液的滋润并从中获得营养。

二是维持体液平衡。津液随着体内环境和外界环境的变化而相应地发生变化，在这种变化中起到调节体液平衡的作用。从而有利于人体健康。它之所以要有此种变化，其最终目的是维持人体内的体液平衡。如天气炎热则汗多尿少，天气寒冷时则尿多汗少。若不是随着人体内外环境的变化而变化，便会出现津液过度耗伤或过分潴留。在病理情况下，津液的循环障碍或排泄失常，足以导致水肿或变生痰饮。如果因为大吐、大泻、大汗、高热，均能造成津液耗伤过多，结果出现伤津亡液。所以在诊断上尤其是对于温病，往往根据口渴的程度、尿量的多少、颜色的浓淡等现象，作为判断、衡量津液是否亏损的依据。临床实践告诉我们，此种方法固然简单朴素，却具有很大的实用价值。

三、气血津液之间的关系

气、血、津液三者的性状及其生理功能虽各有自己的特点，但均是构成人体和维持人体生命活动最基本的物质。

三者的组成均离不开脾胃运化而生成的水谷精气。三者的生理功能，又存在着相互依存、相互为用的关系。因此，无论在生理或病理情况下，气、血、津液之间均存在着极为密切的关系。

⊙ 1，气和血的关系

气属于阳，血属于阴，气和血在功能上存在差别，但气和血之间又存在气能生血、行血、摄血和血为气母四个方面的关系。

(1)气能生血。气能生血，是指血液的组成及其生成过程均离不开气和气的气化功能。营气和津液，是血液的主要组成部分，它们来自脾胃所运化的水谷精气。从摄入的饮食物，转化成为水谷精气，从水谷精气转化成营气和津液，再从营气和津液转化成为红色的血液，均离不开气的运动变化。因此说，气能生血。气旺，则化生血液的功能亦强。气虚，则化生血的功能亦弱，甚则可导致血虚。临床治疗血虚证时，常配合补气药物，即是气能生血理论的实际应用。

(2)气能行血。气能行血，血属阴而主静，血不能自行，血在脉中循行，内至脏腑，外达皮肉筋骨，全赖于气的推动。例如，血液循行有赖于心气的推动、肺气的宣发布散、肝气的疏泄条达，概括为气行则血行。如气虚或气滞，推动血行的力量减弱，则血行迟缓，流行不畅，称之为“气虚血瘀”“气滞血瘀”，如气机逆乱，血亦随气的升降出入逆乱而异常。血随气升则面红、目赤、头痛，甚则出血；血随

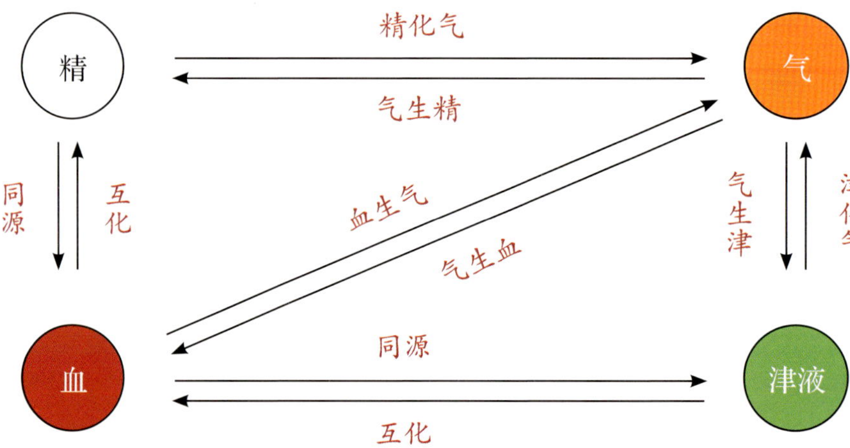

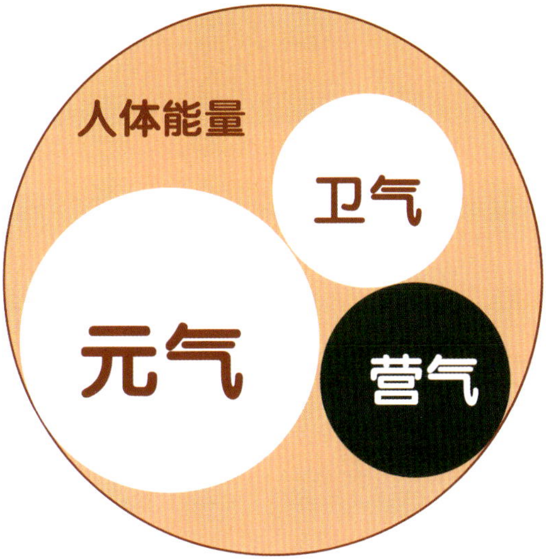

气陷则脘腹坠胀，或下血崩漏。因此，临床治疗血行失常的病症时，常分别配合补气、行气、降气的药物，才能获得较好的效果。

(3)气能摄血。摄血，是气的固摄功能的具体体现。血在脉中循行而不逸出脉外，主要依赖于气对血的固摄作用，如果气虚则固摄作用减弱，血不循经而逸出脉外，则可导致各种出血病症，即是“气不摄血”。临床治疗此类出血病症时，必须用补气摄血的方法，引血归经，才能达到止血的目的。以上气能生血、气能行血、气能摄血这三方面气对血的作用，概括称为“气为血帅”。

(4)血为气母。血为气母，是指血是气的载体，并给气以充分的营养。由于气的活力很强，易于逸脱，所以必须依附于血和津液而存在于体内。如果血虚，或大出血时，气失去依附，则可浮散无根而发生脱失。故在治疗大出血时，往往多用益气固脱之法，其机制亦在于此。

⊙ 2，气和津液的关系

气属阳，津液属阴，这是气和津液在属性上的区别。但两者都源于脾胃所运化的水谷精微，并在其生成、输布过程中，两者有着密切的关系。

(1)气能生津。气能生津，是指气的运动变化是津液化生的动力。津液的生成，来源于摄入的饮食，有赖于胃的“游溢精气”和脾的“散精”运化水谷精气。故脾胃健旺，则化生的津液充盛。脾胃之气虚衰，则影响津液的生成，而致津液不足。

(2)气能行(化)津。津液在体内的输布及其化为汗、尿等排出体外，全赖于气的升降出入运动。例如，脾、肺、肾、肝等脏腑的气机正常，则促进津液在体内的输布、排泄过程。若气的升降出入不利时，津液的输布和排泄亦随之受阻，称之为气滞水停。由于某种原因，津液的输布和排泄受阻而发生停聚时，则气的升降出入亦随之而不畅，称作“水停气滞。”另外，气与津液两者的病变常互相影响。故临床治疗时，行气与利水之法须并用，才能取得较好的效果。

(3)气能摄津。津液与血，同属液态物质，同样有赖于气的固摄作用，才能防止其无故流失，并使排泄正常。因此，在气虚或气的固摄作用减弱时，势必导致体内津液的无故流失，发生多汗、多尿、遗尿等病理表现。临床治疗时，亦应采用补气之法，使气能固摄津液，病则获愈。

(4)津能载气。津液，亦是气的载体，气必须依附于津液而存在。当发生多汗、多尿及吐泻等津液大量流失的情况时，气在体内则无所依附而散失，从而形成“气随津脱”证。

⊙ 3，血和津液的关系

血与津液，都是液态物质，也都有滋润和濡养作用。与气相对而言，则两者都属于阴。因此，血和津液之间亦存在着极其密切的关系。

血和津液的生成都来源于水谷精气，由水谷精气所化生，故有“津血同源”的说法。津液渗入脉中，即成为血液的组成部分。在病理情况下，血和津液也多相互影响。例如，失血过多时，脉外之津液可渗注于脉中，以补偿脉内血容量之不足。而脉外之津液又因大量渗注于脉内，则可形成津液不足，可见口渴、尿少、皮肤干燥等病理表现。反之，津液大量耗伤时，脉内之津液亦可渗出于脉外，形成血脉空虚、津枯血燥等病变。因此，对于失血病症，不宜采用发汗方法。而对于多汗或吐泻等津液严重耗伤的患者，亦不可轻用破血、逐血之峻剂。此即“津血同源”理论在临床上的实际应用。

第六节
中医解惑：人为什么会生病?

凡是能够引起人体发生疾病的因素就叫做病因。古代医学家们认为疾病的发生、发展，与人体的“正气”和致病因素——“邪气”有密切关系。“正气”指的是人体适应自然环境变化的调节能力和身体对疾病的抗御能力。“邪气”是能够导致疾病的各种有害因素。由于正气盛衰不同，致病因素的性质有异，便决定了疾病有不同的性质和表现形式。这是中医病因学说的特点。致病因素之所以能够危害人体，主要是乘人体抗病能力低下的机会发挥作用(外伤例外)。只有人体正气不足和致病因素同时存在的情况下，才能产生疾病。如果人体抗病能力强盛，脏腑的阴阳、气血、经络功能正常，纵有致病因素侵犯人体，也不致于发生疾病(病邪特强，超越了正气抗邪力所能及的范围则另当别论)。身体的强弱，不但与疾病的发生有关，而且与疾病的发展、变化、预后、转归有密切的联系。

导致疾病发生的原因，是多种多样的，主要有六淫、疠气、七情、饮食、劳倦，以及外伤和虫兽伤等，这些因素在一定的条件下都可能使人发生疾病。为了说明致病因素的性质及其致病特点，古代医家曾对病因作过一定的归类。其中较有名的分类方法是宋代陈无择的“三因学说”，他认为六淫邪气侵袭为外因，情志所伤为内因，而饮食劳倦、跌仆金刃，以及虫兽所伤等则为不内外因。古人这种把致病因素和发病途径结合起来的分类方法，对临床辨别病症，有一定的指导意义。在学习病因的时候，不仅要在理论上把它弄懂，而且要想到弄懂的目的在于运用，要为患者解除疾病痛苦。也就是运用病因知识去解释发病的机制及其在疾病发生、发展过程中所居的地位和作用。不但要会运用，而且还要能够熟练地运用于辨证施治的整个过程。

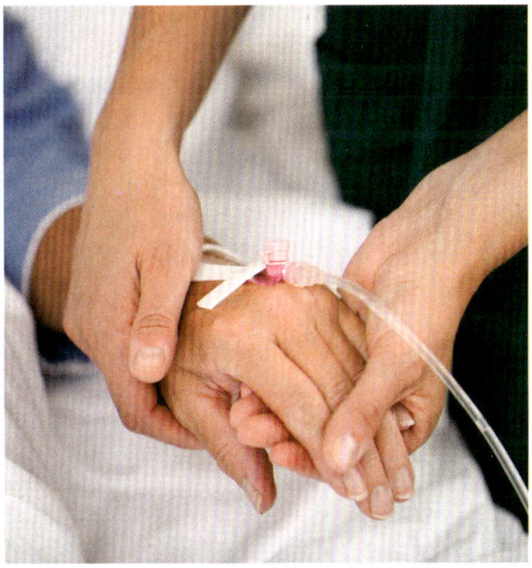

一、六淫

风、寒、暑、湿、燥、火本是自然界中六种气候变化现象，由此才决定了四季气候的不同。是正常现象，故称它为“六气”。当人体由于某些原因不能适应气候的变化，或气候变化超过了人体所能适应的范围(太过或不及)，就成为致病因素了。当这种反常情况出现的时候，就成为致病因素，中医称之为“六淫”。六淫多为外感病的致病因素，既可以单独侵犯人体，又可以两种以上同时为害，给人体造成损害。六淫邪气不仅可以相互影响，而且在一定的条件下可以互相转化，造成极为“错综复杂”的局势。于是疾病表现出“五花八门”的形式。有的时候某些疾病虽然以六淫的形式表现出来，实际上却与外界之六淫没有直接的联系，乃是脏腑功能失调后的反映，因此冠以“内”字或“外”字以示区别。

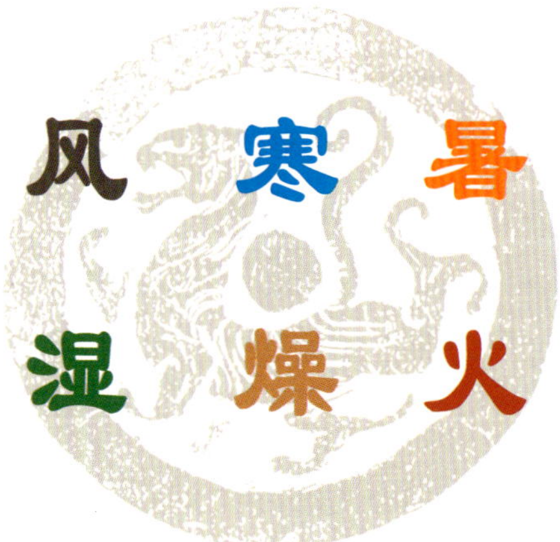

⊙ 1，风

风是自然界空气流动的一种表现，特点是来去皆快，时有时无，流动性大，无所不至，变化快。中医用“取类比象”的办法，把它用于临床辨证，作为阐明病因的一种手段。

①“风为阳邪，轻飏开泄”。 风为春季主气，其他季节也可出现，具有升发、向上、向外的特点，所以属阳。主开泄。容易侵犯人体肌表皮肤，多由口鼻而入，因此，外感风邪以伤人头部、肌肉、皮肤为特点。临床上出现头痛、恶风、汗出、咳嗽等症状。

②“善行而数变”。 风性急速，变化无常，因此，临床上往往把病无定处、游走不定、变化多端的疾病列入“风病”的范畴。如“行痹”“风瘅”(荨麻疹)之类。还有“中风”病是以发病急骤、来势凶猛、病情险恶易变等为其特点，虽然与外界的风邪无关，只因发病时类似风的性格，故用“风”加以形容。

③“风为百病之长”。 是说风邪最容易与其他病邪合并为害，当其与他邪合并，此时除具有风邪特点外，还同见他邪的特殊表现，如风寒表证、风热表证、风湿表证。

④ **“风性主动”**。所谓“动”即动摇不定的意思。外感、内伤均可出现。外感如温病中的“热入心包”，内伤病中的眩晕、抽搐、震颤、摇头、项强、角弓反张等，其中有虚实之分。

总之，辨风病时要抓住风的特点，并要区分出是因感受了外界风邪还是脏腑功能失调后出现的“动风”证候，是否与其他病邪结合，以及邪侵部位。

⊙ 2，寒

寒是冬季的主气，其他季节也可出现。寒是气温降低的表现。寒邪致病的特点和表现，与自然界的寒冷、冰冻、凝结等现象相类似。寒有内、外之分。外寒是感受了外界寒邪直接引起的疾病。伤于肌表者为“伤寒”(狭义的)，寒邪直中脏腑者为“中寒”。前者病势轻浅，后者沉重。内寒则为机体功能衰退，阳气不足的反映。虽说外寒可以入里伤害阳气或阳气不足的人容易感受外寒，互相之间可以影响。但是，毕竟外寒和内寒是有区别的，是两类不同的寒病。

① **“寒为阴邪，易伤阳气”**。外寒束表、阳气被遏，营卫不和就会出现表寒证。寒邪入里，伤损脏腑阳气，功能衰弱，阳气不振，失却温煦之性，视寒邪伤及脏腑不同而有不同的症状。

② **“寒性凝闭，主痛”**。“凝闭”即凝结闭塞，不通畅的意思。痛是凝闭不通的结果，即“不通则痛”。凝闭的机制与自然界冰冷冻结相同。寒邪容易导致气滞血瘀、经脉凝闭不得通畅。

③ **“寒性收引”**。收引即收缩牵引的意思，主要指筋脉的收引，与热胀冷缩的物理现象同一道理。筋脉收引致使气血不得通畅，卫气被遏，故发生挛急疼痛或卫阳被遏闭而见表实证。阳气不足产生的内寒则为“阴胜则寒”，是寒从内生。寒生于内的病理机制也同此理。只是寒邪侵犯的部位不同而已。

运用于临床实践时，要把寒邪的特点和邪犯部位密切结合起来，区分表里、内外、肌表、脏腑，并要注意寒邪的强度和体质的具体情况。

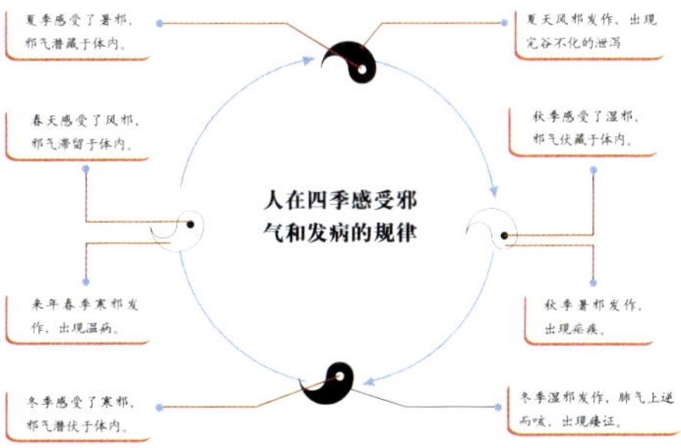

⊙ 3，暑

暑是夏天的主气，是一种火热的表现，它的时间概念很强，即“先夏至日者为病温，后夏至日者为病暑”。对暑字的运用要严格掌握时间界限：暑邪独见于夏令之际，不可混淆错用。

①“暑为阳邪，其性炎热”。暑为夏日炎热之气，故属阳。暑病是由暑热性质所决定的，所以表现出高热、口渴、脉洪大、多汗等一派火热亢盛的症状。

②“暑性升散，耗气伤津”。火性炎上，热性弥漫，火热外束，体温放散障碍，人体为了调节体温，因此借汗出以泄热。汗为有形之物属阴，阴津耗伤，气随之而出，故暑邪能伤气津，犹如炉火旺盛，水液易于蒸腾升散。

③“暑多夹湿”。夏季酷热，多雨潮湿，天暑下逼，地湿上蒸，人处其中，暑湿易于合邪为害。因此，有“暑多夹湿”的说法，所谓“多”和“必然”是有所区别的。如日射病(中暑)多系在强烈的热辐射作用下，引起脑膜和脑组织充血所致，并不见得夹有湿邪，多为冒暑远行或在烈日下劳作被暑邪中伤，或高温环境中热辐射所致。暑邪致病的特点：发病急，转变快，容易伤耗气津。

⊙ 4，湿

湿为空气中湿度过大，水分过多的意思。湿有内、外之别。外湿多与季节、工作生活环境有关，如水上作业，涉水淋雨，久居潮湿之地或被雾露所侵，湿邪由肌表侵入。内湿则为脾失健运，水湿停滞积蓄体内所致。所以《素问》说：“诸湿肿满，皆属于脾。”当然，外湿和内湿也可以互相影响，如恣食生冷瓜果、肥甘厚味、贪凉饮冷，或酒茶成癖均可成为湿邪为病的条件。

①“湿邪重浊”。重即沉重，浊即秽浊。湿邪致病常见肢体沉重，或分泌物秽浊不清。如鼻涕、白带。湿邪所犯部位不同，见证各异。一般多伤下部如腰、膝等处，或重痛，或肿胀。这是重浊之邪易于趋下的缘故。

②“湿性黏滞”。一是指大便黏滞不爽，小便涩滞不畅；二是指病程较长，缠绵难以速愈。

③“湿为阴邪，遏阳碍气”。湿为水类，重浊趋下，所以属阴。因为湿邪重浊黏滞，故能遏伤阳气，阻碍气机，即平时说的“湿困脾阳”。脾阳被遏，运化失健，阻碍气机，出现痞满胀闷等一系列气机不畅的表现。

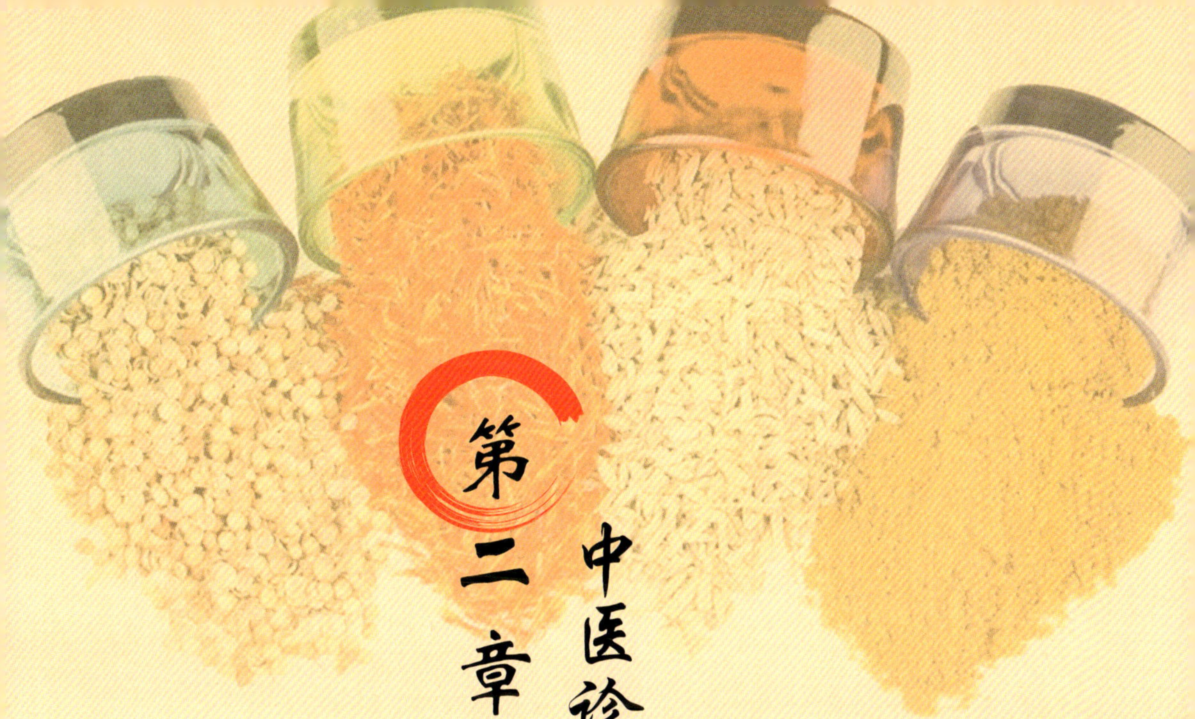

第二章 中医诊断入门：看清疾病的真面目

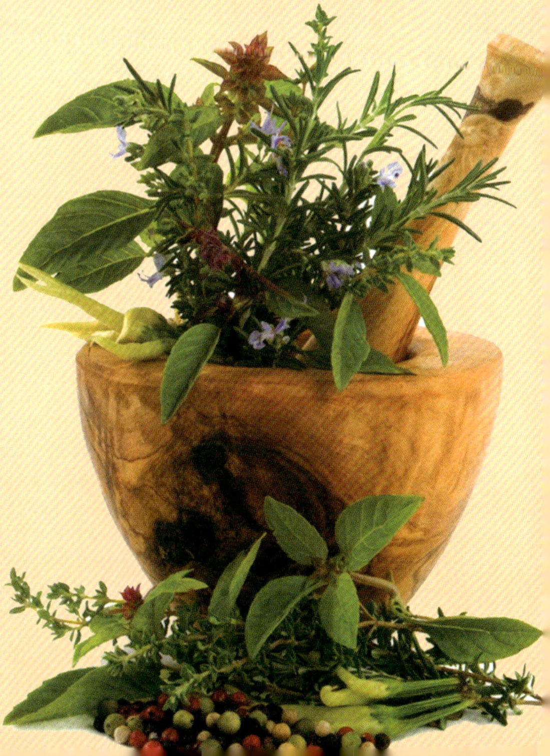

第一节

中医诊断之望闻问切

中医在长期的医疗实践中，总结出了四种论断疾病的方法，这就是望、闻、问、切四诊。望诊就是医生运用视觉来观察病人全身或局部的神色形态的变化；闻诊就是医生凭听觉和嗅觉辨别病人的声音和气味的变化；问诊即通过询问病人和家属，了解疾病的发生与发展过程，以及目前症状及其他与疾病有关的情况；切诊包括切脉和按诊，是切按病人的脉搏和触按病人的皮肤、手、腹部、四肢及其他部位以诊断疾病的方法。

中医认为，气血运行，感应传导，能传递病邪。反映病变的通路是经络，经络具有联络脏腑肢节、沟通上下内外的功能，像电话网络一样将人体紧密地联结成一个统一的整体，所以局部的变化通过经络可以影响全身，内脏的病变可以反映到体表，所谓“有诸内必形诸外”，相反，中医通过对外部的诊察，也可以推测内脏的变化，这就是中医诊断疾病的基础和依据。

一、望诊

望诊，是指医生通过视觉观察病人的全身和局部的神、色、形、态、五官、舌象以及排泄物的形、色、量等具体情况，从而了解病人人体内发生的变化，并判断其是否患病以及患病具体情况的一种诊断方法。望诊又可分为望神、望五官、望躯体、望皮肤、望二阴、望排出物等局部望诊。总的来说，望诊已形成一个相对比较完善的理论体系，是中医诊断理论的重要组成部分。在中医诊断学中，望诊是四诊的重要部分，位居四诊之首。

人体是一个有机的整体，通过望诊，往往就能够了解病人是否出现疾病以及病变部位、病变程度等具体的病变情况，从而确定疾病的性质并加以相应的治疗。

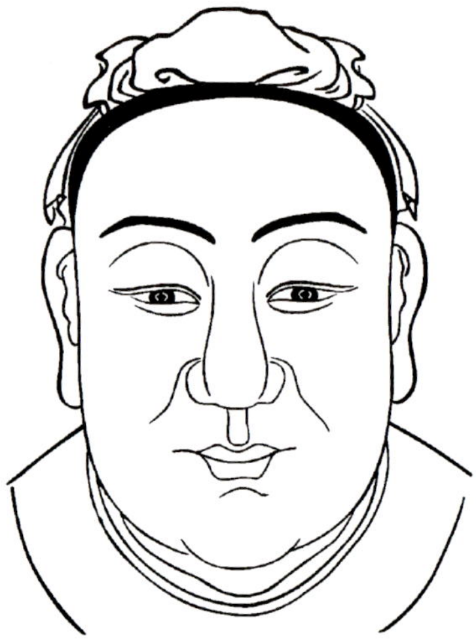

⊙ 1.全身望诊

全身望诊主要包括望神、望色、望形态、望姿态等具体内容。

(1)望神是指通过观察患者机体所有的生命活动和精神活动，来诊察其是否患有疾病以及发病原因、发病部位、疾病性质等的一种重要的望诊方法。医生在望神时，要注意观察患者的神志意识、表情神态、身形体态、言谈举止、动作反应、呼吸饮食等，尤其是应重点观察眼神目光。神的表现，按其盛衰可分为有神、少神、失神、假神四种，其临床表现和意义如下。

①**有神：**又称“得神”。临床表现为两目灵活明亮，精采内含，神志清楚，面色荣润，肌肉不削，语言清晰，动作协调，反应灵敏。表明精气充足，脏腑功能正常，为健康的表现，或虽病而正气未伤，病轻易治，预后良好。

②**少神：**又称“神气不足”。临床表现为目乏神采，神志清楚，但精神不振，面色少华，肌肉瘦削，少气懒言，倦怠嗜睡，动作缓慢，思维迟钝。表明精气已伤，脏腑功能较弱。多见于素体虚弱的人，也可见于疾病较轻或疾病恢复期的患者。

③**失神：**又称“无神”。临床表现为两目呆滞，目陷无光，精神萎靡，面色晦暗枯槁，肌肉松软，表情淡漠，动作失调，反应迟钝，甚至神志昏迷。表明精气大伤，脏腑功能衰败，病重难治，预后不良。若神昏谵语，循衣摸床，撮空理线，表明邪入心包，精气已脱，是失神的重症表现。

④**假神：**临床表现为原本精神已极度衰惫，神志昏迷，目光晦暗，而突然神志清楚，目光转亮而浮光外露；原不欲言语，语声低微，时断时续，突然语言清利，絮絮不休；原面色晦暗不泽，突见两颧红赤如妆；原毫无食欲，突然食欲增加甚至暴饮暴食。假神多见于久病、重病垂危的患者，是脏腑精气极度衰竭，正气将脱，阴不敛阳，阴阳离决的危候，是危重患者临终前的征兆，即古人所谓“回光返照”“残灯复明”。

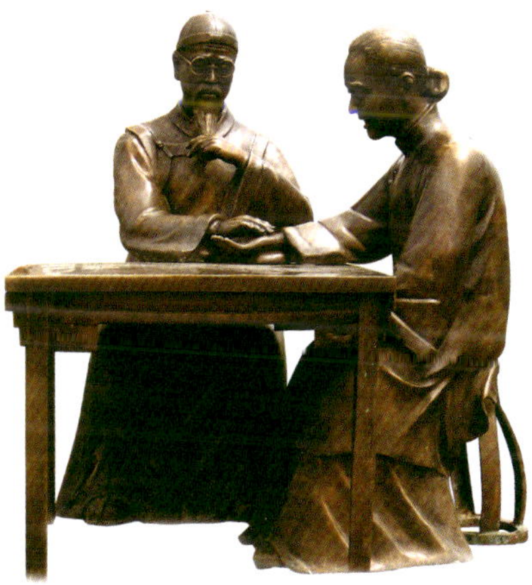

(2)望色是通过观察病人的面部和全身皮肤的颜色、光泽，从而推断病情的一种诊断方法。中医经过实践探索，归纳出五色诊法，即以青、黄、赤、白、黑五色分别代表不同脏腑的病变，也代表不同性质的病邪。现将五色主病概述如下。

①**白色：**多由于阳气虚弱，气血运

行无力或失血耗气、气血不足、不能营养面部所致。一般提示病人患有虚寒证或失血证。常常见到贫血病人面部、口唇、舌苔和眼睑为淡白色，没有血色。

②**黄色**：多由于脾虚不能化生气血或水湿内盛，使脾不能运化所致，是脾虚和体内有水湿的外在表现，一般提示病人患有脾胃虚弱。如出现面、目、身皆黄色且色彩鲜明似橘子，称为阳黄，提示病人患有湿热证；如色彩黄而晦暗似烟熏，称为阴黄，提示病人患有寒湿证；这两种情况常见于传染性肝炎，或胆道疾病。

③**赤色**：多由热盛而致血液充盈脉络，一般提示病人患有热证，如外感发热或里实热证。虚热的病人，只有两颧部潮红。如久病或重病病人面色苍白却突然出现粉红色似化妆样，这是虚阳上越的严重证候，称为戴阳证。

④**青色**：多由于寒邪留于经脉，致使气血运行不畅或气滞或气虚而致血液停滞成瘀血，一般提示病人患有寒证、痛证、瘀血证及惊风证。外伤后受伤处青紫，这就是瘀血阻滞在内的表现。

⑤**黑色**：多由于肾阳虚致使水分过多地留于体内，造成寒水阴邪过盛，一般提示病人肾虚、水饮证、瘀血证。

(3)望形态是指通过观察患者形态的强、弱、胖、瘦、体型等的具体情况，来诊断是否患有疾病以及发生病变的部位、病变的原因、病变的性质等具体病情的一种望诊方法。

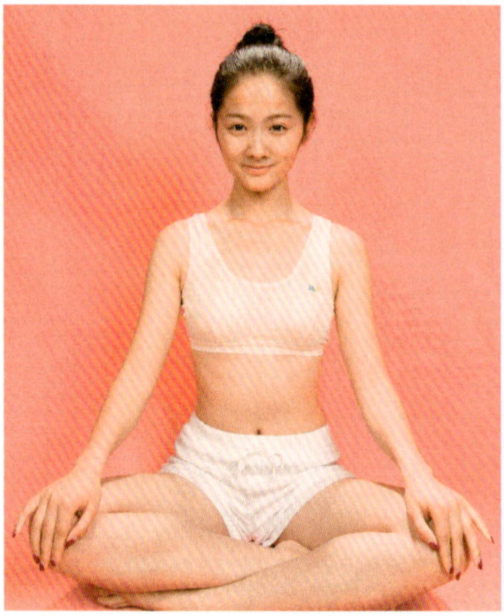

①**体强**：表现为骨骼粗大，胸廓宽厚，肌肉充实，皮肤润泽，筋强力壮等。为形气有余，说明体魄强壮，内脏坚实，气血旺盛。体强——形气有余——气血旺盛，抗病力强。

②**体弱**：表现为骨骼细小，胸廓狭窄，肌肉瘦削，皮肤枯槁，筋弱无力等。为形气不足，说明体质虚衰，内脏脆弱，气血不足。体弱——形气不足——气血不足，抗病力弱。

③**肥胖**：若胖而能食，为形气有余(健康、实证、热证)；肥而食少，是形盛气虚(阳虚脾弱，多痰多湿)。

④**消瘦**：若形瘦食多，为中焦有火；形瘦食少，是中气虚弱。

(4)望姿态是指通过观察人的动静姿态、动作举止等来判断其是否发生了疾病以及病变部位、病变原因、疾病性质等具体病情的一种望诊方法。具体来说，望姿态又包括望坐卧姿态、望异常姿态等内容。

①**坐形**：如坐而仰首，多见于哮

病、肺胀、气胸、痰饮停肺、肺气壅滞等病症；坐而喜俯，少气懒言，多属体弱气虚；但卧不能坐，坐则晕眩，不耐久坐，多为肝阳化风，或气血俱虚、脱血夺气。

②**卧式：**卧时面常向里，喜静懒动，身重不能转侧，多属阴证、寒证、虚证；卧时面常向外，躁动不安，身轻自能转侧，多属阳证、热证、实证。

③**异常动作：**病人唇、睑、指、趾颤动者多为动风先兆，或气血不足，筋脉失养。颈项强直，两目上视，四肢抽搐，角弓反张者多为肝风内动。猝然跌倒，不省人事，口眼歪斜，半身不遂者，多为中风病。猝倒神昏，口吐涎沫，四肢抽搐，醒后如常者，属痫病。肢体软弱，行动不便，多属痿病。关节拘挛，屈伸不利，多属痹病(风湿性关节炎)。

⊙ 2，局部望诊

望局部情况，或称分部望诊，是在整体望诊的基础上，根据病情或诊断需要，对病人身体某些局部进行重点、细致地观察。因为整体的病变可以反映在局部，所以望局部有助于了解整体的病变情况。

(1)望头面部。望头部主要是观察头之外形、动态及头发的色质变化及脱落情况，以了解脑、肾的病变及气血的盛衰。

①**望头形：**小儿头形过大或过小，伴有智力低下者，多因先天不足，肾精亏虚。头形过大，可由脑积水引起。望小儿头部，尤须诊察颅囟。若小儿囟门凹陷，称为囟陷，是津液损伤，脑髓不足之虚证；囟门高突，称自填，多为热邪亢盛，见于脑髓有病；若小儿囟门迟迟不能闭合，称为解颅，是为肾气不足，发育不良的表现。无论大人或小儿，头摇不能自主者，皆为肝风内动之兆。

②**望发：**正常人发多浓密色黑而润泽，是肾气充盛的表现。发稀疏不长，是肾气亏虚。发黄干枯，久病落发，多为精血不足。若突然出现片状脱发，为血虚受风所致。青少年落发，多因肾虚或血热所致。青年白发，伴有健忘、腰膝酸软者，属肾虚；若无其他病象者，不属病态。小儿发结如穗，常见于疳积病。

③**望面部：**面部的神色望诊，已于前述。这里专述面部外形变化。面肿，多见于水肿病。腮部一侧或两侧突然肿起，逐渐胀大，并且疼痛拒按，多兼咽喉肿痛或伴耳聋，多属温毒，见于痄腮。面部口眼歪斜，多属中风证。面呈惊怖貌，多见于小儿惊风，或狂犬病患者；面呈苦笑貌，见于破伤风病人。

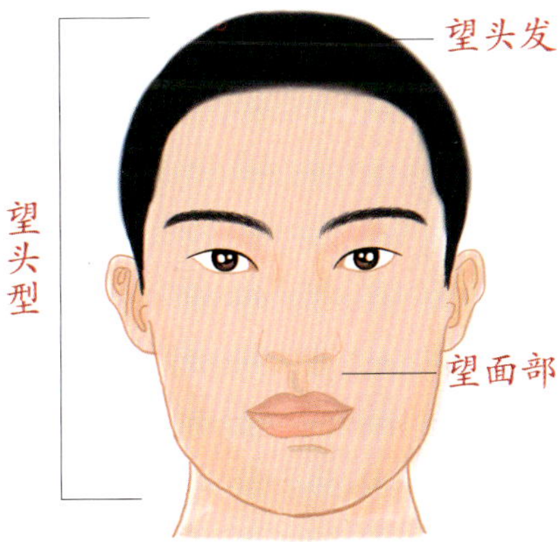

(2)望五官。望五官是对目、鼻、耳、唇、口、齿龈、咽喉等头部器官的望诊。诊察五官的异常变化，可以了解脏腑病变。

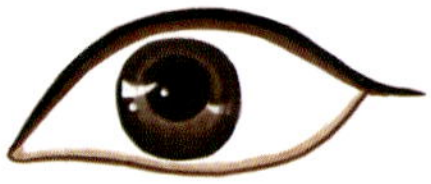

①望目：望目主要望目的神、色、形、态。

目神

人之两目有无神气，是望神的重点。凡视物清楚，精彩内含，神光充沛者，是眼有神；若白睛混浊，黑睛晦滞，失却精彩，浮光暴露，是眼无神。

目色

如目眦赤，为心火；白睛赤为肺火；白睛现红络，为阴虚火旺；眼睑皮红肿赤烂为脾火；全目赤肿多眵，迎风流泪，为肝经风热。如目眵淡白是血亏。白睛变黄，是黄疸之征。目眶周围见黑色，为肾虚水泛之水饮病，或寒湿下注的带下病。

目形

目睑微肿，状如卧蚕，是水肿初起，常见于肾病；老年人下睑浮肿，多为肾气虚衰。目窝凹陷，是阴液耗损之征，或因精气衰竭所致，常见于晚期肿瘤病人。眼球突起而喘，为肺胀；眼突而颈肿则为瘿肿，常见于甲亢病引起的突眼。

目态

目睛上视，不能转动，称戴眼反折，多见于惊风、痉厥或精脱神衰之重症。横目斜视是肝风内动的表现。眼睑下垂，称“睑废”，常见于重症肌无力。双睑下垂，多为先天性睑废，属先天不足，脾肾双亏。单睑下垂或双睑下垂不一，多为后天性睑废，因脾气虚或外伤后气血不和，脉络失于宣通所致。瞳仁扩大，多属肾精耗竭，为濒死危象。

②望鼻：鼻头或鼻孔色红，生有丘疹者，多为酒渣鼻，因胃火熏肺，血壅肺络所致。鼻孔内赘生小肉，撑塞鼻孔，气息难通，称为鼻痔，多由肺经风热凝滞而成。鼻翼煽动频繁，呼吸喘促者，称为“鼻煽”。如久病鼻煽。是肺肾精气虚衰之危症；新病鼻煽，多为肺热。鼻流清涕，为外感风寒；鼻流浊涕，为外感风热；鼻流浊涕而腥臭，是鼻渊，多因外感风热或胆经蕴热所致。

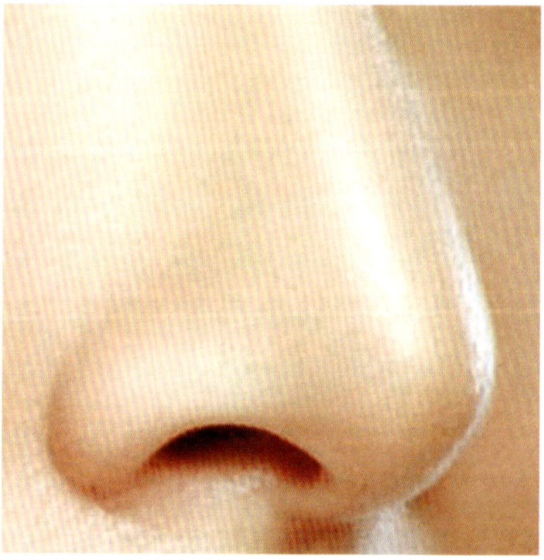

③望耳：正常人耳部肉厚而润泽，是先天肾气充足之象。若耳郭厚大，是形盛；耳郭薄小，乃形亏。耳肿大是邪气实；耳瘦削为正气虚。耳薄而红或黑，属肾精亏损。耳轮焦干多见于下消证。耳轮甲错多见于久病血瘀。耳轮萎缩是肾气竭绝之危候。

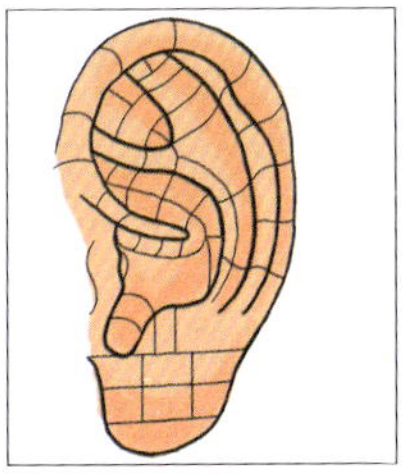

耳内流脓，是为脓耳。由肝胆湿热，蕴结日久所致。耳内长出小肉，其形如羊奶头者，称为“耳痔”，或如枣核，胬出耳外，触之疼痛者，是为“耳挺”。皆因肝经郁火，或肾经相火，胃火郁结而成。

④望口与唇：望唇要注意观察口唇的色泽和动态变化。

察唇

唇部色诊的临床意义与望面色同，但因唇黏膜薄而透明，故其色泽较之面色更为明显。唇以红而鲜润为正常。若唇色深红，属实、属热；唇色淡红，多虚、多寒；唇色深红而干焦者，为热极伤津；唇色嫩红为阴虚火旺；唇色淡白，多属气血两虚；唇色青紫者常为阳气虚衰，血行郁滞的表现。嘴唇干枯皱裂，是津液已伤，唇失滋润。唇口糜烂，多由脾胃积热，热邪灼伤。唇内溃烂，其色淡红，为虚火上炎。唇边生疮，红肿疼痛，为心脾积热。

望口

望口须注意口之形态。口噤：口闭而难张。如口闭不语，兼四肢抽搐，多为痉病或惊风；如兼半身不遂者，为中风入脏之重症。口撮：上下口唇紧聚之形。常见于小儿脐风或成人破伤风。口㖞：口角或左或右㖞斜之状，为中风证。口张：口开而不闭。如口张而气但出不返者，是肺气将绝之候。

⑤望齿与龈：望齿龈应注意其色泽、形态和润燥的变化。

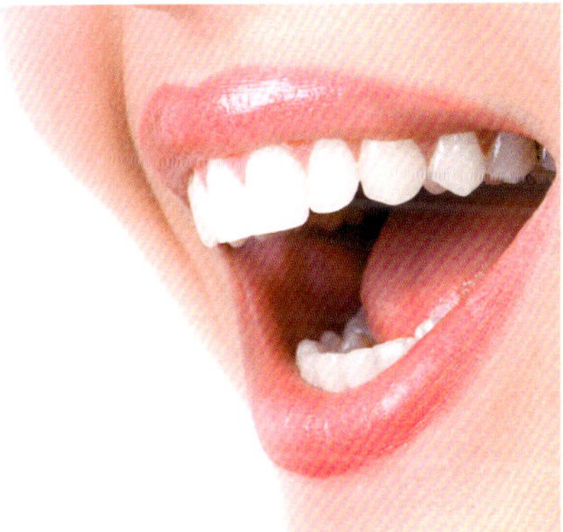

望齿

牙齿不润泽，是津液未伤。牙齿干燥，是胃津受伤；齿燥如石，是胃肠热极，津液大伤；齿燥如枯骨为肾精枯竭，不能上荣于齿的表现。牙齿松动稀疏，齿根外露，多属肾虚或虚火上炎。病中咬牙啮齿是肝风内动之征。睡中啮齿，多为胃热或虫积。牙齿有洞腐臭，多为龋齿，欲称“虫牙”。

察龈

龈红而润泽是为正常。如龈色淡白，是血虚不荣；龈红肿或兼出血多属胃火上炎。龈微红，微肿而不痛，或兼齿缝出血者，多属肾阴不足，虚火上炎；龈色淡白而不肿痛，齿缝出血者，为脾虚不能摄血。牙龈腐烂，流腐臭血水者，是牙疳病。

(3)望皮肤

①皮肤色泽：皮肤色泽亦可见五色，五色诊亦适用于皮肤望诊。临床常见而又有特殊意义者，为皮肤发赤、发黄。

皮肤发赤

皮肤忽然变红，如染脂涂丹，名曰“丹毒”。可发于全身任何部位，初起鲜红如云片，往往游走不定，甚者遍身。发于头面者称“抱头火丹”，发于躯干者称“丹毒”，发于胫踝者称“流火”。因部位、色泽、原因不同而有多种名称，但诸丹总属心火偏旺，又遇风热恶毒所致。

皮肤发黄

皮肤、面目、爪甲皆黄，是黄疸。分阳黄、阴黄两大类。阳黄，黄色鲜明如橘子色，多因脾胃或肝胆湿热所致。阴黄，黄色晦暗如烟熏，多因脾胃为寒湿所困，多见于肝炎、胆囊炎等。

②皮肤形态

浮肿

皮肤虚浮肿胀，按之有压痕，多属水湿泛滥。皮肤干瘪枯燥，多为津液耗伤或精血亏损。皮肤干燥粗糙，状如鳞甲称肌肤甲错，多因瘀血阻滞，肌失所养而致。

痘疮

皮肤起疱，形似豆粒，故名。常伴有外感证候，如水痘等病。

斑疹

斑和疹都是皮肤上的病变，是疾病过程中的一个症状。斑色红，点大成片，平摊于皮肤下，摸不应手。由于病机不同，而有阳斑与阴斑之别。疹形如粟粒，色红而高起，摸之碍手，由于病因不同可分为麻疹、风疹、瘾疹等。

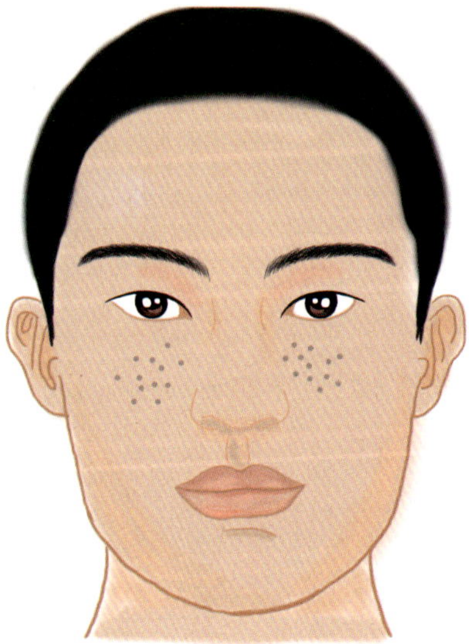

痈、疽、疔、疖

都为发于皮肤体表部位有形可诊的外科疮疡疾患。四者的区别是：凡发病局部范围较大，红肿热痛，根盘紧束的为痈；若漫肿无头，根脚平塌，肤色不变，不热少痛者为疽；若范围较小，初起如粟，根脚坚硬较深，麻木或发痒，继则顶白而痛者为疔；起于浅表，形小而圆，红肿热痛不甚，容易化脓，脓溃即愈为疖。

(4)望排出物是指通过观察患者排出物的形状、颜色、性质、数量等，来判断其是否发生了疾病以及病变部位、病变原因、疾病性质等具体病情的一种望诊方法。具体来说，排出物望诊包括望痰涕涎唾、望呕吐物、望大小便等。

①望痰：风证患者一般会出现泡沫较多、比较清稀的风痰；寒证患者一般会出现清稀色白的寒痰；湿证患者一般会出现数量较多、质滑色白的湿痰；燥证患者一般会出现数量较少、比较黏腻的燥痰；热证患者一般会出现黏稠发黄、结成块状的热痰；阴虚火旺患者一般会出现鲜红色的痰，且痰中往往带血；热邪犯肺患者一般会咳出较臭且血腥的痰或咳吐带脓的痰。

②望涕：风寒证患者一般会流清稀的鼻涕；风热证患者一般会流脓浊的鼻涕。

③望涎：脾胃湿热证患者，一般口涎比较黏稠；脾胃虚寒证患者，一般口涎比较清稀，且数量较多；脾虚证患者，一般口涎会自行从口角流出；儿童胃热证患者或腹中有虫积的患者，嘴角也常常会不自觉地流出涎液。

④望唾：肾虚证及胃寒证患者，一般口涎较多。

⑤望呕吐物：具体分为以下几类。

热呕

多见于胃热证以及肝经郁火的患者，其呕吐物一般比较脓浊且散发出酸臭味。

寒呕

多见于胃寒证以及脾肾阳虚患者，其呕吐物较为清稀且没有酸臭味。

痰饮

多见于胃内停饮和脾失健运的患者，其呕吐物多为清稀如水的涎、痰。

食积

多见于食滞胃脘证和肝郁犯胃证患者，食滞胃脘证患者的呕吐物一般酸腐且带有未消化的食物；肝郁犯胃证患者的呕吐物中带有未消化的食物，但一般没有酸腐的气味。

呕血

多见于胃热证、血瘀胃脘和肝火犯胃证患者，其呕吐物中一般带有食物残渣、鲜红的血或暗紫色的血块。

⑥泄泻：多见于胃虚证和脾虚证患者，大便比较清稀，有的患者甚至便中带有未消化的食物。

⑦**痢疾：**多见于痢疾患者，其大便通常黏腻且便中带有脓血。

⑧**便血：**便血又可分为近血和远血两种。近血，是指大便中带有颜色鲜红的血，而且血往往会在便前便后滴下，或附着在大便表面；远血，是指大便中带有颜色黑紫和暗红的血，而且往往均匀地混合在大便之中。

⑨**望小便：**具体来说，一般有小便短赤、小便清长、小便带血、小便带沙等。实热证患者小便一般比较短赤；虚寒证患者小便一般比较清长；尿血和血淋病患者小便一般带血；石淋患者的小便可像猪油一样油腻。

⊙ 3，儿童指纹望诊

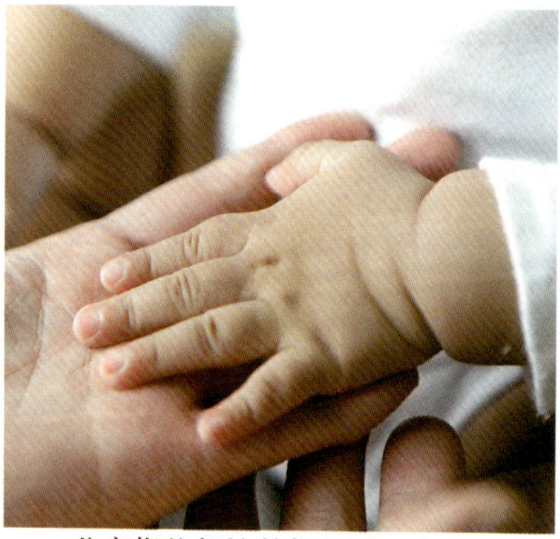

儿童指纹望诊是指通过观察3岁以下儿童食指掌内一侧前端的形状、颜色的变化，来判断其体内是否发生病变以及病变部位、病变性质、病情深浅等。在望诊之前，医生应使儿童身体朝向光亮的地方，再用左手拇指和示指(食指)捏住儿童食指的顶端，然后用右手拇指以适中的力度推擦其食指几次，方向是从食指掌内一侧前端的指尖推向指根，使其指纹清晰地显露出来。

身体健康的儿童，其指纹隐于皮肤之下，并不明显，并且指纹一般不会超过食指根部的第一关节，其颜色浅红中微微带有黄色。而患有疾病的儿童，其指纹颜色、粗细、长短等都会出现异常症状。

(1)颜色。如果儿童指纹颜色鲜红，则说明其可能患有表证；如果颜色紫红，则说明其可能患有里热证；如果颜色淡而发白，则说明其可能患有脾虚证、疳积等；如果颜色发青，则说明其可能患有痛症、惊风证等；如果颜色黑紫，则说明其可能患有危重的血络郁闭证。此外，如果颜色黑紫，容易看出，则说明其可能患有表证；如果颜色隐于皮肤之下，不易看出。则说明其可能患有里证；如果颜色较淡且缺乏光泽，则说明其可能患有虚证；如果颜色较深且比较晦暗，则说明其可能患有实证。

(2)粗细。如果儿童指纹从指尖到指根逐渐变粗，且能看到明显的分支，则说明其可能患有虚证或寒证。

(3)长短。如果儿童指纹较短，只到达食指根部的第一关节，则说明其病情轻微；如果指纹到达食指的第二关节，则说明其病情较为严重；如果指纹已经达到食指的第三关节，就说明其病情十分危重；如果指纹穿过第三关节，到达指甲部位，则说明病情非常凶险。

⊙ 4，望舌

在中医传统理论中，人被视为一个有机的整体，其五脏六腑和各大器官之间都有着千丝万缕的内在联系。所以，一旦内脏功能运转出现障碍或受到损害，各个体表官窍就会出现相应的异常变化。中医认为，舌与心脏和脏腑有着密不可分的联系，因此通过望舌能反映内脏病变。望舌的内容包括望舌质和望舌苔两部分。

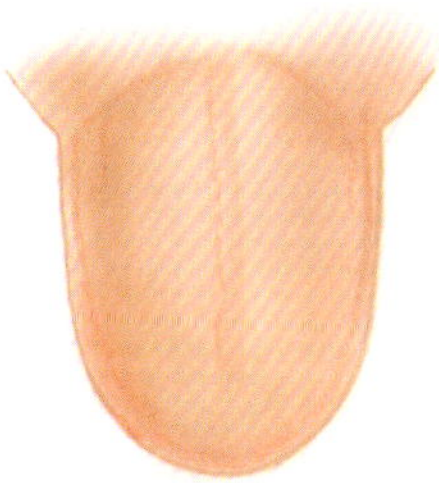

(1)望舌质

①舌神：舌神主要是指舌质的荣枯和活动等方面。所谓荣，即舌质荣润、鲜活、舌淡红且有光泽。这种舌象情况下，即使患病，也多属轻症。所谓枯，即舌质干燥、了无生机、没有光泽，正所谓无神。这种舌象通常提示所患疾病为重症。

②舌色：病态的舌色主要包括淡白舌、红绛舌、青紫舌和瘀斑舌等几种情况。淡白舌的形成多是由于气血不足、阳气不盛所致，其表征身体虚弱而体寒。这类人比较容易患上由阳虚或血虚造成的疾病。红绛舌又包括红舌和绛舌两种。红舌的形成主要是由于体热、气血过旺所致，其表征身体实热，呈现为热证。这类人比较容易患上由实热或阴虚而内热引发的疾病。而绛舌则主要是由于内热过盛所致，其表征内火旺盛而阴虚。这种情况大多呈现在患有重病者或久病不愈之人。青紫舌是指舌色呈现为青紫或淡紫色且舌质湿润，这通常是由于体寒阴盛，血管阻塞而有瘀滞所致；如果舌色过深，呈现绛紫色且舌质干燥而唾液较少，则大多是由于邪热炽盛，阴液亏损，气血过盛壅滞不通所致。此外，瘀斑舌是在青紫舌的基础上，舌体出现紫色的瘀斑或瘀点，其表征体内有瘀血。

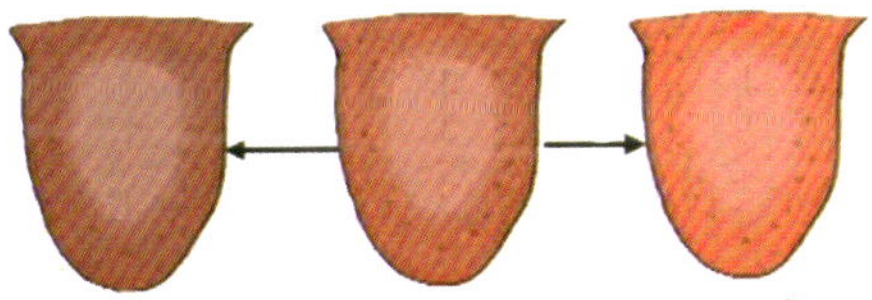

③舌形：病态的舌形主要包括胖大舌、扁瘦舌、齿痕舌、裂纹舌和芒刺舌等。胖大舌的舌体通常色淡而胖嫩，多是由于脾肾两虚、津液阻塞所致。扁瘦舌则通常提示血气不足并且体内阴亏。齿痕舌是指舌体上有牙齿的痕迹，其多是由于舌体肥大而受牙齿压迫所致。齿痕舌多表征心脾两虚且体内湿寒过盛。裂纹舌即舌面上出现裂纹，多是由于体内阴亏而无法上荣，以致舌面干燥。此外，芒刺舌是指舌乳头过多且硬挺肥大，摸起来如刺般棘手，多是由实热而邪盛所致。根据芒刺生长的部位不同，

所对应的脏腑也有所不同。生在舌尖部位表示心火亢盛；生在舌边多为肝胆热盛，而生在舌中则表示肠胃积热。

④舌态：不正常的舌态主要包括舌体萎软、强硬、歪斜、吐弄、短缩和颤动等。萎软舌的形成主要是由于气血两虚、阴液亏损、筋骨和血脉失养所致的。舌体强硬通常表现为舌质较硬、屈伸不灵活、不能转动或运动不便，甚至有碍语言的表达。其发病多是由于体内实热过盛、气血循环不畅，或是由于高热而损伤津液所致。舌体歪斜则表现为舌体偏斜，时时处于口内一侧，其通常是患有卒中或即将患上卒中的征兆。舌体吐弄大多表现为舌体常置于口外或时时停在嘴角左右，多是由于心脾热盛或小儿智力低下所致。短缩舌多表现为舌体紧缩而无法伸长，多见于病情严重的患者。舌色淡白而短缩多是由于寒气滞结筋脉所致；若舌色红绛且干燥而短缩者，则通常见于热证而津液损伤。此外，舌体颤动大多表现为舌体不能自主且颤动不定，多见于久病不愈而舌体颤抖之人，主要由于气血俱虚或阳气衰弱所致。

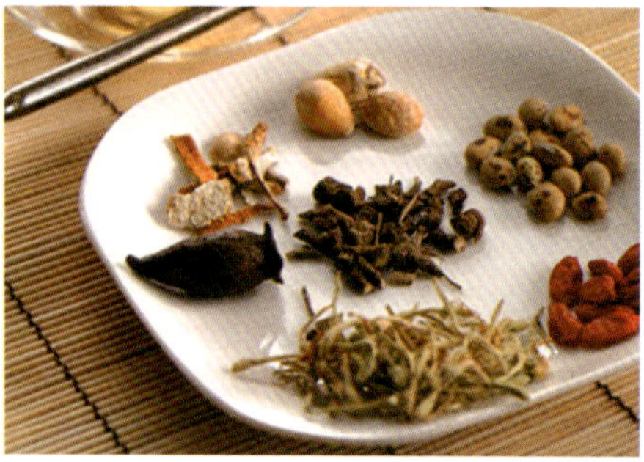

(2)望舌苔

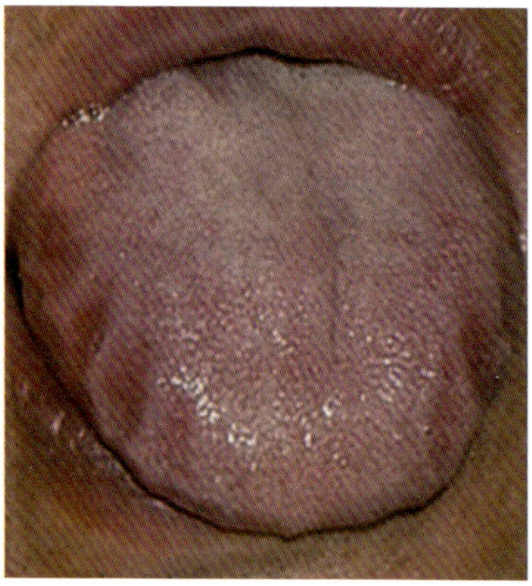

①苔质：主要是指舌苔的形状和质感，包括舌苔的薄厚、润燥、腻腐，以及有无剥苔或类薄苔和有根和无根等方面。从临床来讲，无论舌苔的薄与厚都表明体内胃气运行较好。如果厚苔逐渐变为薄苔提示着体内的病邪正在逐渐消退，病情会逐步好转。但如果厚苔突然消退，且舌面没有新生的薄苔，则表示体内正气不抵邪气，甚至胃气已绝。

润苔是指苔质干湿适中、舌面润泽。相反，苔质干燥，无津液甚至有裂纹的情况，则为燥苔。润苔是较为正常的一种舌象，其提示病邪并未伤及津液，体内水液代谢情况较为良好。而燥苔大多由于体内津液受损或津液的输布出现障碍所致。

腻苔通常呈现为苔质较厚而颗粒细密，且紧贴于舌面。其可分为苔质污浊的垢腻苔、苔质黏厚的黏腻苔、苔质润滑的滑腻苔、苔质干燥的燥腻苔。腻苔通常由于体内湿气重浊而阳气受阻，或痰饮、积食所致。腐苔则大多呈现为苔质颗粒粗大而疏松，主要由于体内热邪亢盛、胃中有浊气并上蒸于舌面或胃气衰损而湿气上泛所致。腐苔多见于疾病后期或危重病的患者。

剥苔主要呈现为舌苔局部或全部脱落且无新苔长出。类剥苔为舌苔虽有脱落，但舌苔脱落处仍有新鲜的舌苔颗粒。剥苔与类剥苔多见于久病之后，提示体内营养不足、气血两虚且内脏功能衰弱，此外这两种苔质还表示着体内气血亏损的程度不同。

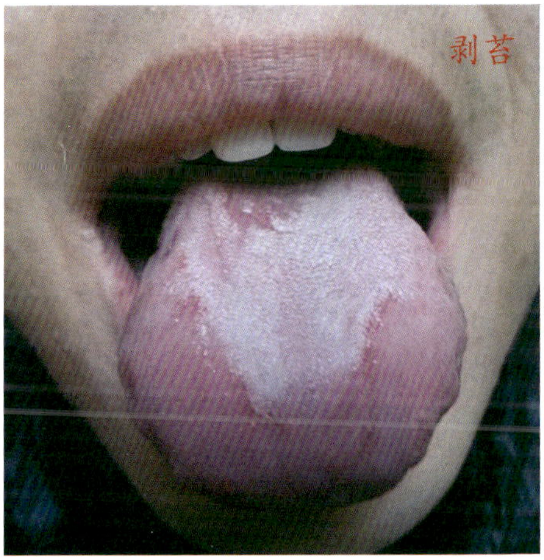

无根苔是指舌苔较厚而边缘清楚，且舌苔揩之可去，其通常提示体内正气衰弱，胃气或肾气衰竭。有根苔则是指苔薄而紧贴于舌面之上，不易揩去；或厚苔周围有依稀的紧贴于舌面的薄苔存在，这提示体内邪气较盛，但正气尚且充足，多见于病情较重但预后良好的患者。

②苔色：病态舌苔的颜色主要分为白苔、黄苔和灰黑苔三种。白苔属于比较常见的苔色，提示病情较轻，多见于患病初期或疾病的康复期，常见的包括薄白苔、白燥苔、白滑苔、白腻苔和积粉苔等。而黄苔多是由白苔发展而成，多提示热证、里证等，常见的黄苔包括薄黄苔、焦黄苔、黄腻苔和黄滑苔等。此外，灰苔和黑苔同属一类舌象。灰苔是白苔或黄苔向黑苔转变中的一个过程。灰黑苔提示病情较为严重而复杂，且需要结合苔质的润燥程度、舌色、舌质等情况加以综合分析。而且吸烟过多的人也有可能出现灰黑苔，诊测时需要加以鉴别。

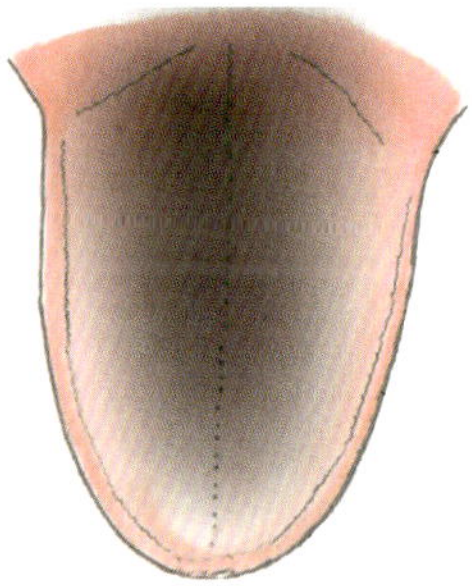

一般情况下，舌质与舌苔的变化是一致的，这时提示的疾病情况往往是两者的综合。如里热实证，多见舌红苔黄而干；里虚寒证，多见舌淡苔白而润。但有时也出现舌质与舌苔变化不一致的情况，如红绛舌兼白干苔，这是由于燥热伤津、燥气化火迅速、苔色尚未转黄便已进入营分所致，所以这种情况更需要综合分析舌质与舌苔的变化，并参考其他诊察所获的信息，才能做出正确的判断，为辨证提供确切的依据。临床常见的舌诊(舌质与舌苔)舌象见表。

临床常见舌象辨证简表

舌象		简称	主病
舌质	舌苔		
淡红	薄白	淡红舌，薄白苔	健康人；风寒表证；病势轻浅
	白苔	舌尖红，白苔	风热表证；心火亢盛
	白似积粉	淡红舌，积粉苔	瘟疫初起；或有内痈
	白腐	淡红舌，白腐苔	痰食内停；胃浊蕴热
	黄白相兼	淡红舌，黄白苔	外感表证将要传里化热
	白腻而厚	淡红舌，白厚腻苔	浊浊痰饮内停；食积胃肠；寒湿痹症
	薄黄	淡红舌，薄黄苔	里热轻证
	黄干少津	淡红舌，黄干苔	里热伤津化燥
	黄腻	淡红舌，黄腻苔	里有湿热，痰热内蕴，食积化热
	灰黑湿润	淡红舌，灰黑润苔	寒证；阳虚
鲜红	白而干燥	红舌，白干苔	邪热入里伤津
	白而浮垢	红舌，白垢苔	正气亏虚；湿热未净
	白黏	红舌，白黏苔	里热证，津液已伤
	薄黄少津	红舌，薄黄干苔	气分热盛，阴液耗损
	厚黄少津	红舌，黄腻苔	湿热内蕴；痰热互结
	黄腻	红瘦舌，黑干苔	津枯血燥
	白而干燥	红舌，白干苔	邪热入里伤津
绛红	焦黄干燥	绛舌，焦黄苔	邪热深重；胃肠热结
	黑而干燥	绛舌，黑干苔	热极伤阴
	无苔	绛舌，无苔	热入血分；阴虚火旺
青紫	黄燥	紫舌，黄燥苔	热极津枯
	焦黑而干	紫舌，苔黑干焦	热毒深重，津液大伤
	白润	紫舌，白润苔	阳衰寒盛；气血凝滞
淡白	无苔	淡白舌，无苔	久病阳衰；气血俱虚
	透明	淡白舌，无苔	脾胃虚寒
	边薄白中无	淡白舌，中剥苔	气血两虚；胃阴不足
	白	淡白舌，白苔	阳气不足；气血虚弱
	白腻	淡白舌，白腻苔	脾胃虚弱；痰湿停聚
	灰黑润滑	淡白舌，黑润苔	阳虚内寒；痰湿内停

危重舌象辨证简表

舌象名称	舌象表现	临床意义
猪腰舌	舌面无苔，如去膜的猪腰	热病伤阴，胃气将绝，病危
镜面舌	舌深绛无苔而光滑如镜	胃气、胃阴枯竭
	舌色晄白如镜，毫无血色，也称晄白舌	营血大亏，阳气将脱，病危
破皮舌	舌粗糙有刺，如鲨鱼皮，或干燥枯裂	津液枯竭，病危
干荔舌	舌敛缩而无津，形如干荔肉	热极津枯，病危
火柿舌	舌如火柿色，或色紫而干晦如猪肝色	内脏败坏，病危
赭带墨	舌质色赭带墨	肾阴将绝，病危
雪花舌	舌质白色如雪花片	危候
瘦薄无苔舌	舌体瘦小薄嫩，光而无苔	胃气将绝，难治
囊缩卷舌	舌体卷缩，兼阴囊缩入	厥阴气绝，难治
舌强语謇	舌体强直，转动不灵，且语言謇涩	中风痰厥阻络，难治
蓝舌而苔黑或白	舌质由淡紫转蓝，舌苔由淡灰转黑，或苔白如霉点、糜烂	病危重，难治

二、闻诊

闻诊，是医生利用听觉和嗅觉收集病人的有关病情，以作为判断病症参考的一种方法。中医闻诊不只是闻声音，嗅气味也是其重要内容。从声音的高低强弱，从气味的酸臭腥腐，可以辨别寒、热、虚、实，在四诊中也属重要的一环。

⊙ 1，闻声音

人正常的声音，应是发声自然，音调和畅。如声音变异，则多属病态。从下面几种声音的变化，结合其他表现可诊断一些病症。

(1)语言。语声响亮，言谈多，属实证；烦躁或胡言乱语，多为实热证，可见于高热或狂躁型精神病患者；如沉静少言，或少气懒言，语音低沉、断续无力，则多属内伤虚证。

(2)呼吸。呼吸增快，声音较粗，发病急而气促的，多属于实证、热证，可见于肺脏热盛；呼吸微弱、声低气短，发病缓，多属虚证、寒证，可见于肺肾气亏；呼吸音粗急，呼出之后感到舒服，多为实喘，可见于高热肺炎或痰多胸闷的痰饮证；如呼吸音低促，吸气后较舒适，则多为虚喘，可见于肾不纳气之证。

(3)咳嗽。咳声重浊，痰多清稀的，多为风寒犯肺；咳声不畅，痰黄浓浊的，多是肺有痰热；咳呛咽干，干咳无痰，多是肺燥(秋季气候干燥、感冒咳嗽)；咳有痰声，喉头痰响，多是痰饮，可见于慢性支气管炎、支气管哮喘；小儿咳嗽，连声不断，咳时气急，弯腰伸舌，面红眼赤，甚至呕吐，咳有回声，则为顿咳(百日咳)；暴咳声哑，多是肺实(为风痰所致的声带麻痹)；久咳声嘶，多是肺损(为久咳伤肺，如肺结核、喉结核)。

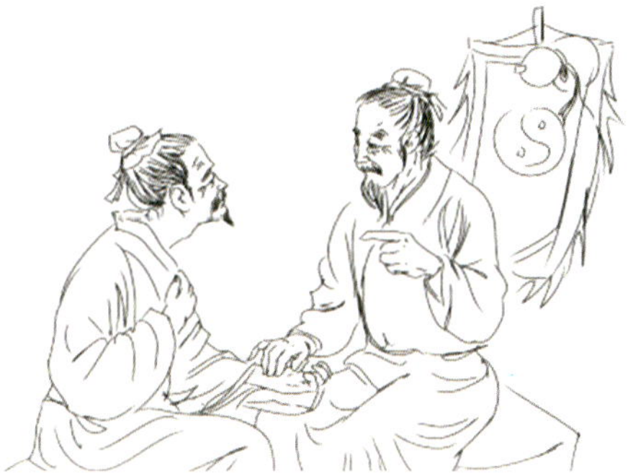

(4)呃逆。呃逆连声，响亮有力，发作较频的，多为热证、实证；呃声轻微，不连续，发作不频的，多为寒证、虚证；久病、重病而呃逆不止的，常见于脾肾阳亏，多预后不良。

(5)呕吐。有物无声为吐，有声有物为呕吐，皆是胃气上犯所致。呕声高亢，声物同出的为胃热，可见于急性胃炎；干呕多为肝胆之热犯胃；伴有涌吐痰涎的多为呕声低浊，倾胃而出，其热较缓的，多属脾胃虚寒；呕如喷射，则多为胃气上犯，可见于脑病引起的呕吐。

(6)嗳气(打饱嗝)。为胃气上逆所引起的。嗳气无味，多为胃虚或寒气侵于胃中；嗳气不止，胸腹不舒，多属气郁胸腹；嗳气吞酸，是宿食不化。

⊙ 2，闻（嗅）气味

中医还注意对病人的呼吸气息或排泄物进行闻嗅，通过闻及的异常气味协助诊断有关病症。

(1)口气。正常人的口腔，一般无特殊气味，如有口臭，常为胃热或由于肠胃功能障碍，胃排空时间延长，常有食物停留，但发出的气味多为酸臭。尿毒症时有尿素气；严重肝功能不全时有特殊的腥气；口臭特别重的，应考虑脏腑有无化脓性病变或癌症。此外，溃疡性牙龈炎、口腔糜烂、消化不良等也可发生口臭。

(2)痰、涕痰。有脓血、有臭气的，为肺热，多见于肺脓肿、支气管扩张合并感染；没有臭气的，多为肺阴虚，可见于肺结核、支气管扩张等。鼻涕稠浊腥臭，多为肺胃郁热，可见于鼻渊。

(3)大、小便。大便有酸臭气，多是肠有积热，可见于肠道炎；大便稀薄而气腥的，多是肠中有寒，可见于肠结核、节段性小肠炎等。小便混浊而有臊臭的，多为下焦湿热。

(4)月经、白带。稠黏秽臭的为湿热，稀薄而有腥气的属寒，清稀而无气味的，多属虚。

三、问诊

通过询问，了解患者的自觉症状、疾病的发展过程、生活习惯、思想情况和既往病史，从而为诊断现在病症提供更多的依据，是为问诊。问诊是中医诊断疾病、进行辨证的主要方法之一。有人说，有的医生只凭切脉就能诊断病症，根本不需要问诊。这种说法是不对的。前面已经说过，中医辨证靠四诊合参，一个医生即使切脉经验非常丰富，也不可能单凭切诊就准确无误地辨识病症。诸如病人的发病情况、经过何种治疗、效果和反应如何等材料，都只能通过问诊才能获得，故问诊甚为重要。

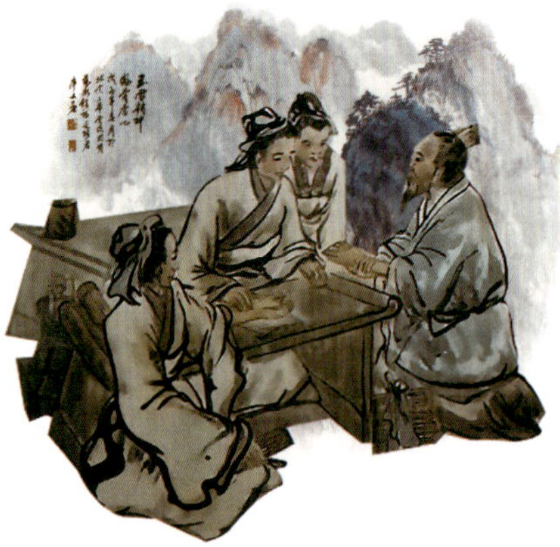

中医问诊的要点有二：一是要根据辨证的需要，围绕主症(或为主诉)，深入询问有关细节。如主症为腹痛，则宜追问疼痛的部位、时间、性质，拒按还是喜按，以及有无便秘、腹泻等。询问病史时，要特别重视症状的演变、主症和伴随症的关系，以便于结合其他三诊资料，找出主症和兼症。如主症为发热，则要追问是否恶寒、有无出汗、渴或不渴、发热时间和热型等，进而分辨阴阳、表里、寒热、虚实等。

中医对问诊，很早就有一个提纲歌诀“十问歌”，即“一问寒热二问汗，三问头身四问便，五问饮食六问胸，七聋八渴须当辨，九问旧病十问因，再问服药参机变，妇女必须问经产，小儿要问麻疹病”。以上歌诀介绍的，是中医对成人、妇女和小孩有关内科病症的一些问诊项目，在实践中有指导意义。

⊙ 1，问寒热

外感病从表入里，故恶寒与不恶寒是区别表证和里证的分界线。中医常说“有一分恶寒，便有一分表证”。如恶寒已退，则是表证已除；不恶寒而热，表示病已入里。寒冷一阵，发热一阵，如此寒热往来(有的伴有口干、咽干、胸胁满闷)则为半表半里证。慢性病的畏寒或低热，一般多属虚证，可能与人体功能状态的改变、机体反应性的强弱和体温调节功能紊乱有关。如畏寒、不发热、手足清凉，为虚寒证(一般伴有自汗、疲倦、面色㿠白、唇舌淡红等)。低热、午后潮热、手足心热，为虚热证(一般伴有两颧发红、盗汗、消瘦、心烦难入睡、舌红少津液或有咳嗽痰血等)，多见于肺结核或慢性肝炎病人。此外，如病人高热、心烦、口渴、多汗、汗出而热不退，为阳明经证。若高热、大便秘结、腹胀满，腹痛不可触按、烦躁、胡言乱语、舌苔焦黄，则为阳明腑证。故问寒热，可协助辨别病症的表里虚实。

⊙ 2，问出汗

中医问出汗的情况是有其特色的。西医一般只问有汗或无汗，中医则通过问汗，以察病情虚实和疾病的转变发展情况。

(1)时间。醒时有汗称自汗，为阳虚、表虚；睡中出汗称盗汗，为阴虚。

(2)汗型。微汗，为表虚、表证欲解；大汗，为阳明经热、过服汗剂；冷汗，为阳气衰微；热汗，为阳气亢盛；战汗(战栗后出汗)，汗后神清脉静为顺，神昏烦躁脉大为逆；汗出如油(汗出如珠黏手)，为大汗亡阳、虚脱；黄汗(汗出染衣如柏汁)，为黄汗病、历节风；外感恶寒发热，无汗或少汗的，为表实证；外感恶风发热，汗多者为表虚证。

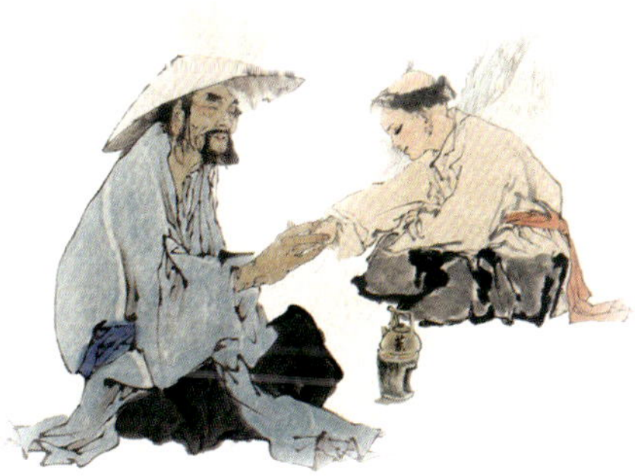

⊙ 3，问头身

问头身不适，可辨别病症的表里和虚实。内伤头痛，时痛时止，伴有昏眩；外感头痛，伴有寒热。头痛按经络辨证：前额痛连眉心的，为阳明头痛(可见于急慢性鼻炎、额窦炎)；颞侧(头部两侧的太阳处)痛连耳，为少阳头痛；后头痛连颈的，为太阳头痛；头顶痛兼呕吐清水的为厥阴头痛。头痛目眩、耳鸣、恶心、呕吐痰涎的，多为湿痰阻隔的实证(如梅尼埃病)；虚证晕眩则有肾虚(头昏眼花、耳鸣、心悸、健忘、失眠、腰腿酸软、遗精、盗汗等，有时表现为神经衰弱)、肝阳上亢(多有头脑胀重、眼珠发胀、面红目赤、激动易怒、失眠、心悸、脉弦硬等，可见于高血压病病人)等表现。如肢体、关节痛，遇阴雨即发，多为风寒湿所引起的痹症(如风湿性关节炎)。若诉腰痛甚、小便不畅，则可能是沙淋(肾结石或尿路结石)；如腰痛，伴有小便频数、尿痛有灼热感，则为热淋(尿路感染或肾盂肾炎)。若腰痛不剧烈，时痛时止，劳累后加重，休息时缓解，则多为肾虚。

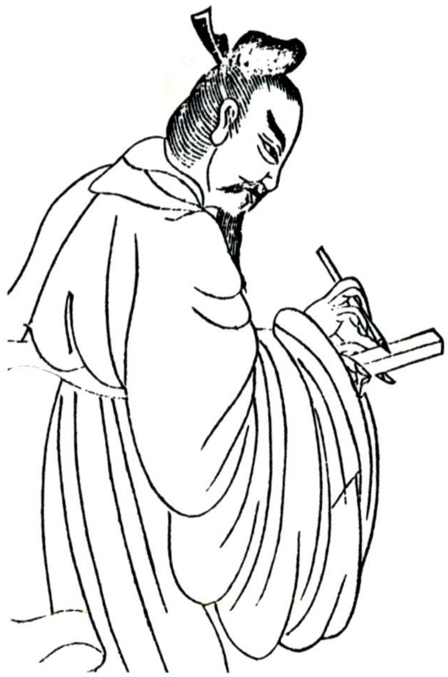

⊙ 4，问大小便

大便燥结，一般见于实证、热证；老年人、产妇及病后便秘，多属气虚或津少；如便秘而见身热口臭、涨满、尿赤者为热；便秘而见喜热怕冷、唇淡、脉迟为寒；便秘而见胸胁痞满噫气为气滞；便秘而见气短汗出头晕为虚，遍身虚痒脉浮为风；便秘而见烦热夜甚、盗汗、口干不渴为血枯。腹痛即泄，粪色黄褐，小便短赤为热泻；腹痛绵绵，便泄清稀为寒泻；食少胸闷，苔腻脉濡为湿泄；五更泄为肾阳虚；便泄里急后重、下痢赤白为痢疾。先血后便，下血鲜红，血下四溅如喷射状为肠风；先血后便，下血污浊，肛门肿痛为脏毒(近血)；先便后血，血色暗淡，神疲，面色无华为脾不统血(远血)。便下完谷不化，为脾肾虚寒；粪如羊屎，为噎膈晚期，津枯液涸。小便癃闭，为下焦热结，三焦气化失常；小便难，多因热盛津伤；小便涩痛，为淋病；小便混浊，为膀胱湿热；小便不禁，为气虚、中风脱证；小便次数多量少为气虚；饮多尿多或饮少尿多为消渴；遗溺为脬气不固、膀胱虚冷、肾阳虚；血尿若见涩痛者为血淋，不痛为尿血。

⊙ 5，问饮食

中医问饮食，是了解脾胃消化吸收功能。所谓“纳谷者昌”“人以胃气为本”“浆粥入胃则虚者和”等认识，都表达了中医对脾胃后天之本的重视。食欲正常，是脾胃功能健全的反映；食欲减退，是脾胃功能失常的表现。病人在病中食欲逐渐增加，是疾病好转、机体康复的有利条件；如病中食欲渐减，

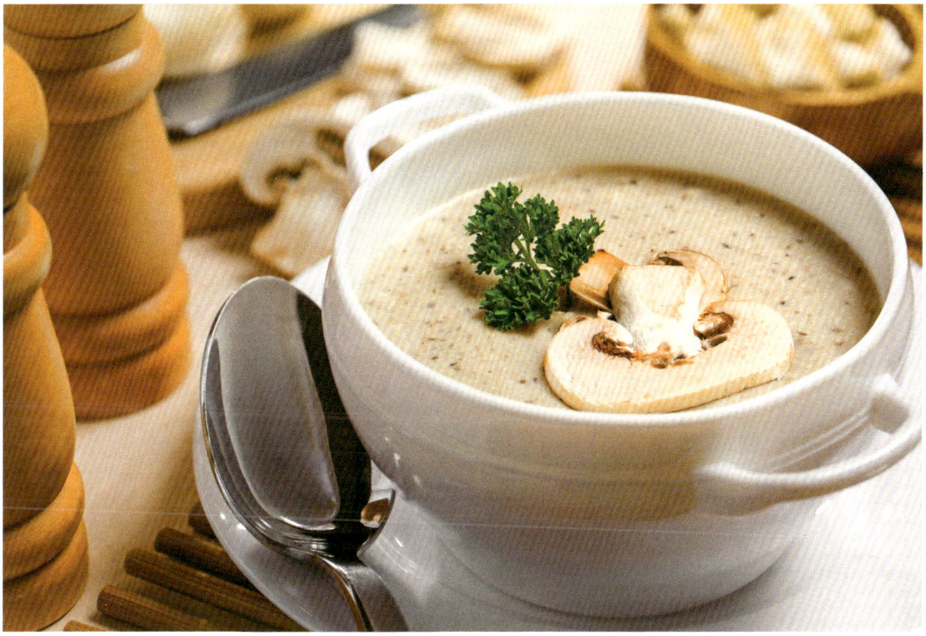

表示消化吸收不良，是不利于病情好转的。如病人知饥而不能食，胃酸上泛，常感饥饿，多为痰火；若善食易饥，形体消瘦，则为胃火；如食后作胀，多属脾虚气滞；厌食或怕闻食气，腹胀满，嗳气酸腐，则多是食滞、消化不良；如口渴，喜冷饮，为里热；喜热饮，为里寒；口渴而饮水不多，则多是脾胃湿热；口干，不欲饮水，为阴虚；口淡为脾胃虚，口苦为肝胆热，口甜腻为脾胃湿热，口发酸为食滞。问饮食时，还应注意问嗜好，嗜酒者多湿热，嗜烟者多痰饮，嗜辛辣者多火热，嗜泥土等异物者多体有虫。

⊙ 6，问胸腹

中医问胸腹的情况，是借以辨识病症的虚实和寒热的性质。胸胁痛，为肝郁、肝火、痰饮、气滞血瘀；胸胁闷，为少阳病、肝郁气滞。心悸怔忡，动则尤甚为心阴不足，时作时止为水气凌心；心慌，为气虚；心中懊恼(自觉闷乱不宁)，为虚热；心烦，为里热。胃脘痞闷作痛，吞酸嗳腐为食积、胃痛；胃脘刺痛，为气滞；胃脘痛，得食而痛缓，喜按为虚，喜热为寒；胃脘痛，得食痛剧，拒按为实，喜寒为热。腹胀满，拒按喜冷、便秘为阳明燥实，喜按喜暖或见便溏为脾虚失运；腹部跳痛，多为内痈；小腹痛，多为疝气、肝经病、妇女经痛；腹部绕脐而痛，为阳明腑实、虫痛、虚寒；里急后重，为痢疾、脱肛；肠鸣腹痛，为水湿、肠内有寒；脘腹胀满，为水肿、气臌、血臌。腰沉痛，多为寒湿；腰酸痛，多为肾虚；腰刺痛，多因闪痛有瘀血；腰痛而活动则痛减，多为气滞、血流不畅。

⊙ 7，问睡眠

问睡眠，也可辨病症的虚实、寒热和了解病人的精神状态。如嗜睡、身体困倦，多属脾虚或湿困；神疲思睡、无热恶寒、肢凉、脉沉细，为心肾阳虚；发热而昏睡，为热扰心神；不眠而心烦口渴，多属心阴虚；不眠而遗精多梦，多属心肾虚(有的为神经衰弱)；不眠而惊悸不宁，多为胆气虚；不眠而头昏、心悸，多属心脾血虚(可见于贫血)；不眠而头昏脑重的，多属肝阳上亢(可见于高血压病)；不眠而腹部饱闷、恶心、呕吐，多为脾胃不和。

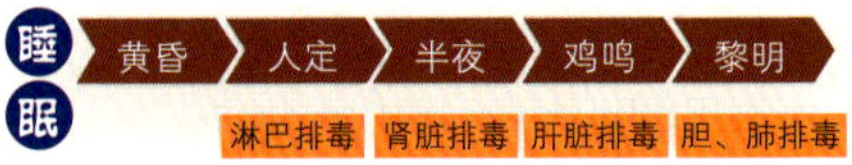

⊙ 8，问妇女病

月经经期超前多属血热，经期延后多属血滞或血虚，前后无定期为脾虚、气郁、血瘀。月经血量过多为血热或气虚不摄；月经血量涩少多因血虚、血瘀、瘀阻，凝结成块为气滞血瘀；经色鲜红为热，色淡为气虚、痰阻，紫暗为血瘀气滞。白带多属脾虚或肝郁；黄带多属湿热；青带多为肝经湿热下注；赤白带多因湿热留恋。带质腥稀多属寒湿，带质稠臭多属湿热。带色灰白恶臭或有血，应注意癌症。在妊娠中后期，如有头晕、麻木，甚则抽搐者，应考虑子痫；如腹痛而有下迫感，并伴有腰酸痛、阴道流血者，当为先兆流产；产后发热恶寒多为产褥热；恶露不尽，腹痛拒按，则为瘀血阻滞。

⊙ 9，儿科问诊

儿科问诊很重要。因婴幼儿不能说话或不能准确表达自己的病痛，故中医称儿科为“哑科”。儿童疾病的特点是，发病容易，变化迅速。因小儿形气脆弱，对疾病的抵抗力较差，加上幼儿寒温不能自调，乳食不知自己节制，故易为六淫所侵扰，更易为饮食所伤损。因而外感(外感性疾病)与食滞(食积、呕泻、疳积)是儿科的两类常见病。小儿夜啼、惊风，多由惊恐引起；小儿容易发生高热、昏迷、抽筋；且其病症的寒热、虚实很容易发生变化，常可朝为实热、暮则虚寒，故问诊时不可不察。此外，因小儿生机活泼，反应敏捷，故只要调理得当，则易趋康复。小儿病的问诊内容，与成人病所问相同，但应注意小儿的孕产时顺逆情况、喂养和睡眠及儿科常见传染病等资料的收集。

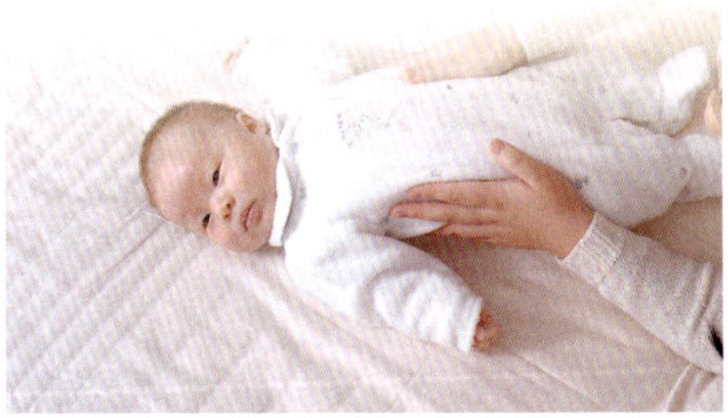

四、切诊

切诊是指通过用手触摸、按切病人的脉搏、皮肤、四肢、胸腹以及身体其他部位，来了解具体病情，并判断其是否患病以及所患疾病具体情况的一种诊断方法。切诊又可分为脉诊和按诊。脉诊，是指通过按切脉搏来诊察病情。按诊，是通过触摸、按压皮肤、四肢、胸腹及其他部位来确定病情。

⊙ 1，脉诊（切脉）

脉诊是以手指按切病人动脉以了解病情的内在变化，也称切脉或诊脉。

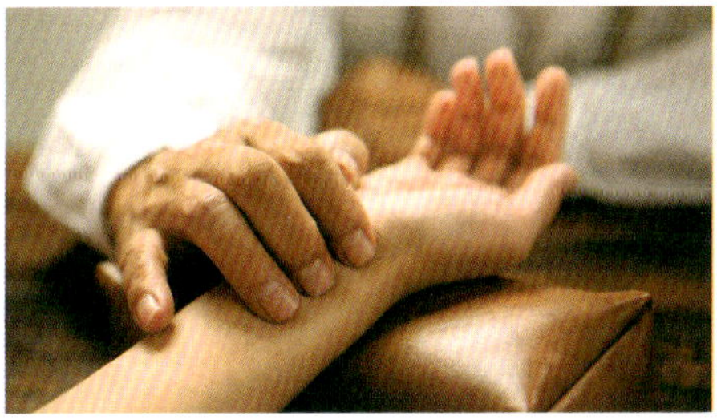

脉为血府，贯通周身，五脏六腑的气血都要通过血脉周流全身，当机体受到内外因素刺激时，必然影响到气血的周流，随之脉搏发生变化，医者可以通过了解脉位的深浅，搏动的快慢、强弱(有力无力)、节律(齐否)，脉的形态(大小)及血流的流利度等不同表现而测知脏腑、气血的盛衰和邪正消长的情况以及疾病的表里、虚实、寒热。如病变在肌表时呈现浮脉；病变在脏腑时，呈现沉脉；阴证病候时阳气不足，血行缓慢，呈现迟脉；阳证病候时血流加速，呈现数脉等。脉诊是中医辨证的一个重要依据，前人在长期的实践中积累了丰富的经验，是中医独特的诊法。但在临诊中也有脉证不符的特殊情况，如阳证反见阴脉，阴证反见阳脉，因此把脉诊作为唯一的诊断方法是非常片面的，必须强调四诊合参，才能了解疾病全貌，作出正确的诊断。

(1)切脉的部位。一般取寸口脉，即桡动脉腕后浅表部分。

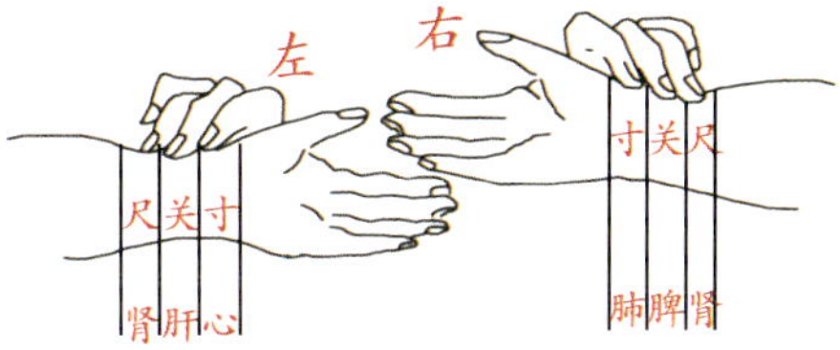

(2)切脉的方法。切脉时让病人取坐位或仰卧位，伸出手臂置于与心脏近于同一水平，手掌向上，前臂放平，以使血流通顺。

切成人脉，以三指定位，先用中指按在高骨(桡骨茎突)部位的桡动脉定关，继续以食指在关前(远心端)定寸，然后用无名指在关后(近心端)定尺，三指应呈弓形斜按在同一水平，以指腹按触脉体。三指的疏密应以病人的高矮适当调整，如患者身体较高，医生三指排列可松一些，而病人身体较矮，则三指排列可紧一些，同时要三指排列整齐，否则影响脉形的准确性。

小儿寸口部位狭小，不能容纳三指，可用一指(拇指)定关法，而不细分三部。3岁以下的小儿，可用望指纹代替切脉。

切脉时运用三种指力，开始轻度用力，在皮肤为浮取，名为举；然后中等度用力，在肌肉为中取，名为寻；再重度用力，在筋骨为沉取，名为按。根据临床需要，可用举、寻、按或相反的顺序反复触按，也可分部以一指直按的方法体会。

寸、关、尺三部，每部有浮、中、沉三候，称为三部九候。

(3)寸口脉分候脏腑情况。寸口脉的不同部位，反映不同部位，反映不同脏腑的功能情况，以寸关尺分候相应的脏腑，这是前人的经验，在诊病时有一定的参考意义，但在临诊时仍需全盘考虑。

六部分属脏腑关系

寸关尺三部	左脉	右脉
寸	心、小肠	肺、大肠
关	肝、胆	脾、胃
尺	肾、膀胱	肾、命门

(4)切脉应注意的事项

①医者须全神贯注，仔细按触，反复细心体验，防止主观臆测，粗枝大叶，时间也不能过于短促(每次诊脉时间不应少于50秒)。

②注意内外因素对脉象的影响。如小儿脉较成人脉软而数，妇女脉较男子脉细弱而略数，胖人脉较瘦人脉沉。夏天脉较洪大，冬天脉较沉小。剧烈运动后脉洪数，酒后脉数，精神刺激和某些药物也可引起脉象的暂时变化。

③有些人因桡动脉解剖位置的差异，脉不见于寸口部而于拇指腕侧处，称为反关脉；从尺部斜向手背，称为斜飞脉。

(5)正常脉象。健康人的脉象称为正常脉象，一般是不浮不沉，不大不小，不强不弱，不快不慢，均匀和缓，节律整齐，又称为平脉或缓脉。平脉至数清楚，一息(即一呼一吸)之间四至五次(相当于72～80次)，节律、强弱一致。脉象受体内外因素的影响而发生生理的或暂时的变化，也属正常。如年龄越小，脉跳越快，婴儿脉急数，每分钟120～140次，五六岁儿童常为一息六至，每分钟90～110次；青壮年体强，脉多有力，年老人体弱，脉来较弱，成年人女性较成年男性脉细弱而略快，瘦人脉较浮，胖人脉多沉，重体力劳动、剧烈运动、长途步行、饮酒饱餐、情绪激动则脉多快而有力，饥饿时则脉较弱。

(6)异常脉象与临床意义。在祖国医学有关脉学的专著中所记载的病脉有28种，然而根据脉位、脉率、脉力、脉形、脉流的流利度及节律等划分的脉象往往是混合构成，有些病脉是两个以上单一脉复合组成的。常见病脉有浮脉、沉脉、迟脉、数脉、虚脉、实脉、滑脉、洪脉、细脉、弦脉、结代脉等。

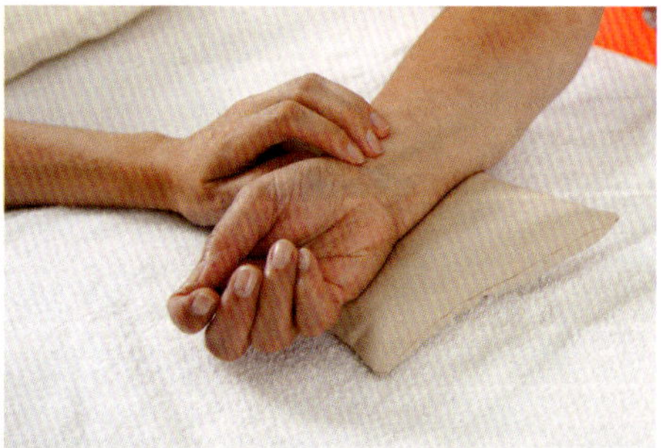

①浮脉：轻按可得，重按则减。主病：表证，由于外感病邪停留于表时，卫气抗邪，脉气鼓动于外，故脉位浅显。浮而有力为表实；浮而无力为表虚。内伤久病因阴血衰少，阳气不足，虚阳外浮，脉浮大无力为危症。

②沉脉：轻按不得，重按乃得。主病：里证。有力为里实，无力为里虚。邪郁于里，气血阻滞阳气不畅，脉沉有力为里实；脏腑虚弱，阳虚气陷，脉气鼓动无力，则脉沉无力。

③迟脉：脉搏缓慢(每分钟脉搏在60次以下)。主病：寒证。有力为实寒，无力为虚寒。寒则凝滞，气血运行缓慢，脉迟而有力为实寒证。阳气虚损，无力运行气血，脉迟而无力，为虚寒证。

④数脉：脉搏急促(每分钟脉搏在90次以上)。主病：热证。有力为实热，无力为虚热。外感热病初起，脏腑热盛，邪热鼓动，血行加速，脉快有力为实热。阴虚火旺，津血不足，虚热内生，脉快而无力为虚热。

⑤虚脉：寸关尺三部脉皆无力，重按空虚。主病：虚证。多为气血两虚，气血不足，难以鼓动脉搏，故按之空虚。

⑥实脉：寸关尺三部脉皆有力。主病：实证。邪气亢盛而正气充足，正邪相搏，气血充盈脉道，搏动有力。

⑦滑脉：按之流利，圆滑如按滚珠。多见于青壮年气血充实。妊娠妇女见滑脉是气血旺盛养胎之现象。均属生理现象。

⑧洪脉：脉大而有力，如波涛汹涌，来盛去衰。主病：热盛。内热盛脉道扩张，脉形宽大，因热盛邪灼，气盛血涌，使脉有大起大落。

⑨细脉：脉按之细小如线，起落明显。主病：虚证，多见于阴虚、血虚证，又主湿病。阴血亏虚不能充盈脉道，或湿邪阻压脉道，脉细小。

⑩弦脉：端直而长，挺然指下，如按琴弦。主肝胆病、痛症、痰饮。气机不利，肝失疏泄，脉道拘急而显弦脉。病则气乱或痰饮内停，致使气机输转不利，出现弦脉。

⑪结代脉：结脉指脉来缓慢而有不规则的间歇；代脉指脉来缓弱而有规则的歇止，间歇时间较长；结脉常见于阴盛气结、寒痰瘀血，而代脉主要见于脏气衰微。

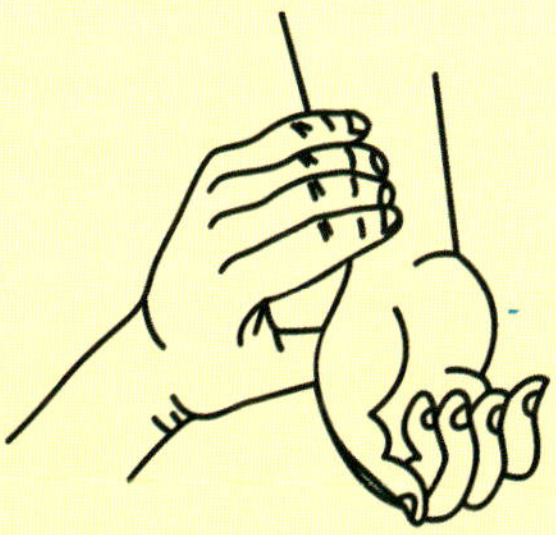

(7)相兼脉。凡两种或两种以上的单因素脉相兼出现，复合构成的脉象即称为“相兼脉”。

因为位、数、形、势都从某一个方面论脉，而诊脉时必须从多方面进行综合考察，论脉位不可能不涉及脉数、脉势、脉形，其余亦然。如数脉必须考察脉势有力和无力、脉位浮沉、脉形洪细，就会有数而有力、数而无力、浮数、沉数、洪数、细数等多种脉象，其结果是单因素脉象几乎没有。由此可见，相兼脉包括28脉中的复合脉，以及28脉中两种或两种以上的脉象相兼同时出现。

脉象的相兼只要不是性质完全相反的脉，一般均可出现。相兼脉的主病，往往就是各种单因素脉象主病的综合。

①**浮紧脉：**多见于外感寒邪之表寒证，或风寒痹病疼痛。

②**浮缓脉：**多见于风邪伤卫，营卫不和的太阳中风证。

③**浮数脉：**多见于风热袭表的表热证。

④**浮滑脉：**多见于表证夹痰，常见于素体多痰湿而又感受外邪者。

⑤**沉迟脉：**多见于里寒证。

⑥**沉弦脉：**多见于肝郁气滞或水饮内停。

⑦**沉涩脉：**多见于血瘀，尤常见于阳虚而寒凝血瘀者。

⑧**沉缓脉：**多见于脾虚、水湿停留。

⑨**沉细数脉：**多见于阴虚内热或血虚。

⑩**弦紧脉：**多见于寒证、痛症，常见于寒滞肝脉，或肝郁气滞等所致疼痛等。

⑪**弦数脉：**多见于肝郁化火或肝胆湿热、肝阳上亢。

⑫**弦滑数脉：**多见于肝火夹痰、肝胆湿热或肝阳上扰、痰火内蕴等证。

⑬**弦细脉：**多见于肝肾阴虚或血虚肝郁，或肝郁脾虚等证。

⑭**滑数脉：**多见于痰热(火)、湿热或食积内热。

⑮**洪数脉：**多见于阳明经证、气分热盛，多见于外感热病。

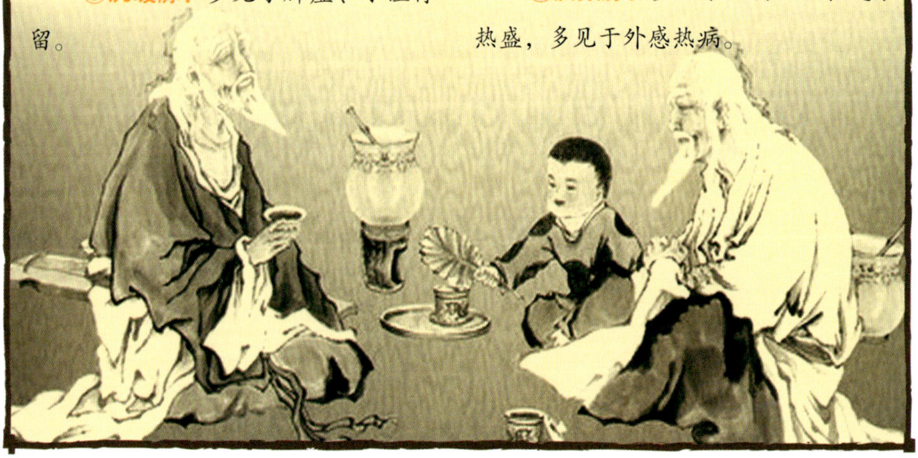

(8)真脏脉。真脏脉是在疾病危重期出现的无胃、无神、无根的脉象，是病邪深重、元气衰竭、胃气已败的征象，故又称“败脉”“绝脉”“死脉”“怪脉”。

根据真脏脉的主要形态特征，大致可以分成三类。

①**无胃之脉**：无胃的脉象以无冲和之意、应指坚搏为主要特征。古人体会有：脉来弦急，如循刀刃的偃刀脉；短小坚搏，如循薏苡子的转豆脉；急促坚硬，如弹石的弹石脉等。临床提示邪盛正衰，胃气不能相从，心、肝、肾等脏气独现，是病情重危的征兆之一。

②**无神之脉**：无神之脉象以脉律无序、脉形散乱为主要特征。前人体会有：脉在筋肉间连连数急，三五不调，止而复作，如雀啄食的雀啄脉；脉如屋漏残滴，良久一滴的屋漏脉；脉来乍疏乍密，如解乱绳状的解索脉等。主要由脾(胃)、肾阳气衰败所致，提示神气涣散，生命即将告终。

③**无根之脉**：无根脉象以虚大无根或微弱不应指为主要特征。前人体会有：脉象浮数之极，至数不清，如釜中沸水，浮泛无根的釜沸脉；脉在皮肤，头定而尾摇，似有似无，如鱼在水中游动的鱼翔脉；脉在皮肤，如虾游水，时而跃然而去，须臾又来，伴有急促躁动之象的虾游脉等。均为三阴寒极，亡阳于外，虚阳浮越的征象。

随着医疗技术的不断提高，通过不断研究和临床实践，对真脏脉亦有新的认识，其中有一部分是由于心脏器质性病变所造成的，但不一定是无药可救的死证，应仔细观察，尽力救治。

2，触诊

触诊是医生对病人肌肤、四肢、胸腹等病变部位进行触摸按压，分辨其温、凉、润、燥、软、硬、肿胀、包块及病人对按压的反应，如疼痛、喜按、拒按等，以推断疾病的部位和性质。

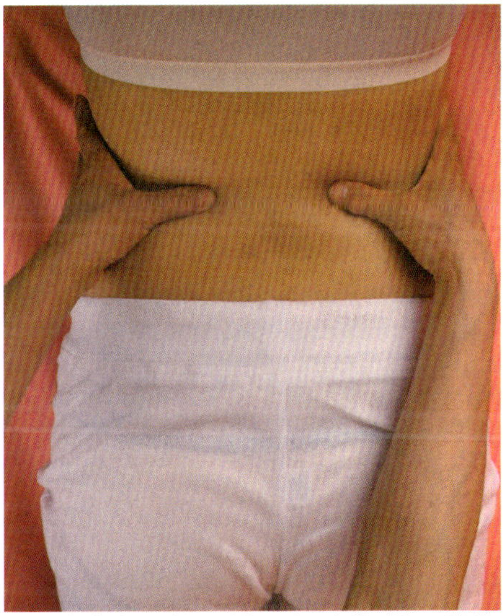

(1)皮肤触诊辨别温凉润燥及肿胀等。皮肤的温凉，一般可以反映体温的高低，但需注意热邪内闭时胸腹灼热而四肢、额部不甚热，甚至皮肤欠温；皮肤的润燥，可以反映有汗、无汗和津液是否耗伤，如皮肤湿润，多属津液未伤；皮肤干燥而皱缩，是伤津脱液，气阴大伤；久病皮肤十分干燥，触之刺手，称为肌肤甲错，为阴血不足、瘀血

内结。皮肤按之凹陷成坑，不能即起的是水肿；皮肤臃肿，按之应手而起者，为气肿、虚胖。

(2)四肢触诊。四肢欠温是阳虚的一种表现；四肢厥冷是亡阳或热邪内闭；身发热而指尖独冷，可能是亡阳虚脱或热闭痉厥的先兆；手足心热是阴虚发热的一种表现。此外，四肢触诊还应注意检查四肢的瘫痪或强直。

(3)胸部触诊。诊虚里，可辨疾病的轻重。虚里的跳动(即心尖搏动)，在胸部左乳下第4、5肋间，内藏心脏，为诸脉之本。凡按之应手，动而不紧，不缓不急，是宗气积于胸中，为无病之征。其动微而不显的，为宗气内虚。若动而应衣，为宗气外泄之象。若动甚仅是一时性的，不久即复原，则多见于惊恐或大醉后。正常情况下胖人虚里跳动较弱，瘦人虚里跳动较强，不表示病态。按心下，即按胸骨以下部分的软硬、有无压痛，心下按之硬而痛的，是结胸，属实；按之濡软而不痛的，多是痞证，属虚。

(4)腹部触诊辨病变的部位、腹痛及症瘕积聚的性质。病变在脘腹(中上腹)属胃，在两胁下(左右侧腹)属肝胆，在脐周围属胃或大小肠，在小腹属肝、膀胱或肾。按压后疼痛减轻的(喜按)，多属虚痛；按压后疼痛加剧的(拒按)，多属实痛、热痛。腹部有块状物，按之软，甚至能散的，称之为瘕或聚，多属气滞；部位固定，按之较坚，不能消失的称为症积，多属瘀血、痰、水等实邪结聚而成。

(5)按腧穴。脏腑病变可以在相应的体表穴位出现反应，通过在经络腧穴上进行触诊，发现结节、条索状物、痛点或反应过敏点，可以作为某些疾病的辅助诊断。如肝炎病人在期门和肝俞有压痛，胆囊疾病患者在胆俞有压痛，胃及十二指肠溃疡患者在足三里有压痛，急性阑尾炎患者在阑尾(足三里下一寸)有明显压痛等等。

第二节 中医诊断之辨证论治

一、八纲辨证

八纲是指表、里、寒、热、虚、实、阴、阳。对于各种疾病情况，都可以用八纲来归纳和区分。所以，八纲是各种辨证的总纲和基础，同时也指明了总的治疗方向。在诊断中，有非常重要的作用。

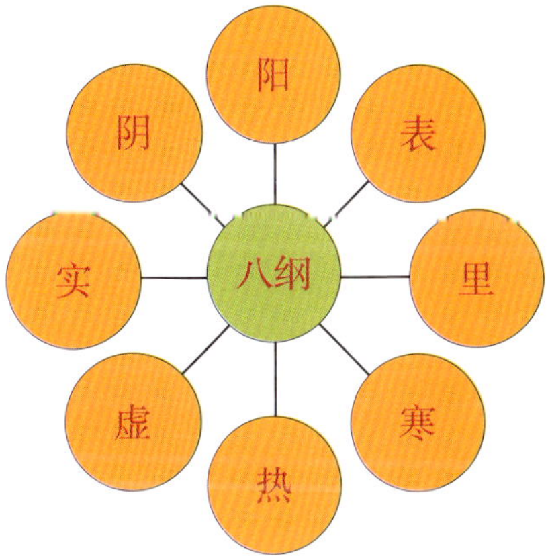

1，表里辨证

表里辨证即通过判断病证的在表在里来分析病变部位和病势深浅的辨证方法。

(1)表证。病变部位表浅的一类病证。一般指因六淫(即异常气候因素)等邪气侵犯人体皮毛、肌肤等浅表部位所表现的证候。临床表现以发热、恶寒(或恶风)、舌苔薄白、脉浮为主症，可兼见头痛、四肢关节酸痛、鼻塞流涕、咳嗽等，具有发病急、病程短、病位浅的特点，主要见于外感病的初期阶段。由于病邪及体质强弱的不同，表证又可分为表寒证、表热证、表虚证和表实证。

表寒证

多是由于外感风寒、病邪侵袭肌表而出现的证候，临床表现以恶寒重而发热轻、苔薄白、脉浮紧为特点，治宜辛温解表。

表热证

多由于外感风温，病邪侵犯肌表而出现的证候，临床特点为发热重而恶寒轻、舌边尖红、脉浮数，宜用辛凉解表。

表虚证

是卫外阳气不固，腠理不密，易被外邪侵袭而出现的证候，临床表现除有表证症状外，以自汗或汗出恶风、脉浮缓为特征，治宜调和营卫。

表实证

是外邪侵入机体，阳气集于肌表，邪正相争，腠理密闭而出现的证候，临床表现除表证症状外，以恶寒、无汗、脉浮紧为特征，治宜发汗解表。

(2)里证。与表证相对而言，指病变部位深、累及脏腑气血的一类病证。

其范围较广。一般来讲，里证的形成有三种情况：一是表证不解，病邪内传入里；二是外邪直接侵犯脏腑；三是因情志内伤、劳累过度、饮食不当引起脏腑气血功能失调所致。里证临床表现因病因病机的不同而有差异，又可分为里寒证、里热证、里虚证和里实证。

里寒证

多因阳气不足，或外寒入里所致，症见面色苍白、形寒肢冷、口不渴或渴喜热饮、腹痛喜温、小便清长、大便溏薄或清稀、舌淡苔白、脉迟，治宜温化。

里热证

多因外邪入里化热、或热邪直中脏腑致使里热炽盛所致。症见面红身热、烦躁、口干咽燥、渴喜冷饮、小便短赤、大便秘结，或泻下臭秽、大便脓血、舌红苔黄、脉数，治宜清泻里热。

里虚证

由于脏腑气血虚衰引起，症见倦怠无力、气短懒言、眩晕眼花、心悸、舌体胖嫩、苔薄白、脉细弱无力等，治宜补益。

里实证

由外邪入里，结于胃肠，或体内气血郁结、痰饮内阻、食滞、虫积等引起。

外邪入里者，症见腹胀痛拒按、便秘痞满、壮热、谵狂、声高气粗、舌苔老黄而厚、脉沉实，宜用通里攻下法。气血郁滞、痰食虫积的临床表现和病邪有一定差异，但治疗总以祛逐病邪为法。

表证和里证的鉴别要点：

①发病及病程。新病、病程短者多属表证；久病、病程长者多属里证。

②病候特点：发热兼有恶寒者为表证；发热不恶寒，或但寒不热者多为里证。

③舌脉象：表证的舌象变化不大；里证的舌质及舌苔变化较大。脉浮者为病在表；脉沉者为病在里。

(3)表里同病。临床上，除了单纯的表证和里证外，在同一病人身上，表证和里证可同时并见。这种情况往往见于：

①病邪同时侵犯表里；

②表证未解，病邪已入里；

③原有里证，复感表邪。

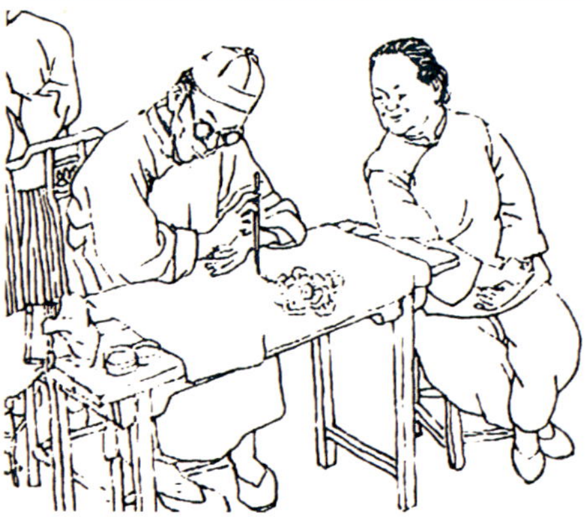

表里同病常常与寒热虚实互见，出现表里俱热、俱寒、俱虚、俱实，或表热里寒、表寒里热、表虚里实、表实里虚等证。治疗时或表里兼顾，或先表后里，或先里后表。外感病邪，在表未得到及时解散，继而入里时，传变过程中可以出现邪既不完全在表，又未完全入里的半表半里证，临床以寒热往来、胸胁苦满、不欲饮食、心烦喜呕等为特征，治宜和解表里。

表证和里证在一定条件下可以相互转化，称表里出入。如病邪过盛，机体抵抗力较差，或误治、失治等，致使表证不解，表邪内传入里，出现里证，是表证转化为里证，表示病情加重；治疗护理得当，机体抗邪能力增强，病邪从里透达于外，为里邪出表，反映病势减轻。

⊙ 2，寒热辨证

寒热辨证即通过判断病证属寒属热，以鉴别疾病性质，弄清机体阴阳盛衰的辨证方法。

(1)寒证。因感受寒邪，或内伤久病，阳气亏虚，或过服生冷，阴寒内盛而引起的，并以寒冷为临床特点的一类病证。临床表现为身寒肢冷、喜暖、舌淡苔白、脉迟缓或沉细无力等。寒证包括表寒、里寒、虚寒、实寒等类型。阳气偏虚，阴寒相对偏盛，即“阳虚生寒”者为虚寒证，以畏寒肢冷、倦怠懒言、自汗、脉微等为主症，治宜温补阳气。寒邪偏盛，即“阴盛则寒”者为实寒证，以恶寒、呕吐清水、脘腹冷痛、大便溏泻、舌淡苔白、脉沉实有力为主症，治宜温散寒邪。

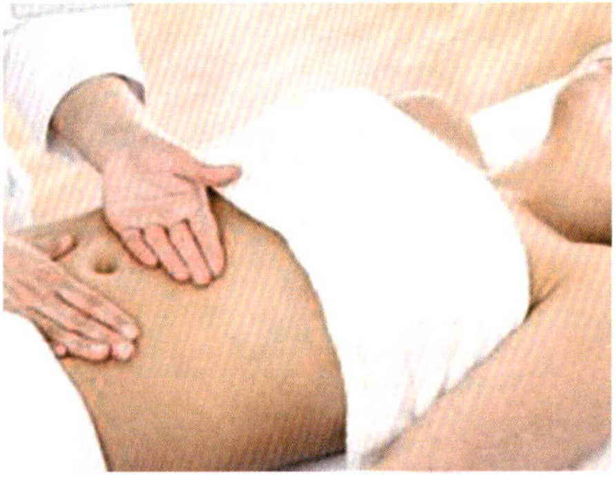

(2)热证。因热邪偏盛，或阴液亏耗而引起的，以火热为主要临床特点的一类病证。包括表热、里热、虚热、实热等类型。阴液亏耗，即“阴虚生内热”者为虚热证，表现为消瘦无力、五心烦热、潮热盗汗、口燥咽干、舌红少苔、脉细数，治宜滋阴降火。阳热炽盛，即“阳盛则热”者为实热证，表现为壮热口渴、面红目赤、小便短赤、大便秘结、心烦躁热、舌红苔黄、脉洪大而数，治宜清热泻火。

鉴别寒证和热证，须综合分析全部症状和体征，主要区别点在于寒热、口渴与否，大小便情况及舌脉象等。面色白，恶寒，口不渴或渴喜热饮，小便清长，大便溏薄，舌淡苔白，脉迟者为寒证；相反，面色赤，恶热，口渴喜冷饮，小便短赤，大便秘结，舌红苔黄，脉数者为热证。

(3)寒热错杂证。有时在同一病人身

上寒、热象同时并见，如表热里寒、表寒里热、上热下寒、上寒下热等。治疗时须视症状出现的早晚及部位的不同，按照轻重缓急，采用相应的治则。

在一定条件下，寒证和热证可以相互转化。由寒化热，如外感寒邪，最初表现为恶寒发热、头身痛、无汗、苔白、脉浮紧等，继而转为高热不恶寒、心烦、口渴、苔黄、脉数等，由表寒证转为里热证，这表明机体正气未衰，邪正相争。若病情发展到严重阶段，会出现寒极似热的真寒假热证或热极似寒的真热假寒证。

真寒假热证：由于阴寒内盛，格阳于外，出现内有真寒、外有假热的表现。若见身热、面红、口渴、脉大等似属热证，但身热反欲盖衣被、口渴喜热饮且饮不多、脉大无力及四肢厥冷、下利清谷等寒象，即为此证。

真热假寒证：由于阳热内盛，格阴于外，出现内有真热、外有假寒的表现。若见恶寒、手足厥冷、脉沉等似属寒证，但恶寒而不欲盖衣被、手足冰冷但胸腹灼热、脉沉但重按弦滑有力，即为此证。

⊙ 3，虚实辨证

虚实辨证即通过判断病证属虚属实，以鉴别机体正气与邪气盛衰状况的辨证方法。

(1)虚证。指因人体正气不足而产生的各种虚弱证候的一类病证。具体可分为气虚、阳虚、血虚与阴虚四种类型。

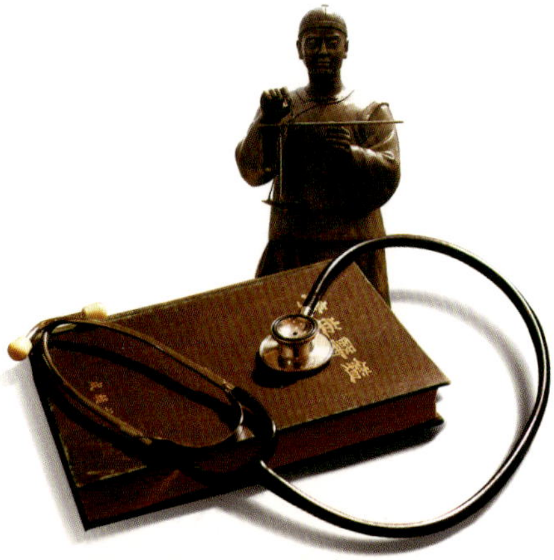

①气虚与阳虚两证都源于阳气不足，临床表现也较为相似，都有面色淡白或白、神疲自汗、饮食减少等症，区别在于气虚无寒象，以乏力懒言、动辄气短、脉弱等为主症，治宜补气；而阳虚则表现为形寒怕冷、四肢不温、小便清长、大便稀溏、脉迟等，治宜温补阳气。

②血虚与阴虚两者同属阴血不足，都有头晕目眩、心悸失眠、少苔脉细等症，区别在于血虚无热象，仅表现为面色淡白无华、爪甲不荣、手足麻木、舌质淡、脉虚或芤，治宜养血；而阴虚则伴有两颧发红、五心烦热、咽干口燥、盗汗、遗精、舌红少苔或无苔、脉细数等热象，治宜滋阴清热。

(2)实证。指邪气过盛，正气未衰，邪正斗争激烈的一类病证。由于病因和所及脏腑的不同，实证临床表现多种多样。如感受外邪，往往发病急骤，以发热、吐泻、疼痛、脉实有力为主症，治以清热解毒、通里攻下为主。如因内脏功能失常，致使痰饮、水湿、瘀血、食积、虫积等病邪结聚，其表现则各有特点，治疗以攻邪为主，或化痰利水，或行气破血，或消食导滞、除虫积等。

虚证和实证的主要鉴别点在于体质的强弱、病程的长短、精神状态、脉象等。一般病程长、体质弱、精神萎靡、声息低微、痛处喜按、脉无力者为虚；病程短、体质强壮、精神兴奋、声高气粗、痛处拒按、脉有力者为实。

(3)虚实夹杂证。即正气不足与邪气过盛同时并见。既可为以虚为主的虚中夹实证，又可为以实为主的实中夹虚证，具体表现为表虚里实、表实里虚、上虚下实、上实下虚等。治疗时须明辨虚实主次，先后缓急，或以攻为主，或以补为主，或先攻后补，或先补后攻，或攻补兼施等。虚证和实证在一定条件下可以相互转化。本为实证，因失治或误治等致使病程迁延，病邪虽已减弱，但体内正气也渐耗伤，此为实证转虚；本为虚证，又感受外邪，或痰饮、瘀血等停滞堆积，出现因虚致实。

在疾病发展过程中，还可能出现真实假虚或真虚假实等情况。真实假虚指疾病本质为实，却表现出类似于虚的现象，即所谓“大实有羸状”。真虚假实指疾病本质为虚，反表现出类似于实的症状，即所谓“至虚有盛候”。鉴别两者要全面分析症状、体征、病程、病史及患者体质状况等。一般脉有力者为真实，脉无力者为真虚；舌苍老坚敛、苔黄厚者为真实，舌胖嫩者为真虚；新病、体质较强壮者为真实，久病、年高体弱者为真虚。

⊙ 4，阴阳辨证

阴阳辨证是通过判别病证属阴、属阳，大致区分病证位置、性质及邪正盛衰状况的辨证方法。

阴阳是八纲的总纲，是对表里、寒热、虚实的总概括。临床凡以抑制、沉静、寒冷、晦暗等为证候特征者，属于阴证；相反，凡以兴奋、躁动、火热、光亮为证候特征者，属于阳证。与其他六纲一样，阴证和阳证可随机体抗病能力的变化而相互转化，阳证转为阴证常常表示病情恶化，阴证转为阳证表示病情趋于好转。此外，阴阳辨证还有分析人体阴精阳气虚损不足的功能，阳气亏虚可形成阴寒相对偏盛的阴证；阴液不足，阳气相对有余，又可表现为虚热状态的阳证。

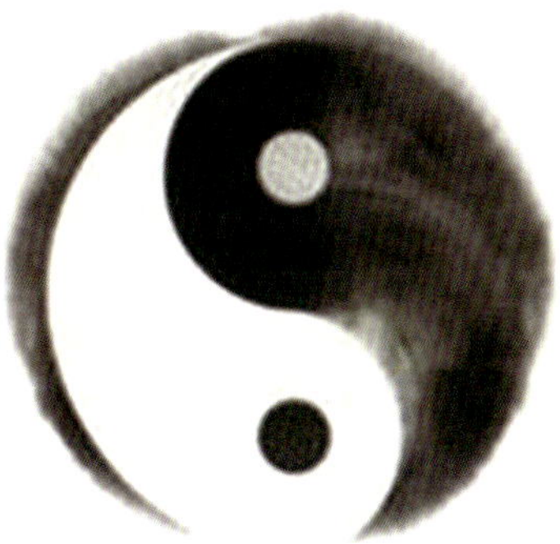

二、病因辨证

病因辨证，是指通过分析患者的发病情况和症状、体征，并结合各种病因的特点，来判断引发疾病的原因，从而为治疗提供有力依据的标准方法。所以，病因辨证是各种疾病辨证的基础，在整个辨证体系中处于非常重要的地位。病因辨证是包含六淫、七情、饮食劳伤和外伤在内的一个有机的辨证体系。

⊙ 1，六淫、疫疠辨证

六淫和疫疠都会引发外感疾病。六淫是指风、寒、暑、湿、燥、火，是自然界六种正常的气候变化。但是，当这六种气候出现异常变化时，就会引发疾病，所以，中医将其称作六淫。疫疠，则是一类传染性极强的疾病。

由于六淫是由气候的变化引起的，因此，在发病时具有较强的季节性。比如，寒病多发于寒冷的冬季，而暑病多发于炎热的夏季。而且，由于气候变化属于外部环境因素，因此，六淫致病时，身体最先往往表现出表证，病势变化后才会渐渐出现里证。此外，六淫有时还会互相混合致病，在一定条件下，还能相互转化。比如，风寒淫常常混杂致病，而风寒有时还会转化为燥热之淫。

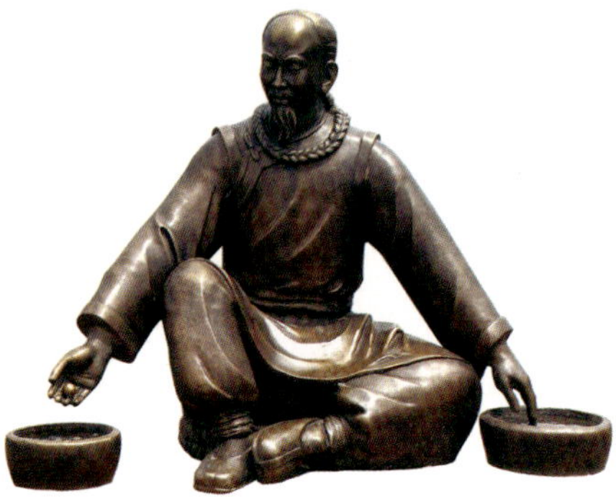

(1)风证。风邪属于阳邪，是百病之长，其性轻扬且善变，常常侵犯人体的头部、体表、肺脏等部位；且风证在发病时非常迅速，发病部位也经常变化，还常常会出现抽搐、震颤等动摇不定的症状。

具体来说，风证主要有头痛、发热、恶风、咳嗽、鼻塞或流涕、出汗、皮肤瘙痒、口眼㖞斜、身体痉挛或抽搐、手足麻木、苔白且薄、脉象浮缓等症状。

(2)寒证。寒邪属于阴邪，其性清冷且凝滞，容易损伤阳气，使气血运行不畅，从而引发疼痛。寒证有表寒证和里寒证两类，寒邪侵犯人体表面，则引发表寒证；侵犯五脏六腑，则引发里寒证。

在症状上，寒证表现为头痛、身痛、发热、恶寒、鼻塞、咳喘、呕吐、腹痛、腹泻、手足发冷、关节疼痛且难以屈伸、舌苔白且变薄或变厚、脉象浮紧或沉紧。

(3)暑证。暑邪属于阳邪，其性炎热且升散，容易耗伤津气并侵犯心脏。此外，暑邪还常常和湿邪混合，共同致病。

暑证一般有伤暑和中暑两种，伤

暑的症状有出汗、恶热、口渴、全身无力、腹胀、腹泻、便不成形、舌红、舌苔白或黄、脉象虚数；中暑则会出现突然发热、不停出汗、口渴欲饮、呼吸急促、突然晕倒甚至昏迷抽搐、舌红绛且干燥、脉象濡数等症状。

(4)湿证。湿邪属于阴邪，黏滞且重浊，容易损伤阳气、阻碍气机；在发病时，病程较长且难以治愈。湿邪多发于长夏季节或潮湿的环境之中。湿邪常常侵犯损伤脾阳，并与风、寒、暑等邪合并，引发风湿、寒湿或暑湿等，侵犯人体皮肤、肌肉、筋骨等各个部位。

湿证一般可以分为伤湿、冒湿和湿痹等。伤湿的症状有头胀头痛、发热恶寒、胸闷恶心、口不觉渴、食欲下降、全身困重、身体酸软疲倦、小便清长、舌苔白且薄滑、脉象缓或濡；冒湿则会出现头如裹了厚布一样沉重、周身酸软不适、身体疲倦、脉象濡弱等症状；湿痹症状则有全身关节难以屈伸、肿痛发酸且沉重。

(5)燥证。燥邪容易损伤津液并伤及肺部，秋季时天气干燥，所以比较容易引发燥邪。

燥证一般可以分为温燥和凉燥。温燥多发于初秋时节，其症状有全身发热、口渴、出汗、咽干舌燥、咳逆胸痛等，严重时还会出现血痰、呼气时鼻子发干、舌苔发黄、脉象浮数等症状；凉燥则会出现全身恶寒、头部微痛、无汗、咽喉发痒、鼻塞、咳嗽、舌苔发干、脉浮等症状。

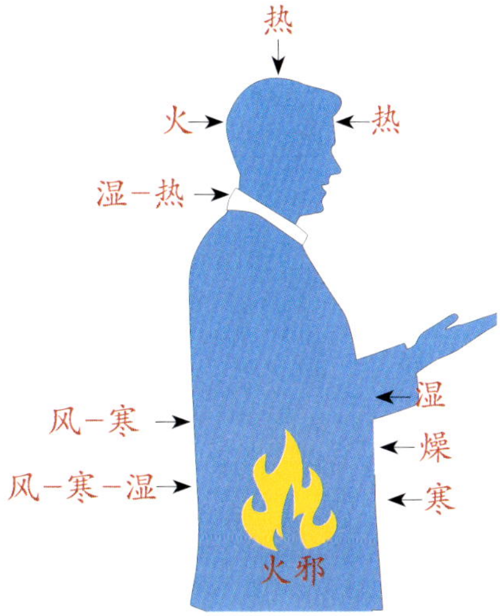

(6)火证。火邪属于阳邪，其性炎热向上，容易耗伤津气、生风动血。火邪与热邪属同一类，但程度不同，热邪较轻而火邪较重。

火证的症状通常有全身发热、口渴、出汗、面色发红、双眼发赤、便秘、斑疹、烦躁、神志不清、谵语、抽搐、呕血、鼻出血、舌色红绛、脉象洪数或细数。

(7)疫疠。中医所说的疫疠，是一种感染瘟疫病毒而引起的外感传染性疾病。发病较为急剧，病情非常险恶，传播较为迅速，流传范围较广，病死率高，是一种危害程度相当严重的疾病。在类别上，疫疠又可分为瘟疫、疫疹和疫黄。

2，七情辨证

七情，是指喜、怒、忧、思、悲、恐、惊七种情绪。七情之所以会致病，主要是由于人在受到外界刺激后，精神上发生一系列的变化，从而在情绪上过度兴奋或过度抑制，进而伤及内脏，使之发生病变。七情证候在内伤杂病中都可能会出现，主要表现为阴阳气血的变化以及五脏的证候。

(1)喜伤。过度喜悦，则会伤心肝，从而使人心神不定，或引起举止失常、语无伦次等症状。

(2)怒伤。过度发怒，则会损伤肝脏，使气血逆乱，从而表现出面色发红、双目圆瞪、呕血、神志不清甚至昏厥等症状。

(3)忧伤。过度忧虑，则会损伤肺脾，使气机阻塞，从而表现出全身无力、精神疲倦、食欲下降、情绪抑郁、闷闷不乐等症状。

(4)思伤。过度思虑，则会损伤脾脏，阻塞气机，从而表现出身形消瘦、心慌、失眠、健忘等症状。

(5)悲伤。过度悲哀，则会损伤肺脏，导致气消，从而表现出缺乏神气、面色惨淡等症状。

(6)恐伤。过度恐惧，则会损伤肾脏，使肾气亏虚，从而表现出恐惧警惕、心神不宁，就好像会被人逮捕一样的症状。

(7)惊伤。过度惊吓，则会损伤心神，使气机紊乱，从而表现出心神不宁、精神错乱、语无伦次、举止失常等症状。

⊙ 3，饮食劳伤辨证

是指由于饮食、劳倦和房事所伤而引发的证候。具体来说，可以分为饮食所伤、劳逸所伤和房事所伤。

(1)饮食所伤。主要由于饮食不当、暴食暴饮、误食毒物或消化不良等原因所引起。伤及胃部的，会出现胃痛胃胀、食欲下降、胃泛酸水、舌苔厚腻、脉象滑而有力等症状；伤及肠部的，则会出现腹痛、腹泻症状；误食有毒食物的，一般会出现恶心呕吐、腹部绞痛、上吐下泻症状。

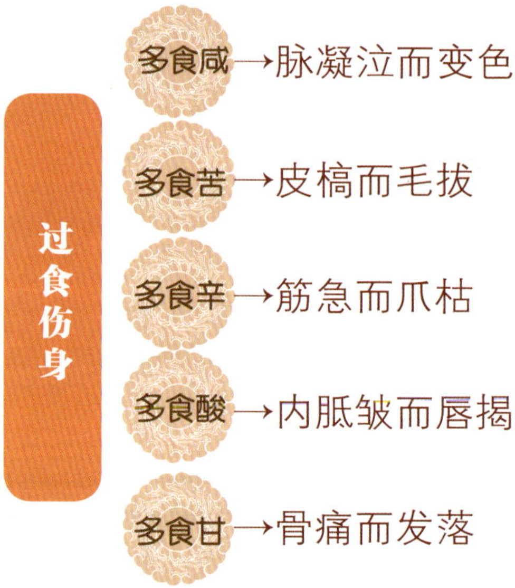

(2)劳逸所伤。主要由于过分劳累损伤元气，或过分安逸使气血运行受阻而引发的证候。如果过度劳累损伤元气，则会出现全身疲倦、手足无力、懒言嗜卧、食欲下降、脉象缓大或细等症状；如果过度安逸，使气滞血瘀，气血运行不畅，则会出现手足发软无力、身体发胖、行动不便、气短心慌、稍稍一动则喘等症状。

(3)房事所伤。主要由于房事过度损伤精气，而引发的一种证候。如果房事过度引起阳虚，一般会出现咳嗽、咯血、心慌、盗汗、骨蒸潮热等症状；如果引起阴虚，则会出现四肢发冷、腰膝酸软、梦遗滑精、阳痿早泄等症状。

⊙ 4，外伤辨证

是指由于身体外部受到创伤而引起的局部症状或整体证候。主要可分为跌仆所伤、金刃所伤和虫兽损伤。

(1)跌仆所伤，是指由于跌仆、击打、闪电、从高处坠落或运动不得所造成的损伤。通常伤处会出现疼痛、发肿、破裂、出血、骨折等症状；此外，从高处坠落或受挤压，还会出现呕血、下血症状；脑部骨折还可能会出现头晕、眼神呆滞、失语甚至晕厥等症状。

(2)金刃所伤，是指由于金属利器损伤身体而造成的创伤。一般伤口处会出现疼痛、红肿、皮肤破损、出血、骨折等症状；出血过多的，还会出现脸色发白、头晕眼黑等症状；如果伤口感染风邪，还会出现面如苦笑、牙关紧闭、筋惕、寒热、肌肉阵阵抽搐等症状。

(3)虫兽所伤，是指由于虫兽等动物伤人而造成的创伤。通常，狗咬、蛇咬、蜂蜇等，都可能使人受伤。狂犬咬伤一般会出现伤处红肿、破损、出血及怕光、畏声、怕水等症状；毒虫所伤则会出现疼痛、红肿、发麻或发疹等症状，严重的还会引起头晕、胸闷、手足疼痛等症状。

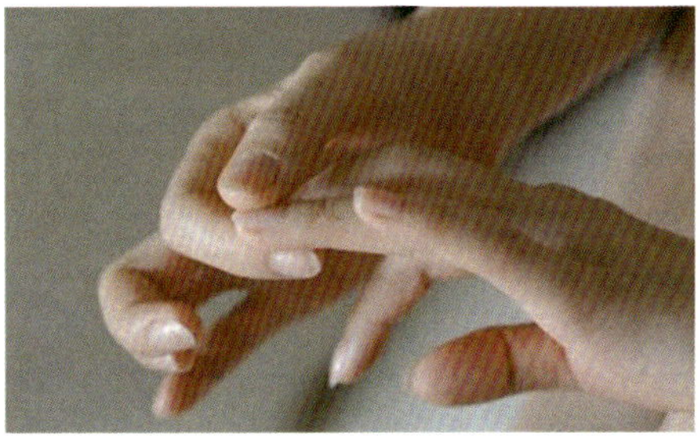

三、脏腑辨证

脏腑辨证，是根据脏腑的生理功能、病理表现，对疾病证候进行归纳，借以推究病机，判断病变的部位、性质、正邪盛衰情况的一种辨证方法，是临床各科的诊断基础，是辨证体系中的重要组成部分。

脏腑辨证的意义，在于能够较为准确地辨明病变的部位。由于脏腑辨证的体系比较完整，每一个脏腑有独特的生理功能、病理表现和证候特征，有利于对病位的判断，并能与病性有机结合，从而形成完整的证候诊断。所以，脏腑辨证是中医辨证体系中的重要内容，是临床辨证的基本方法，是各科辨证的基础，具有广泛的适用性，尤其适用于对内科、妇科、儿科等科疾病的辨证。

脏腑辨证的基本方法，首先是辨明脏腑病位。脏腑病证是脏腑功能失调反映于外的客观征象。由于各脏腑的生理功能不同，所以它反映出来的症状、体征也不相同。根据脏腑不同的生理功能及其病理变化来分辨病证，这是脏腑辨证的理论依据。所以熟悉各脏腑的生理功能及其病变特点，则是脏腑辨证的关键所在。

脏腑辨证，包括脏病辨证、腑病辨证及脏腑兼病辨证。其中脏病辨证是脏腑辨证的主要内容。

心病的辨证

证候	临床表现	主要辨证依据
心血虚证	心悸怔忡，失眠多梦，兼见眩晕，健忘，面色淡白无华或萎黄，口唇色淡，舌色淡白，脉象细	心悸怔忡，失眠多梦，面色淡白无华
心阴虚证	心悸怔忡，失眠多梦，五心烦热，潮热，盗汗，两颧发红，舌红少津，脉细数	心悸怔忡，失眠多梦，五心烦热
心气虚证	心悸怔忡，胸闷气短，活动后加重，面色淡白或㿠白，或有自汗，舌淡苔白，脉虚	心悸怔忡，胸闷气短，活动后加重
心阳虚证	在心气虚的基础症状上，若兼见畏寒肢冷，心痛，舌淡胖，苔白滑，脉微细，为心阳虚	心气虚基础上兼见畏寒肢冷、心痛
心阳虚脱证	在心阳虚的基础症状上，若突然冷汗淋漓，四肢厥冷，呼吸微弱，面色苍白，口唇青紫，神志模糊或昏迷，是危象	心阳虚基础上突然冷汗淋漓、四肢厥冷
心火亢盛证	心中烦怒，夜寐不安，面赤口渴，溲黄便干，舌尖红绛或生舌疮，脉数有力，或见肌肤疮疡，红肿热痛	心中烦怒，夜寐不安，面赤口渴
心脉痹阻证	心悸怔忡，心胸憋闷疼痛，痛引肩背内臂，时发时止。若痛如针刺，并见舌紫暗有紫斑、紫点，脉细涩或结代，为瘀阻心脉。若为闷痛，并见体胖痰多，身重困倦，舌苔白腻，脉沉滑，为痰阻心脉。若剧痛暴作，并见畏寒肢冷，得温痛缓，舌淡苔白，脉沉迟或沉紧，为寒凝之象。若疼痛面胀，且发作时与情志有关，舌淡红，苔薄白，脉弦，为气滞之证	心悸怔忡，心胸憋闷疼痛，痛引肩背内臂
痰蒙心神	意识模糊，脘闷作恶，面色晦滞，语言不清，喉有痰声，甚则昏不知人，舌苔白腻，脉滑；或精神抑郁，表情淡漠，神志痴呆，喃喃自语，举止失常；或突然仆地，不省人事，口吐痰涎，喉中痰鸣，两目上视，手足抽搐，口中如作猪羊叫声	意识模糊，精神抑郁，脘闷作恶，舌苔白腻，脉滑等
痰火扰神	躁狂谵语，发热气粗，面红目赤，痰黄稠，喉间痰鸣，舌红苔黄腻，脉滑数；或见失眠心烦，痰多胸闷，头晕目眩；或见语言错乱，哭笑无常，不避亲疏，狂躁妄动，打人毁物，力逾常人	躁狂谵语，失眠心烦，痰多胸闷等

肺病的辨证

证候	临床表现	主要辨证依据
肺气虚证	咳喘无力，气少不足以息，动则益甚，体倦懒言，声音低怯，痰多清稀，面色㿠白，或自汗畏风，易于感冒，舌淡苔白，脉虚弱	咳喘无力、气少不足以息和全身功能活动减弱
肺阴虚证	干咳无痰，或痰少而黏，口燥咽干，形体消瘦，午后潮热，五心烦热，盗汗，颧红，甚则痰中带血，声音嘶哑，舌红少津，脉细数	干咳无痰，或痰少而黏，五心烦热等
风寒犯肺证	咳嗽痰稀薄色白，鼻塞流清涕，微微恶寒，轻度发热，无汗，苔白，脉浮紧	咳嗽痰稀薄色白，恶寒发热
风热犯肺证	咳嗽痰稠色黄，鼻塞流黄浊涕，身热，微恶风寒，口干咽痛，舌尖红苔薄黄，脉浮数	咳嗽痰稠色黄，身热，微恶风寒
燥邪犯肺证	干咳无痰，或痰少而黏，不易咳出，唇、舌、咽、鼻干燥欠润，或身热恶寒，或胸痛咯血，舌红苔白或黄，脉数	干咳无痰，或痰少而黏，不易咳出
肺热炽盛证	发热，口渴，咳嗽，气喘，鼻煽气灼，胸痛，咽喉红肿疼痛，小便短赤，大便秘结，舌红苔黄，脉数	咳喘气粗，鼻翼煽动，胸痛
痰湿阻肺证	咳嗽痰多质黏色白易咳，胸闷，甚则气喘痰鸣，舌淡苔白腻，脉滑	咳嗽痰多质黏色白易咳，舌苔白腻

脾病的辨证

证候	临床表现	主要辨证依据
脾气虚证	纳少腹胀，饭后尤甚，大便溏薄，肢体倦怠，少气懒言，面色萎黄或㿠白，形体消瘦或浮肿，舌淡苔白，脉缓弱	纳少腹胀，饭后尤甚，大便溏薄等
脾阳虚证	腹胀纳少，腹痛喜温喜按，畏寒肢冷，大便溏薄清稀，或肢体困重，或周身浮肿，小便不利，或白带量多质稀，舌淡胖，苔白滑，脉沉迟无力	腹胀纳少，腹痛喜温喜按等
脾虚气陷证	脘腹重坠作胀，食后尤甚，或便意频数，肛门坠重；或久痢不止，甚或脱肛；或子宫下垂；或小便混浊如米泔。伴见气少乏力，肢体倦怠，声低懒言，头晕目眩。舌淡苔白，脉弱	脘腹重坠作胀，内脏下垂等
脾不统血证	便血，尿血，肌衄，齿衄，或妇女月经过多，崩漏等。常伴见食少便溏，神疲乏力，少气懒言，面色无华，舌淡苔白，脉细弱	出血症，神疲乏力，面色无华等
寒湿困脾证	脘腹痞闷胀痛，食少便溏，泛恶欲吐，口淡不渴，头身困重，面色晦黄，或肌肤面目发黄，黄色晦暗如烟熏，或肢体浮肿，小便短少。舌淡胖苔白腻，脉濡缓	脘腹痞闷胀痛，食少便溏，泛恶欲吐等

湿热蕴脾证	脘腹痞闷，纳呆呕恶，便溏尿黄，肢体困重，或面目肌肤发黄，色泽鲜明如橘子，皮肤发痒，或身热起伏，汗出热不解。舌红苔黄腻，脉濡数	脘腹痞闷，纳呆呕恶，便溏尿黄，苔黄腻等

肝病的辨证

证候	临床表现	主要辨证依据
肝气郁结证	胸胁或少腹胀闷窜痛，胸闷喜太息，情志抑郁易怒，或咽部梅核气，或颈部瘿瘤，或痞块。妇女可见乳房作胀疼痛，月经不调，甚则闭经	胸胁或少腹胀闷窜痛，胸闷喜太息
肝火上炎证	头晕胀痛，面红目赤，口苦口干，急躁易怒，不眠或噩梦纷纭，胁肋灼痛，便秘尿黄，耳鸣如潮，吐血衄血，舌红苔黄，脉弦数	头晕胀痛，面红目赤，急躁易怒，脉弦数等
肝血虚证	眩晕耳鸣，面白无华，爪甲不荣，夜寐多梦，视力减退或雀目。或见肢体麻木，关节拘急不利，手足震颤，肌肉跳动，妇女常见月经量少、色淡，甚则经闭。舌淡苔白，脉弦细	面白无华，爪甲不荣，关节拘急不利等
肝阴虚证	头晕耳鸣，两目干涩，面部烘热，胁肋灼痛，五心烦热，潮热盗汗，口咽干燥，或见手足蠕动。舌红少津，脉弦细数等	头晕耳鸣，两目干涩，五心烦热，舌红少津，脉弦细数等
肝阳上亢证	眩晕耳鸣，头目胀痛，面红目赤，急躁易怒，心悸健忘，失眠多梦，腰膝酸软，头重脚轻，舌红少苔，脉弦有力	眩晕耳鸣，头目胀痛，面红目赤，脉弦有力等
肝风内动证	患者出现眩晕欲仆、震颤、抽搐等动摇不定症状	动摇不定的症状
寒凝肝脉证	少腹牵引睾丸坠胀冷痛，或阴囊收缩引痛，受寒则甚，得热则缓，舌苔白滑，脉沉弦或迟	少腹牵引睾丸坠胀冷痛，或阴囊收缩引痛
肝胆湿热证	胁肋胀痛，或有痞块，口苦，腹胀，纳少呕恶，大便不调，小便短赤，舌红苔黄腻，脉弦数，或寒热往来，或身目发黄，或阴囊湿疹，或睾丸肿胀热痛，或带浊阴痒等	胁肋胀痛，口苦，舌红苔黄腻，脉弦數

肾病的辨证

证候	临床表现	主要辨证依据
肾阳虚证	腰膝酸软而痛，畏寒肢冷，尤以下肢为甚，精神萎靡，面色㿠白或黧黑，舌淡胖苔白，脉沉弱；或男子阳痿，女子宫寒不孕；或大便久泄不止，完谷不化，五更泄泻；或浮肿，腰以下为甚，按之没指，甚则腹部胀满，全身肿胀，心悸咳喘	腰膝酸软而痛，畏寒肢冷，或男子阳痿、女子宫寒不孕等

图解中医入门

肾阴虚证	腰膝酸痛，眩晕耳鸣，失眠多梦，男子遗精早泄，女子经少经闭，或见崩漏，形体消瘦，潮热盗汗，五心烦热，咽干颧红，溲黄便干，舌红少津，脉细数	腰膝酸痛，五心烦热，舌红少津，脉细数等
肾精不足证	男子精少不育，女子经闭不孕，性功能减退；小儿发育迟缓，身材矮小，智力和动作迟钝，囟门迟闭，骨骼痿软；成人早衰，发脱齿摇，耳鸣耳聋，健忘恍惚，动作迟缓，足痿无力，精神呆钝等	男子精少不育，女子经闭不孕，小儿发育迟缓等
肾气不固证	小便频数而清，或尿后余沥不尽，或遗尿失禁，神疲耳鸣，腰膝酸软，或夜尿频多，男子滑精早泄，女子白带清稀，胎动易滑，舌淡苔白，脉沉弱	小便频数而清，男子滑精早泄，女子白带清稀等
肾不纳气证	久病咳喘，呼多吸少，气不得续，动则喘息益甚，自汗神疲，声音低怯，腰膝酸软，舌淡苔白，脉沉弱。或喘息加剧，冷汗淋漓，肢冷面青，脉浮大无根；或气短息促，面赤心烦，咽干口燥，舌红，脉细，尺脉尤明显	病咳喘，呼多吸少，气不得续等

六腑病的辨证

证候	临床表现	主要辨证依据
胆郁痰扰证	惊悸不宁，头晕目眩耳鸣，烦躁不寐，口苦呕恶，胸闷太息，舌苔黄腻，脉弦滑	惊悸不宁，烦躁不寐，舌苔黄腻，脉弦滑
小肠实热证	心烦口渴，口舌生疮，小便赤涩，尿道灼痛，尿血，舌红苔黄，脉散	心烦口渴，口舌生疮，小便赤涩等
胃阴虚证	胃脘隐痛，饥不欲食，口燥咽干，大便干结，或脘痞不舒，或干呕气逆，舌红少津，脉细数	胃脘隐痛，饥不欲食，舌红少津
食滞胃脘证	胃脘胀闷疼痛，嗳气吞酸或呕吐酸腐食物，吐后胀痛得减，或矢气便溏，泻下物酸腐臭秽，舌苔厚腻，脉滑	胃脘胀闷疼痛，嗳气吞酸或呕吐酸腐食物，舌苔厚腻
胃寒证	胃脘冷痛，轻则绵绵不已，重则拘急剧痛，遇寒加剧，得温则减，口淡不渴，口泛清水。或恶心呕吐，或伴见胃中水声漉漉，舌苔白滑，脉弦或迟	胃脘冷痛，重则拘急剧痛，遇寒加剧，得温则减
胃热证	胃脘灼痛，吞酸嘈杂，或食入即吐，或渴喜冷饮，消谷善饥，或牙龈肿痛，齿衄口臭，大便秘结，小便短赤，舌红苔黄，脉滑数	胃脘灼痛，吞酸嘈杂，渴喜冷饮
大肠湿热证	腹痛，下痢脓血，里急后重，或暴注下泻，色黄而臭，伴见肛门灼热，小便短赤，身热口渴，舌红苔黄腻，脉滑数或濡数	腹痛，下痢脓血，里急后重，苔黄腻

大肠液亏证	大便秘结干燥，难以排出，常数日一行，口干咽燥，或伴见口臭、头晕等症，舌红少津，脉细涩	大便秘结干燥，难以排出，舌红少津
肠虚滑泄证	利下无度，或大便失禁，甚则脱肛，腹痛隐隐，喜按喜温，舌淡苔白滑，脉弱	利下无度，或大便失禁，甚则脱肛，脉弱
膀胱湿热证	尿频尿急，排尿艰涩，尿道灼痛，尿黄赤混浊或尿血，或有沙石，小腹痛胀迫急，或伴见发热、腰酸胀痛，舌红苔黄腻，脉滑数	尿频尿急，尿痛

脏腑相兼病的辨证

证候	临床表现	主要辨证依据
心肾不交证	心烦不寐，心悸健忘，头晕耳鸣，腰酸遗精，五心烦热，咽干口燥，舌红，脉细数。或伴见腰部、下肢酸困发冷	心烦不寐，腰酸遗精，五心烦热
心肾阳虚证	畏寒肢冷，心悸怔忡，小便不利，肢体浮肿，或唇甲青紫，舌淡暗或青紫，苔白滑，脉沉微细	畏寒肢冷，心悸怔忡，小便不利
心肺气虚证	心悸咳喘，气短乏力，动则尤甚，胸闷，痰液清稀，面色㿠白，头晕神疲，自汗声怯，舌淡苔白，脉沉弱或结代	心悸咳喘，气短乏力
心脾两虚证	心悸怔忡，失眠多梦，眩晕健忘，面色萎黄，食欲缺乏，腹胀便溏，神倦乏力，或皮下出血，妇女月经量少色淡，淋漓不尽等。舌质淡嫩，脉细弱	心悸怔忡，面色萎黄，食欲缺乏、出血症状等
心肝血虚证	心悸健忘，失眠多梦，眩晕耳鸣，面白无华，两目干涩，视物模糊，爪甲不荣，肢体麻木，震颤拘挛，妇女月经量少，色淡，甚则经闭。舌淡苔白，脉细弱	心悸健忘，两目干涩，爪甲不荣等
肝火犯肺证	胸胁灼痛，急躁易怒，头晕目赤，烦热口苦，咳嗽阵作，痰黏量少色黄，甚则咯血，舌红苔薄黄，脉弦数	急躁易怒，烦热口苦，咳嗽阵作等
肝脾不调证	胸胁胀满窜痛，喜太息，情志抑郁或急躁易怒，纳呆腹胀，便溏不爽，肠鸣矢气，或腹痛欲泻，泻后痛减。舌苔白或腻，脉弦	胸胁胀满窜痛，喜太息，纳呆腹胀，便溏不爽等
肝胃不和证	脘胁胀闷疼痛，嗳气呃逆，嘈杂吞酸，烦躁易怒，舌红苔薄黄，脉弦或带数象。或巅顶疼痛，遇寒则甚，得温痛减，呕吐涎沫，形寒肢冷，舌淡苔白滑，脉沉弦紧	脘胁胀闷疼痛，嘈杂吞酸，或巅顶疼痛，呕吐涎沫等
肝肾阴虚证	头晕目眩，耳鸣健忘，失眠多梦，咽干口燥，腰膝酸软，胁痛，五心烦热，颧红盗汗，男子遗精，女子经少，舌红少苔，脉细数	头晕目眩，腰膝酸软，五心烦热等

脾肾阳虚证	面色㿠白，畏寒肢冷，腰膝或下腹冷痛，久泻久痢，或五更泄泻，或下利清谷，或小便不利，面浮肢肿，甚则腹胀如鼓。舌淡胖，苔白滑，脉沉细	面色㿠白，腰膝或下腹冷痛，久泻久痢等
脾肺气虚证	久咳不止，气短而喘，痰多稀白，食欲缺乏，腹胀便溏，声低懒言，疲倦乏力，面色㿠白，甚则面浮足肿。舌淡苔白，脉细弱	久咳不止，气短而喘，食欲缺乏，腹胀便溏等
肺肾阴虚证	咳嗽痰少，或痰中带血甚至咯血，口燥咽干，声音嘶哑，形体消瘦，腰膝酸软，颧红盗汗，骨蒸潮热，男子遗精，女子月经不调，舌红少苔，脉细数	咳嗽痰少，或痰中带血甚至咯血，腰膝酸软，骨蒸潮热等

四、卫气营血辨证

卫气营血辨证，是清代叶天士所创立的，将外感温热病按照病情发展的不同阶段，分为卫分证、气分证、营分证、血分证，从而显示病情的深浅轻重以及传变规律的一种病症方法。

(1)卫分证是指由于温热病邪入侵体表，使肺卫功能失调，所表现出的外感温热病初期证候。其症状有全身发热、轻微恶寒、舌边尖处发红、脉象浮数等；此外，一般还伴有口干、咳嗽、头痛、咽喉红肿疼痛等症状。

(2)气分证是指温热病邪内侵脏腑所表现出的里实热证候。其症状有全身发热，且怕热不怕冷，口渴，小便发赤，舌色发红，舌苔发黄，脉为数象。有的还伴有胸部疼痛、咳嗽哮喘、痰黏稠且黄等症状；有的则伴有心情烦躁、坐卧不安等症状；有的伴有口大渴、心情烦闷、喘气急促、舌苔发黄等症状；有的则伴有精神狂乱、谵语、胸部胀满、腹泻稀水等症状。

(3)营分证是指温热病邪入侵营分，并扰乱心神所表现出的重病证候。其症状有全身热烫(且夜晚加重)、口不觉渴、心烦失眠，严重的还会出现神志不清、谵语、皮肤上隐有斑疹、舌色深红、舌上无苔、脉象细数等。

(4)血分证是指温热病邪入侵阴血所表现出的深重证候。其症状有出现营

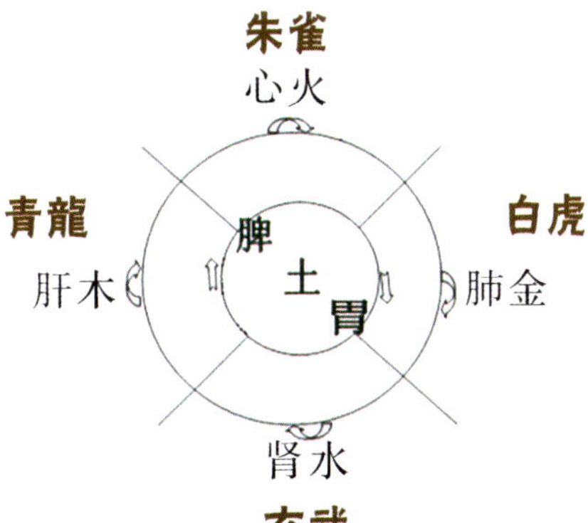

分证症状，并兼有精神烦躁不安甚至发狂，皮肤上有明显的紫黑色斑疹，并有呕血、鼻出血、便血、尿血等症状，舌色暗红，脉象细数；有的还伴有脖颈发硬、身体抽搐、手足发冷、双目上翻、牙关紧闭、脉象弦数等症状。或是出现身形消瘦、精神疲倦、耳聋、嗜睡、身体持续低热、且傍晚发热、清晨发冷、五心烦热、脉细而虚弱等症状。

(5)卫气营血证的转变。卫气营血四证还会发生顺传或逆传的传变。顺传，是指病邪入侵卫分后，再传入气分，然后传入营分，最后传入血分的由表及里、病情逐渐加重的变化过程。逆传，是指病邪入侵卫分后，直接越过气分而传入营分、血分。

五、三焦辨证

三焦辨证，是指清代吴鞠通依据《黄帝内经》，用上、中、下三焦理论对外感温热病进行分析的一种辨证方法。

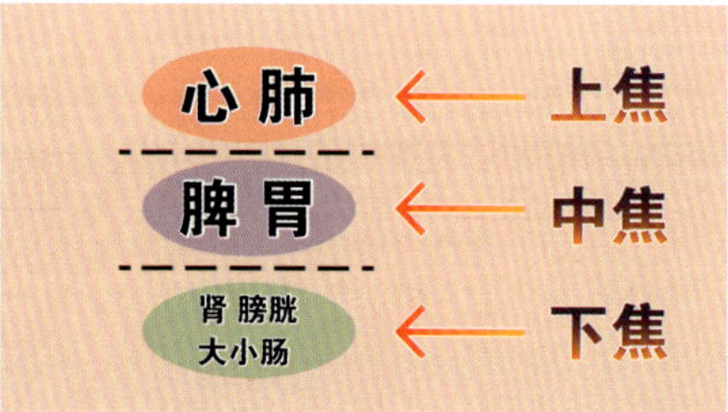

(1)上焦病证是指手太阴肺经和手厥阴心包经被温热之邪入侵，所表现出的温病初期证候。其症状有咳嗽，口渴或不渴，自汗，全身发热(下午加重)，轻微恶寒，舌边尖处发红，脉象浮数，也可呈两寸口独大脉象；有的则出现神志不清，谵语，手足发软，口齿不清。

(2)中焦病证是指脾胃两经被温热之邪侵袭，所表现出的温病中期证候。其症状有口干口渴，嘴唇开裂，面部发红，身体发热，呼吸气粗，腹部胀满，大便秘结，小便短赤，舌苔干燥发黄或发黑，脉象沉涩有力；有的则出现头部发胀，面色淡黄，身体发沉，胸部发闷，身体虚热，小便不利，便秘或腹泻，舌苔呈黄腻状，脉象细且濡数。

(3)下焦病证是指由于肝肾阴经被温热之邪侵袭所表现出的温病末期证候。其症状有口干舌燥，耳聋，面色发红，身体发热，五心烦躁，精神疲倦，脉象虚大；有的则出现精神疲倦、心慌不安、手诊微颤甚至站立不稳、舌色发红、舌苔较少、脉象虚弱等症状。

(4)三焦病证的传变。三焦病证也可发生顺传或逆传。顺传，是指病邪入侵上焦后，再传入中焦，最后进入下焦的由上到下、病情逐渐加重的变化过程。逆传，是指病邪侵入上焦肺经后，直接传入手厥阴心包经。

六、经络辨证

经络辨证，是指依据人体经络学说来分析病情，从而确定发生病变的经络、脏腑及其病因、病性、病机的一种辨证方法。经络辨证包括十二经络辨证和奇经八脉辨证。

1，十二经络辨证

是指手三阳、手三阴、足三阳、足

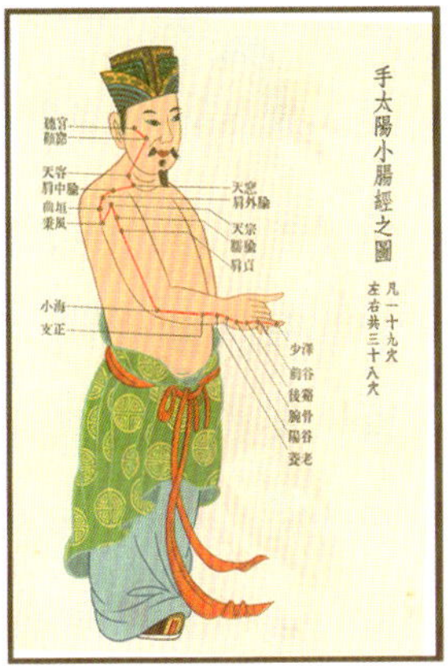

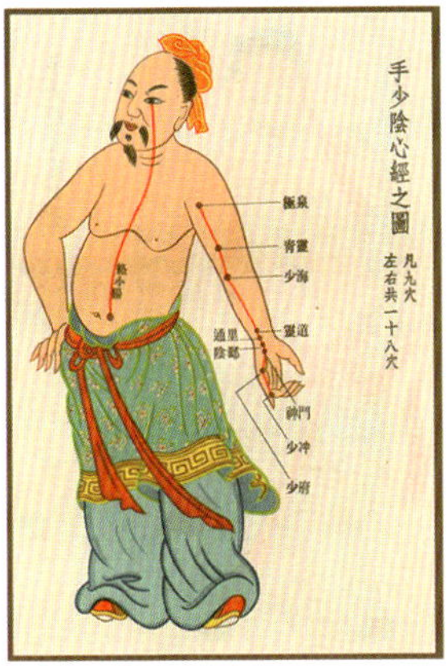

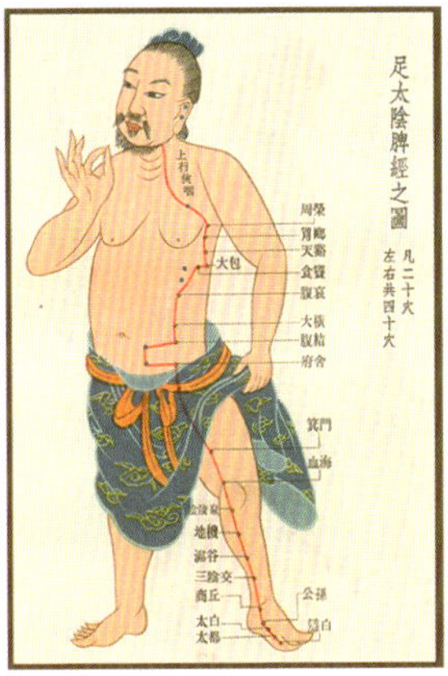

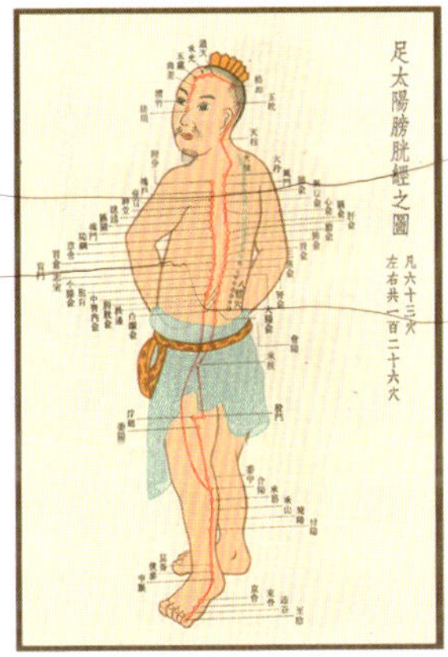

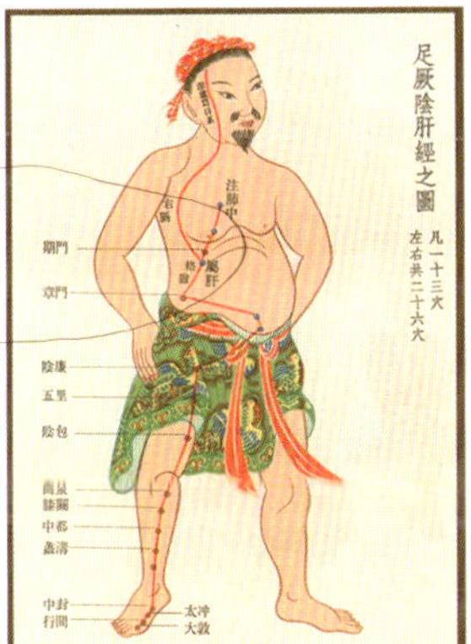

圖六十——仿明版古圖(六)

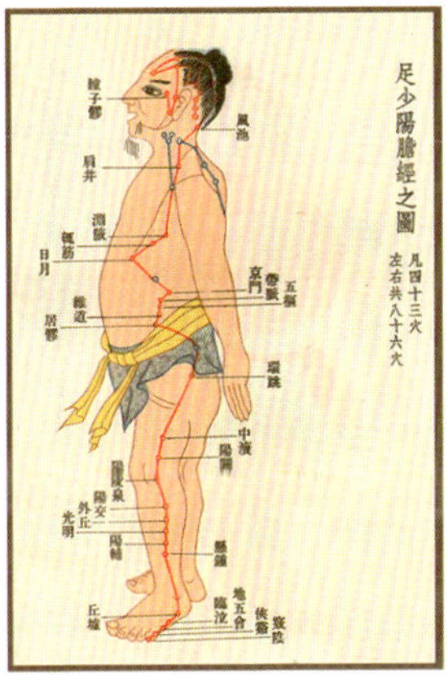

三阴及其所属脏腑发生的病变。具体来说，主要包括以下几种。

(1)手太阳小肠经病证。其症状有双眼发黄，耳聋，脸颊发肿，下颌肿痛，头颈部转动不便，肩部僵硬，颈项、肩膀及手臂疼痛等。

(2)手少阴心经病证。其症状有口渴咽干，双眼发黄，上肢疼痛，手心发热发痛，胁肋疼痛，心前区疼痛等。

(3)足太阴脾经病证。其症状有胃痛，舌头僵硬，消化不良，饭后呕吐，腹胀气滞，腹泻，大便不成形，心烦心痛，身体发沉，下肢肿胀，足趾活动不便，体液代谢失常。

(4)足太阳膀胱经病证。其症状有头痛，背痛，鼻塞，双目外凸，颈项发硬，腰部剧烈疼痛，身体时寒时热，下肢关节发硬，足趾活动不便等。

(5)足厥阴肝经病证。其症状有咽喉发干，胸部胀满，呃逆呕吐，腰痛且俯仰困难，小便失常等。

(6)足少阳胆经病证。其症状有面色晦暗，全身皮肤暗淡无光，口苦，喜欢叹息，头部、下颌、胸胁等处疼痛，身体翻转困难，肩颈肿痛，腋下发肿，全身关节疼痛，足趾活动不便等。

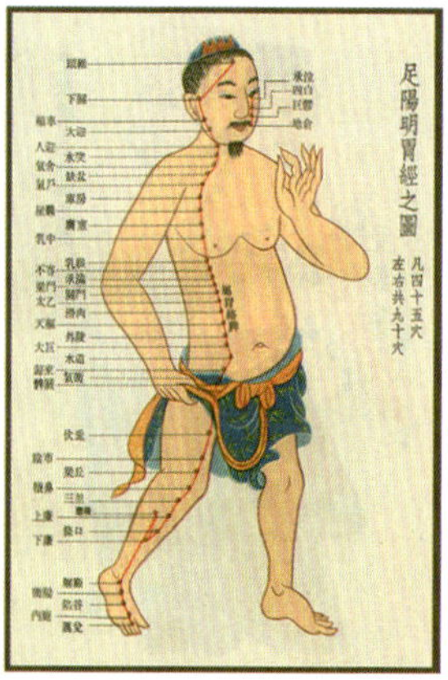

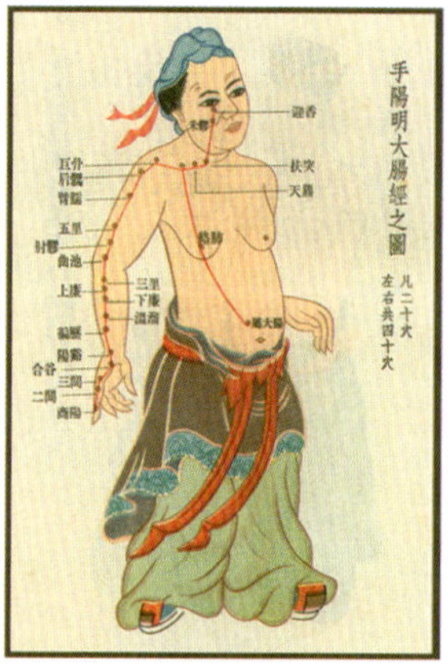

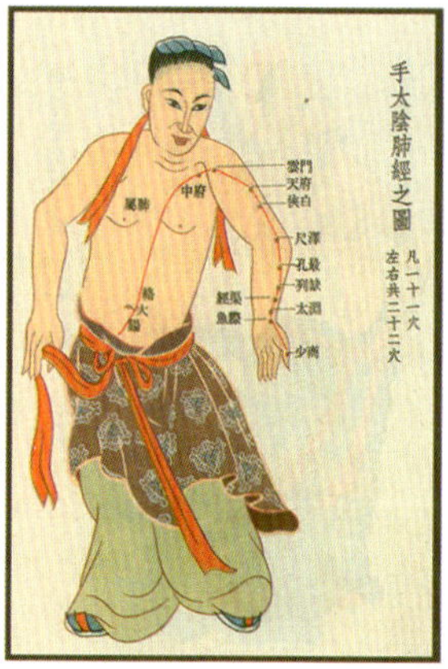

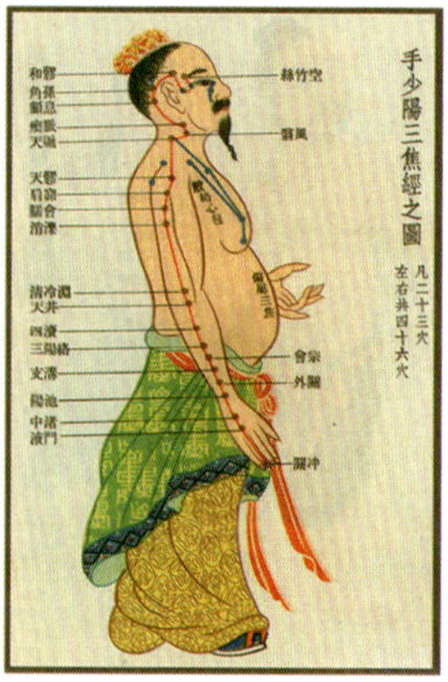

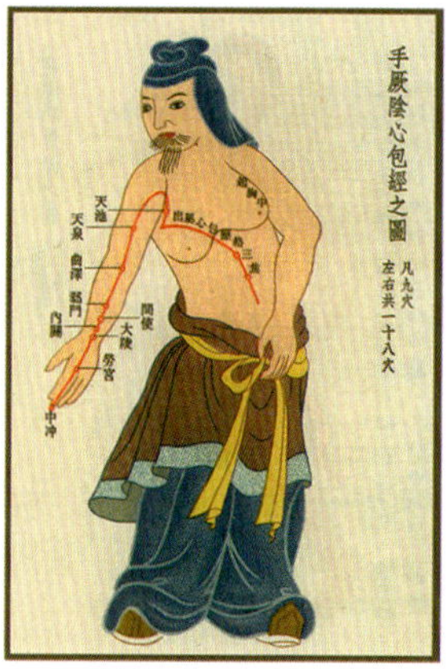

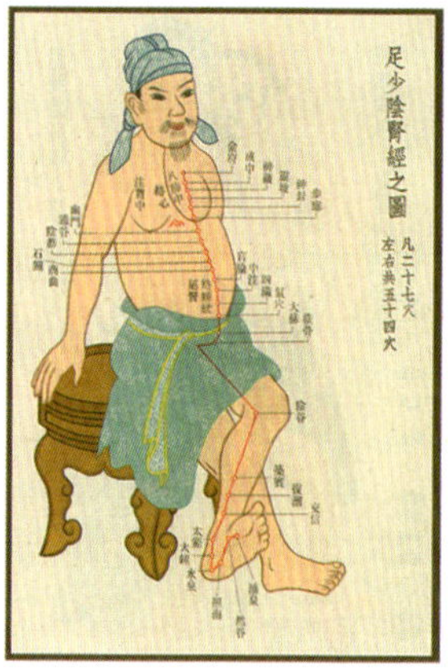

(7)足阳明胃经病证。其症状有全身发热，口歪，牙痛，鼻塞，鼻出血，咽喉疼痛，颈项发肿，膝盖肿痛，下肢疼痛，足趾活动不便等。

(8)手阳明大肠经病证。其症状有口渴口干，双眼发黄，鼻塞，鼻出血，牙齿疼痛，喉咙疼痛，颈项发肿，手臂外侧疼痛，手指活动不便等。

(9)手太阴肺经病证。其症状有胸胀胸闷，肺部发胀，咳喘自汗，呼吸气短，肩背疼痛或发寒，肩膀、肩颈及手臂内侧疼痛等。

(10)手少阳三焦经病证。其症状有耳聋，脸颊疼痛，双眼及眼眶疼痛，咽喉肿痛，耳后、肩膀、手臂等部位疼痛，胸胁发痛，手指活动不便，全身出汗等。

(11)手厥阴心包经病证。其症状有面色发红，双眼发黄，胸胁胀满，腋下发肿，手足抽搐，手心发热，心痛，心慌不安等。

(12)足少阴肾经病证。其症状有面色暗黑，口渴，舌燥咽干，咽喉肿痛，痰中带血，呼吸不畅，严重气喘，背部、臀部疼痛，心烦心痛，时常心慌恐惧，全身无力，倦怠嗜睡，足心发热发痛等。

⊙ 2，奇经八脉辨证

奇经八脉，是指冲脉、任脉、督脉、带脉、阳维脉、阴维脉、阳跷脉、阴跷脉等八条经脉。这八脉不仅联系十二经脉，而且调节着人体全身的气血阴阳，因此极为重要。八脉之中，任脉总管全身之阴，督脉总管全身之阳，因此最为重要。

任脉病证主要有：男子出现腹股沟凸起或阴囊肿大症状；女子出现带下及小腹内有结块等症状。督脉病证的主要症状有头晕或背部发硬等。此外，本类病证还有冲脉病证、带脉病证、阳维脉和阴维脉病证、阳跷脉和阴跷脉病证等。

七、六经辨证

⊙ 1，太阳病证

主要包括太阳经证和太阳腑证。太阳经证，是指风寒之邪侵袭体表，所表现出的初起伤寒病证候，又可分为太阳中风证和太阳伤寒证。太阳腑证，是指太阳经证加重后，病邪内犯膀胱，所表现出的证候，又可分为太阳蓄水证和太阳蓄血证。

太阳中风证，是指太阳经脉被风邪侵袭所表现出的证候。其症状有头痛、怕风、全身发热、自汗、脉象浮缓等，有的还会出现干呕、鼻鸣等症状。

太阳伤寒证，是指太阳经脉被寒邪侵袭所表现出的证候。其症状有头痛、颈项头痛、全身疼痛、发热、怕冷、无汗、呼吸气喘、脉象浮紧等。

太阳蓄水证，是指病邪侵犯膀胱，使水液停积所表现出的证候。其症状有发热，怕冷，口渴，且饮水后口渴不能缓解，或喝水后即呕吐，小腹胀满，小便失常，脉为浮象，有的也呈数脉。

太阳蓄血证，是指由于热邪入侵，与血相结于少腹所表现出的证候。其症状有精神错乱，健忘发狂，小腹胀满，小便赤黄，大便发黑，脉象沉涩，有的也呈沉结脉。

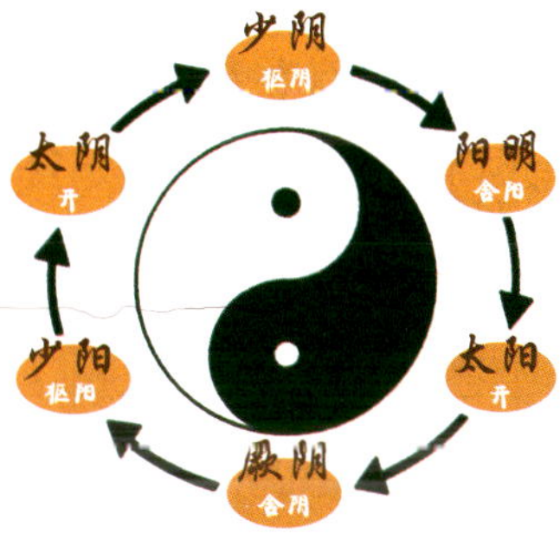

⊙ 2，阳明病证

主要包括阳明经证和阳明腑证。阳明经证，是指热邪弥漫全身，并充满阳明经所表现出的证候。其症状有脸色发红，全身高热，大汗淋漓，大渴，呼吸气粗，心烦不安，舌苔干燥发黄，脉象洪大等。

阳明腑证，是指热邪充斥于阳明经之内，并内侵肠道，使肠内干燥秘结所表现出的证候。其症状有手心、足心出汗，腹胀腹痛，且不能触摸，大便干燥难以排出，午后身体发热，甚至失眠不睡，精神失常，舌苔较厚且干燥发黄，有的舌苔还会出现凸起的红点，严重的还会出现舌苔发黑且干燥开裂症状，脉象沉实，也可呈滑数脉。

⊙ 3，少阳病证

少阳病证是指病邪侵犯少阳胆腑所表现出的证候。其症状有头晕目眩，口苦咽干，胸部胀满，心烦，呕吐，食欲不佳，身体时寒时热，脉象弦等。

⊙ 4，太阴病证

太阴病证是指由于脾阳亏虚，内生寒湿，所表现出的虚寒证候。其症状有腹部胀满，有时腹痛，手足不暖，消化不良，呕吐且不感口渴，舌苔呈白腻状，脉象沉缓无力等。

⊙ 5，少阴病证

主要包括少阴热化证和少阴寒化证。少阴热化证，是指由于阳亢阴虚，而使少阴产生虚热的证候。其症状有口干咽燥，心中烦躁，失眠不睡，舌尖发红，脉象细数等。

少阴寒化证，是指由于少阴阳气亏虚，而使少阴产生虚寒的证候。其症状有手足冰凉，畏寒，食少呕吐，便中带有食物残渣，嗜睡，脉象微细，有的则出现脸色发红、身体发热、不惧寒冷、脉象微弱无力等症状。

⊙ 6，厥阴病证

厥阴病证是指由于外邪侵袭厥阴经，或少阴病加重后传入厥阴、少阳病误治后转入厥阴经等原因，正气衰竭，阴阳紊乱，故厥阴经病症多表现为寒热交错，阴阳对立的一种证候。其症状有胸闷气堵，胸口疼痛发热，口渴且饮水后不能缓解，饥饿但没有食欲，进食后即口吐蛔虫等症状。

⊙ 7，六经辨证转变

六经发生病变时，往往会互相影响，从而发生传经、直中、合病、并病等传变。传经，是指病邪由外向里逐渐传播，并从某一经的病证转化为另一经的病证。直中，是指病邪不从三阳经开始传入，而直接入侵三阴经。合病，是指两经到三经同时发生病变。并病，是指一经病证还没治愈，其他经又出现病证。

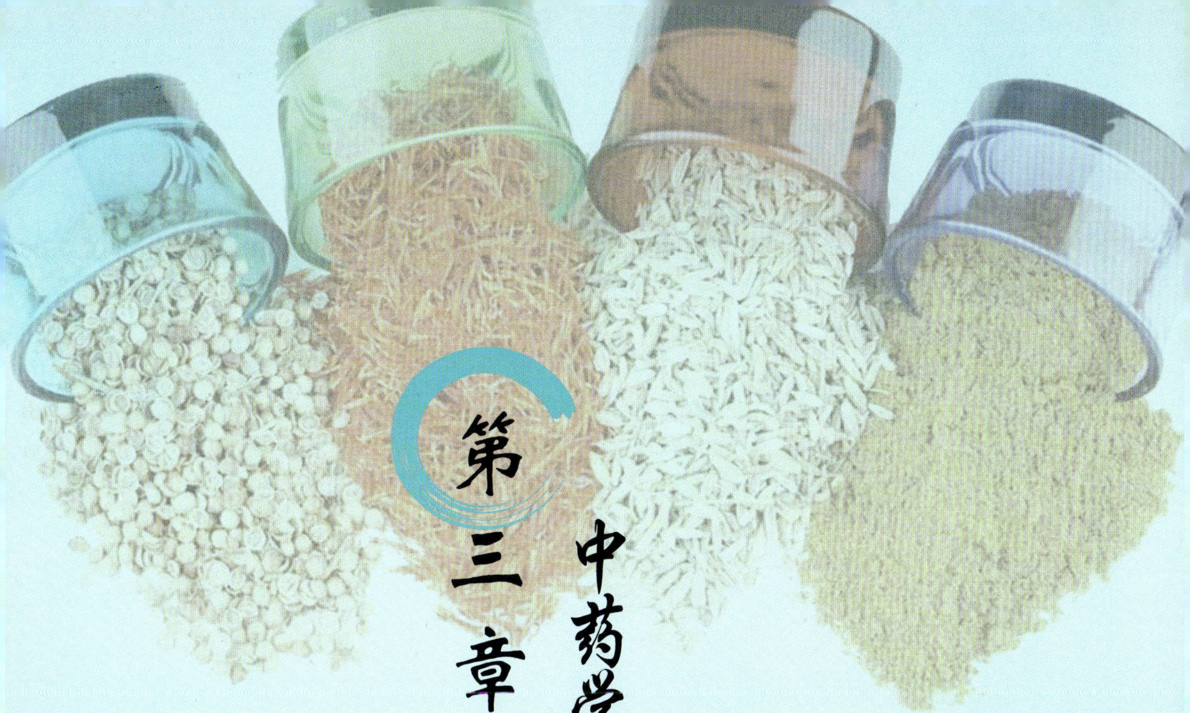

第三章

中药学入门：小病不求人

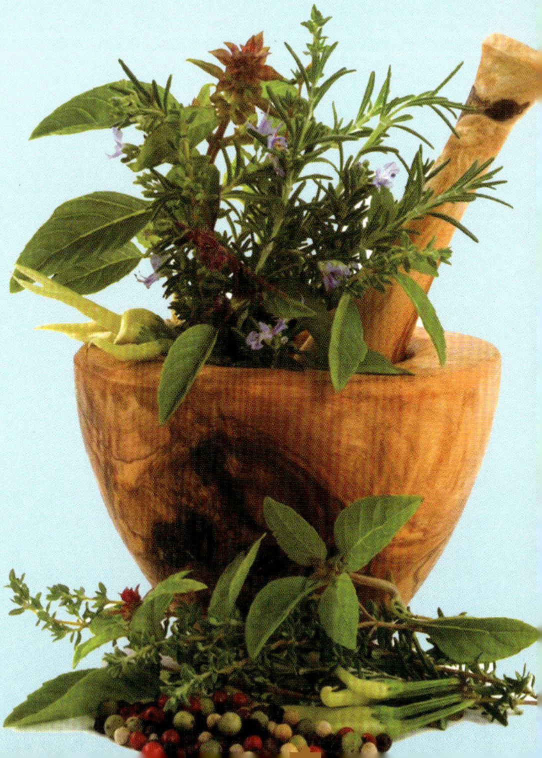

第一节 中药学总论

中药是指在中医理论指导下，用于预防、治疗、诊断疾病并具有康复与保健作用的物质。中药主要来源于天然药及其加工品，包括植物药、动物药、矿物药及部分化学、生物制品类药物。由于中药以植物药居多，故有“诸药以草为本”的说法。

一、中药产地与采集

天然药材的分布和生产离不开一定的自然条件，自古以来医家非常重视“道地药材”。所谓道地药材，又称地道药材，是优质纯真药材的专用名词，是指历史悠久、产地适宜、品种优良、产量宏丰、炮制考究、疗效突出、带有地域特点的药材。如甘肃的当归，宁夏的枸杞子，内蒙古的黄芪，东北的人参、细辛、五味子，山西的党参，河南的地黄、牛膝、山药、菊花，云南的三七、茯苓，四川的黄连、川芎、贝母、乌头，山东的阿胶，浙江的贝母，江苏的薄荷，广东的陈皮、砂仁等，自古以来都被称为道地药材，沿用至今。然而，各种道地药材的生产毕竟是有限的，难以完全满足需要，实际上在不影响疗效的情况下，不可过于拘泥道地药材的地域限制。

中药的采收时节和方法对确保药物的质量有着密切的关联。因为动植物在其生长发育的不同时期，药用部分所含有效及有害成分各不相同，因此药物的疗效和毒副作用也往往有较大差异，故药材必须在适当的时节采集。每种植物都有一定的采收时节和方法，按药用部位的不同可归纳为以下几方面：全草、叶类、花、花粉、果实、种子、根、根茎、树皮、根皮等。

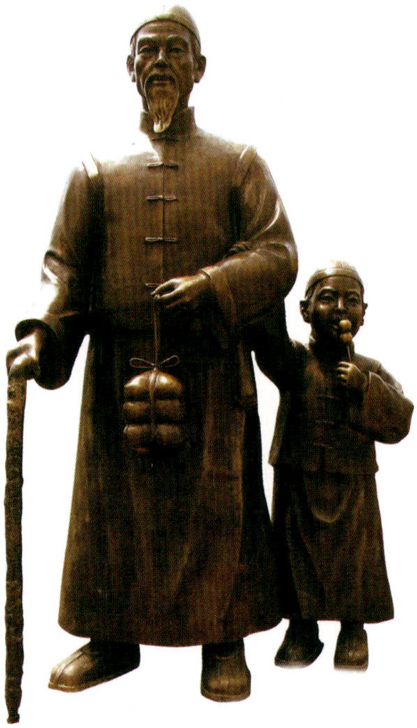

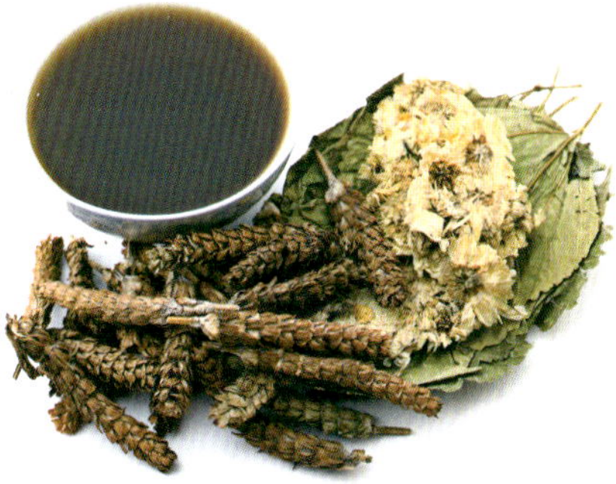

动物昆虫类药材，为保证药效也必须根据生长活动季节采集，如一般潜藏在地下的小动物全蝎、土鳖虫、地龙、蟋蟀、蝼蛄、斑蝥等虫类药材，大都在夏末秋初捕捉，此时气温高，湿度大，宜于生长，是采收的最好季节；又石决明、牡蛎、蛤壳、瓦楞子等海生贝壳类药材，多在夏秋季捕采，此时生长发育旺盛，钙质充足，药效最佳；一般大动物类药材，虽然四季皆可捕捉，但一般宜在秋季猎取，唯有鹿茸必须在春季清明节前后雄鹿所生幼角尚未骨化时采收质量最好。

矿物药材全年皆可采收，不拘时间，择优采选即可。

二、中药的炮制

炮制，是指药物在应用或制成各种剂型前，根据医疗、调制、制剂的需要，而进行必要加工处理的过程，它是我国一项传统制药技术。

1，炮制的目的

炮制的目的大致可以归纳为以下八个方面。

①纯净药材，保证质量，分检药物，区分等级；

②切制饮片(将净选后的中药材，经过软化、切削、干燥等加工工序，制成一定规格的药材，如片、段、丝、块等，称为“饮片”)，便于调剂制剂；

③干燥药材，利于贮藏；

④矫味、矫臭，便于服用；

⑤降低毒副作用，保证安全用药；

⑥增强药物功能，提高临床疗效；

⑦改变药物性能，扩大应用范围；

⑧引药入经，便于定向用药。

2，炮制的方法

炮制方法是历代逐步发展和充实起来的。参照前人的记载，根据现代实际炮制经验，炮制方法一般来讲可以分为以下几类。

火制

是将药物经火加热处理的方法。根据加热的温度、时间和方法的不同，可分为炒、炙、烫、煅、煨、炮、燎、烘八种。

修治

包括纯净、粉碎、切制药材三道工序，为进一步加工贮存、调剂、制剂和临床用药做好准备。

水制

用水或其他辅料处理药材的方法称为水制法。其目的主要是清洁药物、除去杂质、软化药物、便于切制、降低毒性及调整药性等。常见的方法有：漂洗、闷、润、浸泡、喷洒、水飞等。

水火共制

这类炮制方法是既要用水又要用火，有些药物还必须加入其他辅料进行炮制。包括蒸、煮、炖、弹、淬等方法。其他制法还有制霜、发酵、精制、药拌等。

三、中药的性能

祖国医学认为任何疾病的发生发展过程都是致病因素(邪气)作用于人体，引起机体正邪斗争，从而导致阴阳气血偏盛偏衰或脏腑经络功能活动失常的结果。因此，药物治病的基本作用不外是扶正祛邪，消除病因，恢复脏腑的正常生理功能，纠正阴阳气血偏盛偏衰的病理现象，使之最大程度上恢复到正常状态，达到治愈疾病、恢复健康的目的。药物之所以能够针对病情，发挥上述基本作用，是由于各种药物本身各自具有若干特性和作用，前人把药物与疗效有关的性质和性能统称为药性，它包括药物发挥疗效的物质基础和治疗过程中所体现出来的作用。它是药物性质与功能的高度概括。研究药性形成的机制及其运用规律的理论称为药性理论，其基本内容包括四气五味、归经、有毒无毒、配伍、禁忌等。

1，四气

四气，就是寒、热、温、凉四种不同的药性，又称四性。它反映了药物对人体阴阳盛衰、寒热变化的作用倾向，为药性理论的重要组成部分，是说明药物作用的主要理论依据之一。寒与凉、温与热之间则仅是程度上的不同，即“凉次于寒”“温次于热”。

药性的寒、热、温、凉是由药物作用于人体所产生的不同反应和所获得的不同疗效而总结出来的，它与所治疗疾病的性质是相对而言的。如病人表现为高热烦渴、面红目赤、咽喉肿痛、脉洪数，这属于阳热证，用石膏、知母、栀子等药物治疗后，上述症状得以缓解或消除，说明它们的药性是寒凉的；反之，如病人表现为四肢厥冷、面色发白、脘腹冷痛、脉微欲绝，这属于阴寒证，用附子、肉桂、干姜等药物治疗后，上述症状得以缓解或消除，说明它们的药性是温热的。

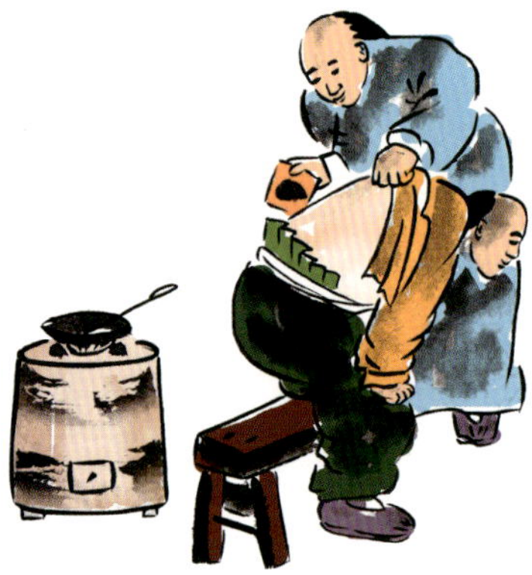

⊙ 2，五味

所谓五味，是指药物有酸、苦、甘、辛、咸五种不同的味道，因而具有不同的治疗作用。有些还具有淡味或涩味，因而实际上不止五种。但是，五味是最基本的五种滋味，所以仍然称为五味。结合临床实践，将五味所代表药物的作用及主治病证分述如下。

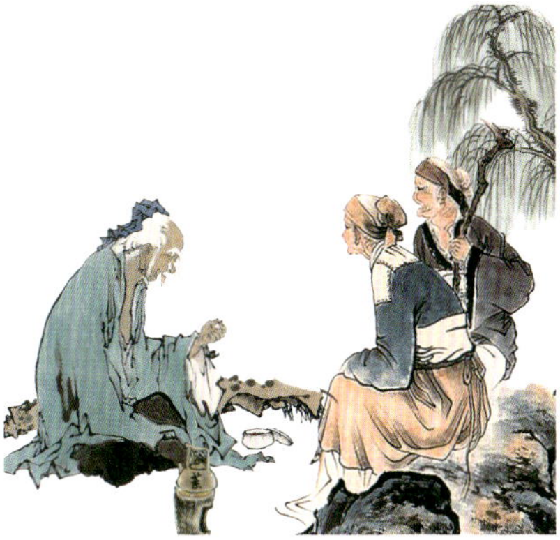

辛 “能散能行”，即具有发散、行气行血的作用。一般来讲，解表药、行气药、活血药多具有辛味。因此辛味药多用治表证及气血阻滞之证。如紫苏叶发散风寒、木香行气除胀、川芎活血化瘀等。

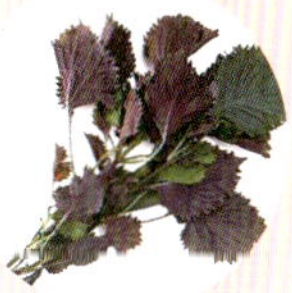

苦 “能泄、能燥、能坚”，即具有清泄火热、泄降气逆、通泄大便、燥湿、坚阴(泻火存阴)等作用。一般来讲，清热泻火、下气平喘、降逆止呕、通利大便、清热燥湿、苦温燥湿、泻火存阴的药物多具有苦味。苦味药多用治热证、火证、喘咳、呕恶、便秘、湿证、阴虚火旺等证。如黄芩、栀子清热泻火，杏仁、葶苈子降气平喘，半夏、陈皮降逆止呕，大黄、枳实泻热通便，龙胆、黄连清热燥湿，苍术、厚朴苦温燥湿，知母、黄柏泻火存阴等。

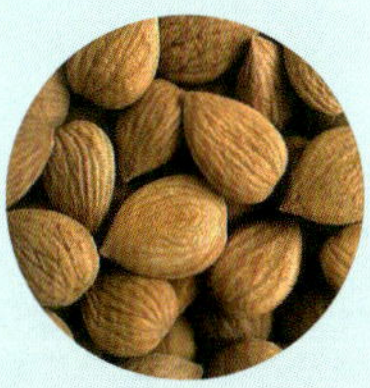

酸 “能收能涩”，即具有收敛、固涩的作用。一般固表止汗、敛肺止咳、涩肠止泻、固精缩尿、固崩止带的药物多具有酸味。酸味药多用治体虚多汗、肺虚久咳、久泻肠滑、遗精滑精、遗尿尿频、崩带不止等证。如五味子固表止汗、乌梅敛肺止咳、五倍子涩肠止泻、山茱萸涩精止遗以及赤石脂固崩止带等。

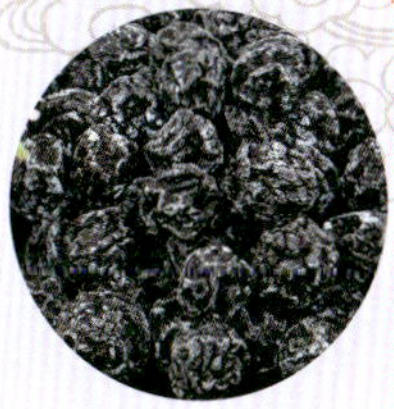

甘 “能补能和能缓”，即具有补益、和中、调和药性和缓急止痛的作用。一般来讲，滋养补虚、调和药性及制止疼痛的药物多具有甘味。甘味药多用治正气虚弱、身体诸痛及调和药性、中毒解救等方面。如人参大补元气、熟地黄滋补精血、饴糖缓急止痛、甘草调和药性并解药食中毒等。

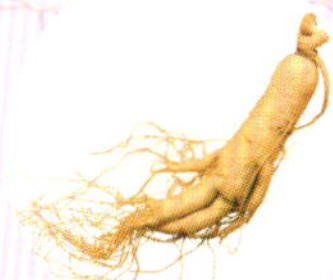

咸 “能下、能软”，即具有泻下通便、软坚散结的作用。一般来讲，泻下或润下通便及软化坚硬、消散结块的药物多具有咸味。咸味药多用治大便燥结、痰核、瘿瘤、症瘕痞块等证。如芒硝泻热通便，海藻、牡蛎消瘕散瘿，鳖甲软坚消症等。

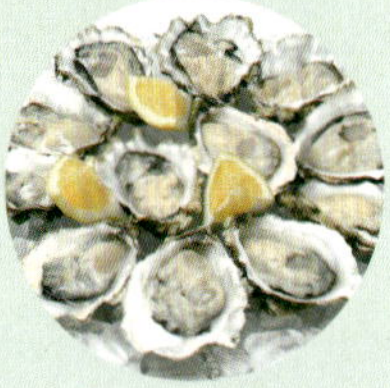

淡 “能渗、能利”，即具有渗湿利小便的作用，故有些利水渗湿的药物具有淡味。淡味药多用治水肿、脚气、小便不利之证。如薏苡仁、通草、灯心草、茯苓、猪苓、泽泻等。

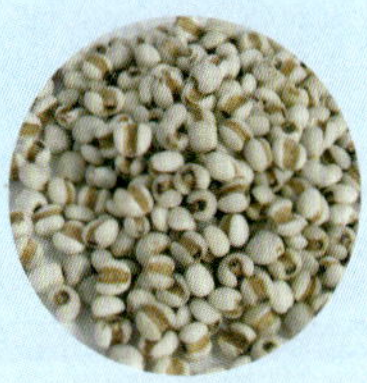

涩与酸

涩与酸味药的作用相似，多用治虚汗、泄泻、尿频、遗精、滑精、出血等证。如莲子固精止带，禹余粮涩肠止泻，海螵蛸收涩止血等。故本草文献常以酸味代表涩味功效，或与酸味并列，标明药性。

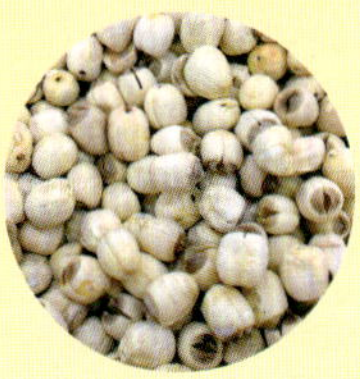

3，归经

归经是指药物对于机体某部分的选择性作用，即某药对某些脏腑经络有特殊的亲和作用，因而对这些部位的病变起着主要或特殊的治疗作用，药物的归经不同，其治疗作用也不同。归经指明了药物治病的适用范围，是指导临床用药的药性理论基本内容之一。

中药归经理论的形成是在中医基本理论指导下以脏腑经络学说为基础，以药物所治疗的具体病证为依据，经过长期临床实践总结出来的用药理论。由于经络能沟通人体内外表里，所以一旦机体发生病变，体表病变可以通过经络影响到内在脏腑；反之，内在脏腑病变也可以反映到体表上来。由于发病所在脏腑及经络循行部位不同，临床上所表现的症状则各不相同。如心经病变多见心悸失眠，肺经病变常见胸闷喘咳，肝经病变每见胁痛抽搐等症。临床用朱砂、远志能治愈心悸失眠，说明它们归心经；用桔梗、紫苏子能治愈喘咳胸闷，说明它们归肺经；而选用白芍、钩藤能治愈胁痛抽搐，则说明它们能归肝经。至于一药能归数经，是指其治疗范围的扩大。如麻黄归肺与膀胱经，它既能发汗宣肺平喘，治疗外感风寒及咳喘之证，又能宣肺利尿，治疗风水水肿之证。由此可见，归经理论是通过脏腑辨证用药，从临床疗效观察中总结出来的用药理论。

此外，还有依据药物自身的特性，即形、色、气味、禀赋等的不同，进行归经的方法。如味辛、色白入肺、大肠经，味苦、色赤入心、小肠经等都是以药物的色与味作归经依据的。

4，毒性

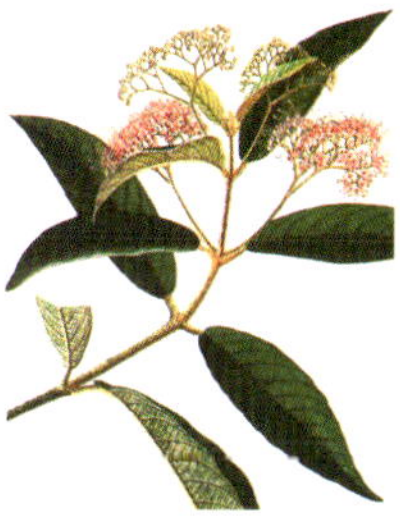

历代本草书籍中，常在每一味药物的性味之下，标明其“有毒”“无毒”。“有毒无毒”也是药物性能的重要标志之一，它是掌握药性必须注意的问题。古代药物毒性的含义较广，既认为毒药是药物的总称，毒性是药物的偏性，又认为毒性是药物毒副作用大小的标志。而后世本草书籍在其药物性味下标明“有毒”“大毒”“小毒”等记载，则大都指药物毒副作用的大小。

中药的副作用有别于毒性作用。副作用是指在常用剂量时出现与治疗需要无关的不适反应，一般比较轻微，对机体危害不大，停药后可自行消失。如临床常见服用某些中药可引起恶心、呕吐、胃痛、腹泻或皮肤瘙痒等不适反应。用药副作用的产生与药物自身特性、炮制、配伍、制剂等多种因素有关。通过医药人员努力可以尽量减少副作用，减少不良反应的发生。

目前《中华人民共和国药典》采用大毒、有毒、小毒三类分类方法，是目前通行的分类方法。正确对待中药的毒性，是安全用药的保证。

四、中药的配伍

按照病情的不同需要和药物的不同特点，有选择地将两种以上药物合在一起应用，叫做配伍。配伍既照顾到复杂病情，又增进了疗效，减少了毒副作用。

(1)单行，就是单用一味药来治疗某种病情单一的疾病。对于病情比较单纯的病证，往往选择一种针对性较强的药物即可达到治疗目的。如古方独参汤，即单用一味人参，治疗大失血所引起元气虚脱的危重病证。

(2)相须，就是两种功效类似的药物配合应用，可以增强原有药物的功效。如麻黄配桂枝，能增强发汗解表、祛风散寒的作用；知母配贝母，可以增强养阴润肺、化痰止咳的功效。

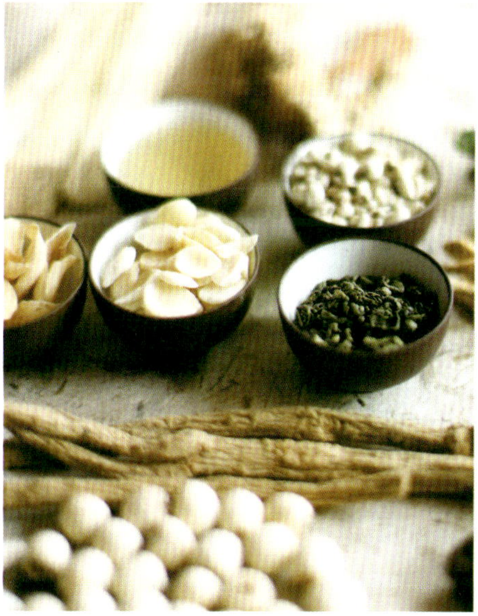

(3)相使，就是以一种药物为主，另一种药物为辅，两药合用，辅药可以提高主药的功效。如黄芪配茯苓治脾虚水肿，黄芪为健脾益气、利尿消肿的主药，茯苓淡渗利湿，可增强黄芪益气利尿的作用；枸杞子配菊花治目暗昏花，枸杞子为补肾益精、养肝明目的主药，菊花清肝泻火，兼能益阴明目，可以增强枸杞子的补虚明目作用。一主一辅，相辅相成。辅药能提高主药的疗效，即是相使的配伍。

(4)相畏，就是一种药物的毒副作用能被另一种药物所抑制。如半夏畏生姜，即生姜可以抑制半夏的毒副作用，生半夏可“戟人咽喉”，令人咽痛音哑，用生姜炮制后成姜半夏，其毒副作用大为缓和。

(5)相杀，就是一种药物能够消除另一种药物的毒副作用。如羊血杀钩吻毒；金钱草杀雷公藤毒：麝香杀杏仁毒；绿豆杀巴豆毒；生白蜜杀乌头毒；防风杀砒霜毒等。可见相畏和相杀没有质的区别，是从自身的毒副作用受到对方的抑制和自身能消除对方毒副作用的不同角度提出来的配伍方法，也就是同一配伍关系的两种不同提法。

(6)相恶，就是一种药物能破坏另一种药物的功效。如人参恶莱菔子，即莱菔子能削弱人参的补气作用；生姜恶黄芩，即黄芩能削弱生姜的温胃止呕作用。

(7)相反，就是两种药物同用能产生剧烈的毒副作用。如甘草反甘遂、贝母反乌头等，详见用药禁忌“十八反”“十九畏”中若干药物。

五、用药禁忌

为了确保疗效、安全用药、避免毒副作用的产生，必须注意用药禁忌。中药的用药禁忌主要包括配伍禁忌、证候禁忌、妊娠用药禁忌和服药饮食禁忌四个方面。

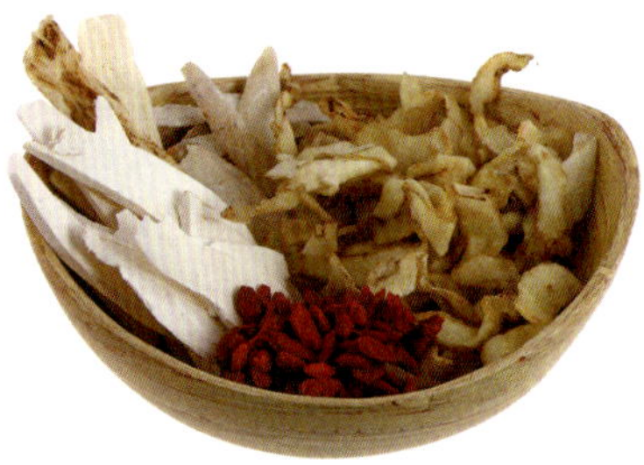

⊙ 1，配伍禁忌

所谓配伍禁忌，就是指某些药物合用会产生剧烈的毒副作用或降低和破坏药效，因而应该避免配合应用。金元时期将反药概括为“十八反”“十九畏”，累计37种反药，并编成歌诀，便于诵读。

“十八反歌”最早见于张子和《儒门事亲》：“本草明言十八反，半蒌贝蔹及攻乌，藻戟遂芫俱战草，诸参辛芍叛藜芦。”共载相反中药十八种，即：

十八反歌

乌头反贝母、
瓜蒌、半夏、白及、白蔹；
甘草反甘遂、
大戟、海藻、芫花；
藜芦反人参、
丹参、玄参、沙参、细辛、芍药。

而“十九畏”歌诀首见于明·刘纯《医经小学》：“硫黄原是火中精，朴硝一见便相争，水银莫与砒霜见，狼毒最怕密陀僧，巴豆性烈最为上，偏与牵牛不顺情，丁香莫与郁金见，牙硝难合京三棱，川乌草乌不顺犀，人参最怕五灵脂，官桂善能调冷气，若逢石脂便相欺，大凡修合看顺逆，炮爁炙煿莫相依。”指出了共19个相畏(反)的药物：

十九畏

硫黄畏朴硝，
狼毒畏密陀僧，
水银畏砒霜
巴豆畏牵牛，
丁香畏郁金，
川乌、草乌畏犀角，
牙硝畏三棱，
官桂畏赤石脂，
人参畏五灵脂

目前在尚未搞清反药是否能同用的情况下，临床用药应采取慎重从事的态度，对于其中一些反药若无充分把握，最好不宜使用，以免发生意外。

⊙ 2，证候禁忌

由于药物的药性不同，其作用各有专长和一定的适用范围，因此，临床用药也就有所禁忌，称“证候禁忌”。如麻黄性味辛温功能发汗解表、散风寒，又能宣肺平喘利尿，故只适用于外感风寒表实无汗或肺气不宣的喘咳。而对表虚自汗及阴虚盗汗、肺肾虚喘则应禁止使用。

⊙ 3，妊娠用药禁忌

妊娠用药禁忌是指妇女妊娠期治疗用药的禁忌。某些药物具有损害胎元以致堕胎的副作用，所以应作为妊娠禁忌药物。根据药物对于胎元损害程度的不同，一般可分为慎用与禁用两大类。慎用的药物包括通经去瘀、行气破滞及辛热滑利之品，如桃仁、红花、牛膝、大黄、枳实、附子、肉桂、干姜、木通、冬葵子、瞿麦等；而禁用的药物是指毒性较强或药性猛烈的药物，如巴豆、牵牛、大戟、商陆、麝香、三棱、莪术、水蛭、斑蝥、雄黄、砒霜等。

慎

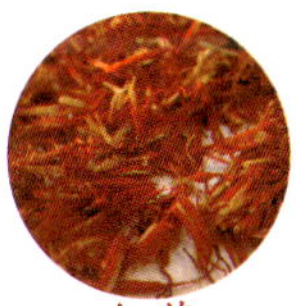
红花

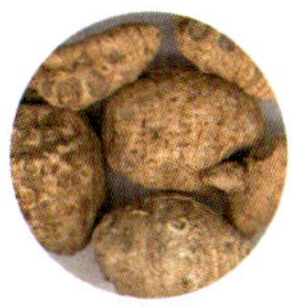
附子

禁

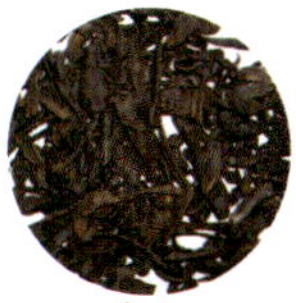
水蛭

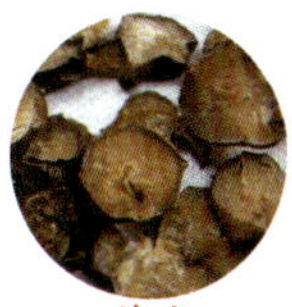
莪术

⊙ 4，服药饮食禁忌

服药饮食禁忌是指服药期间对某些食物的禁忌，又简称食忌，也就是通常所说的忌口。在服药期间，一般应忌食生冷、油腻、腥膻、有刺激性的食物。此外，根据病情的不同，饮食禁忌也有区别。如热性病，应忌食辛辣、油腻、煎炸性食物；寒性病，应忌食生冷食物、清凉饮料等；胸痹患者应忌食肥肉、脂肪、动物内脏及烟、酒等；肝阳上亢之头晕目眩、烦躁易怒者应忌食胡椒、辣椒、大蒜、白酒等辛热助阳之品；黄疸胁痛者应忌食动物脂肪及辛辣烟酒刺激物品；脾胃虚弱者应忌食油炸黏腻、寒冷固硬、不易消化的食物；肾病水肿应忌食盐、碱过多的和酸辣太过的刺激食品；疮疡、皮肤病患者，应忌食鱼、虾、蟹等腥膻发物及辛辣刺激性食品。此外，古代文献记载：甘草、黄连、桔梗、乌梅忌猪肉；鳖甲忌苋菜；常山忌葱；地黄、何首乌忌葱、蒜、萝卜；丹参、茯苓、茯神忌醋；土茯苓、使君子忌茶；薄荷忌蟹肉以及蜜反生葱、柿反蟹等，也应作为服药禁忌的参考。

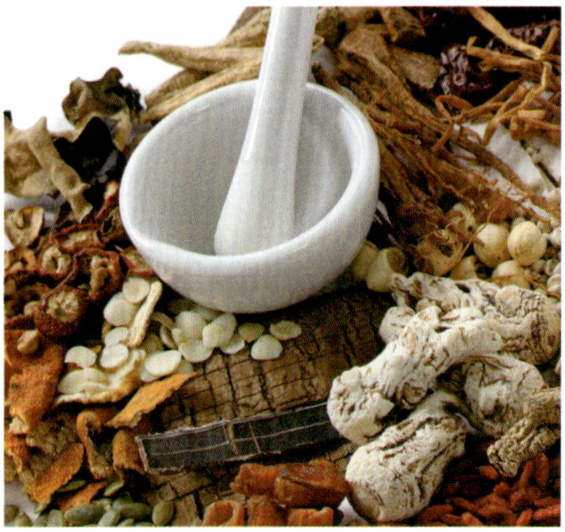

六、中药的剂量与用法

⊙ 1，剂量

中药剂量是指临床应用时的分量。它主要指明了每味药的成人一日量，其次指方剂中每味药之间的比较分量，也即相对剂量。

自1979年起我国对中药生产计量统一采用公制，即1公斤=1000克=1000000毫克。为了处方和调剂计算方便，按规定以如下的近似值进行换算：

1市两(16进位制)=30克；

1钱=3克；

1分=0.3克；

1厘=0.03克。

尽管中药绝大多数来源于生药，安全剂量幅度较大，用量不像化学药品那样严格，但用量得当与否，也是直接影响药效发挥、临床效果的重要因素之一。一般来讲，确定中药的剂量，应考虑如下几方面的因素。

(1)药物性质与剂量的关系。剧毒药或作用峻烈的药物，应严格控制剂量，开始时用量宜轻，逐渐加量，一旦病情好转后，应当立即减量或停服，中病即止，防止过量或蓄积中毒。此外，花、叶、皮、枝等量轻质松及性味浓厚、作用较强的药物用量宜小；矿物介壳质重沉坠及性味淡薄、作用温和的药物用量宜大；鲜品药材含水分较多，用量宜大(一般为干品的4倍)；干品药材用量当小；过于苦寒的药物也不要久服过量，免伤脾胃；再如犀角、羚羊角、麝香、牛黄、猴枣、鹿茸、珍珠等贵重药材，在保证药效的前提下应尽量减少用量。

(2)剂型、配伍与剂量的关系。在一般情况下，同样的药物入汤剂比入丸、散剂的用量要大些；单味药使用比复方中应用剂量要大些；在复方配伍使用时，主要药物比辅助药物用量要大些。

(3)年龄、体质、病情与剂量的关系。由于年龄、体质的不同，对药物耐受程度不同，则药物用量也就有了差别。一般老年、小儿、妇女产后及体质虚弱的病人，都要减少用量，成人及平素体质壮实的患者用量宜重。一般5岁以下的小儿用成人药量的1/4。5岁以上的儿童按成人用量减半服用。病情轻重、病势缓急、病程长短与药物剂量也有密切关系。一般病情轻、病势缓、病程长者用量宜小；病情重、病势急、病程短者用量宜大。

(4)季节变化与剂量的关系。夏季发汗解表药及辛温大热药不宜多用；冬季发汗解表药及辛温大热药可以多用；夏季苦寒降火药用量宜重，冬季苦寒降火药则用量宜轻。

除了剧毒药、峻烈药、精制药及某些贵重药外，一般中药常用内服剂量为5～10克，部分常用量较大剂量为15～30克，新鲜药物常用量30～60克。

2，中药的用法

汤剂是中药最为常用的剂型之一，汤剂的制作对煎具、用水、火候、煮法都有一定的要求。

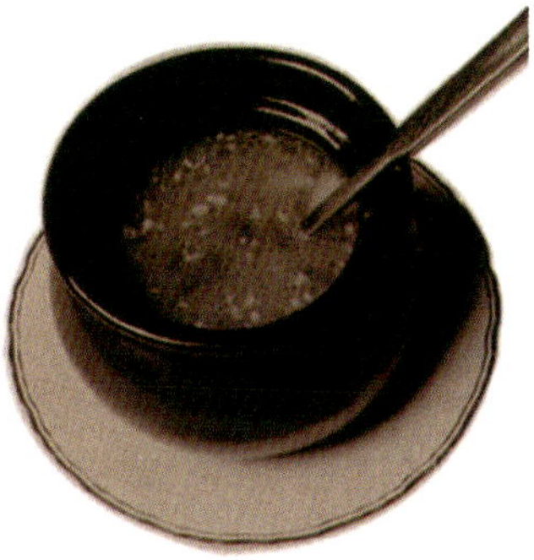

(1)煎药用具，以砂锅、瓦罐为好，铝锅、搪瓷罐次之，忌用钢铁锅，以免发生化学变化，影响疗效。

(2)煎药用水，古时曾用长流水、井水、雨水、泉水、米泔水等煎煮。现在多用自来水、井水、蒸馏水等，但总以水质洁净新鲜为好。

(3)煎药火候，有文火、武火之分。文火，是指使温度上升及水液蒸发缓慢的火候；而武火，又称急火，是指使温度上升及水液蒸发迅速的火候。

(4)煎煮方法，先将药材浸泡30～60分钟，用水量以高出药面为度。一般中药煎煮两次，第二煎加水量为第一煎的1/3～1/2。两次煎液去渣滤净混合后分两次服用。煎煮的火候和时间，要根据药物性能而定。一般来讲，解表药、清热药宜武火煎煮，时间宜短，煮沸后煎3～5秒即可；补养药需用文火慢煎，时间宜长，煮沸后再续煎30～60秒。某些药物因其质地不同，煎法比较特殊，处方上需加以注明，归纳起来包括有先煎、后下、包煎、另煎、溶化、泡服、冲服、煎汤代水等不同煎煮法。

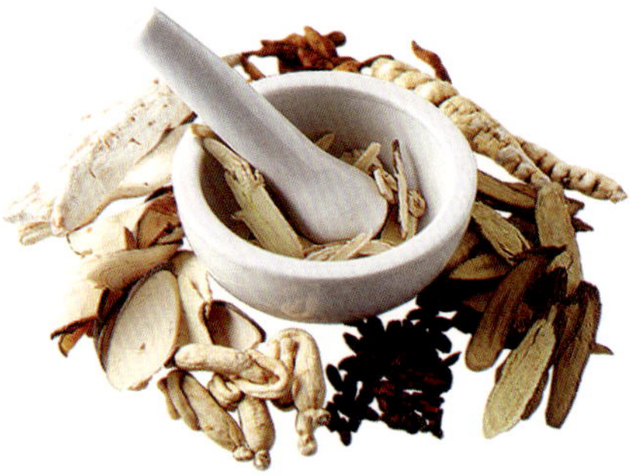

①先煎：主要指一些有效成分难溶于水的一些金石、矿物、介壳类药物，应打碎先煎，煮沸20～30分钟，再下其他药物同煎，以使有效成分充分析出。如磁石、赭石、生铁落、生石膏、寒水石、紫石英、龙骨、牡蛎、海蛤壳、瓦楞子、珍珠母、石决明、紫贝齿、龟甲、鳖甲等。此处，附子、乌头等毒副作用较强的药物，宜先煎5～10分钟后再下它药，久煎可以降低毒性，安全用药。

②后下：主要指一些气味芳香的药物，久煎其有效成分易于挥发而降低药效，须在其他药物煎沸5～10分钟后放入，如薄荷、青蒿、香薷、木香、砂仁、沉香、白豆蔻、草豆蔻等。此外，有些药物虽不属芳香药，但久煎也能破坏其有效成分，如钩藤、大黄、番泻叶等亦属后下之列。

③包煎：主要指那些黏性强、粉末状及带有茸毛的药物，宜先用纱布袋装好，再与其他药物同煎，以防止药液混浊或刺激咽喉引起咳嗽及沉于锅底，加热时引起焦化或煳化。如蛤粉、滑石、青黛、旋覆花、车前子、蒲黄及灶心土、北秫米等。

④另煎：又称另炖，主要是指某些贵重药材，为了更好地煎出有效成分还应单独另煎即另炖2～3小时。煎液可以另服，也可与其他煎液混合服用，如人参、西洋参、羚羊角、鹿茸、虎骨等。

⑤溶化：又称烊化，主要是指某些胶类药物及黏性大而易溶的药物，为避免入煎粘锅或黏附其他药物影响煎煮，可单用水或黄酒将此类药加热溶化即烊化后，用煎好的药液冲服，也可将此类药放入其他药物煎好的药液中加热烊化后服用，如阿胶、鹿角胶、龟甲胶、鳖甲胶、虎骨胶、鸡血藤胶及蜂蜜、饴糖等。

⑥泡服：又叫焗服，主要是指某些有效成分易溶于水或久煎容易破坏药效的药物，可以用少量开水或复方中其他药物滚烫的煎出液趁热浸泡，加盖闷润，减少挥发，半小时后去渣即可服用，如藏红花、番泻叶、胖大海等。

⑦冲服：主要指某些贵重药，用量较轻，为防止散失，常需要研成细末制成散剂用温开水或复方其他药物煎液冲服，如麝香、牛黄、珍珠、羚羊角、猴枣、马宝、西洋参、鹿茸、人参、蛤蚧等；某些药物，根据病情需要，为提高药效，也常研成散剂冲服，如用于止血

的三七、花蕊石、白及、紫珠草、血余炭、棕榈炭，用于息风止痉的蜈蚣、全蝎、僵蚕、地龙和用于制酸止痛的海螵蛸、瓦楞子、海蛤壳、延胡索等；某些药物高温容易破坏药效或有效成分难溶于水，也只能做散剂冲服，如雷丸、鹤草芽、朱砂等。此外，还有一些液体药物如竹沥汁、姜汁、藕汁、荸荠汁、鲜地黄汁等也须冲服。

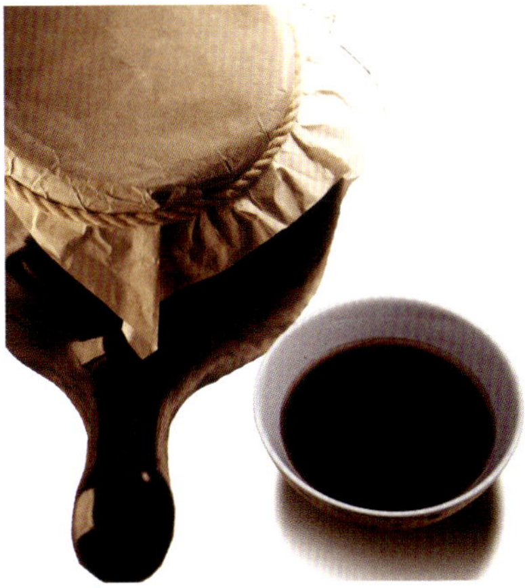

⑧**煎汤代水：**主要指某些药物为了防止与其他药物同煎使煎液混浊，难于服用，宜先煎后取其上清液代水再煎煮其他药物，如灶心土等。此外，某些药物质轻用量多，体积大，吸水量大如玉米须、丝瓜络、金钱草等，也须煎汤代水用。

(5)服药法

①**服药时间：**汤剂一般每日1剂，煎两次分服，两次间隔时间为4～6小时。临床用药时可根据病情增减，如急性病、热性病可1日2剂。至于饭前还是饭后服则主要决定于病变部位和性质。一般来讲，病在胸膈以上者如眩晕、头痛、目疾、咽痛等宜饭后服；如病在胸腹以下，如胃、肝、肾等脏腑疾患，则宜饭前服。某些对胃肠有刺激性的药物宜饭后服；补益药多滋腻碍胃，宜空腹服；治疟药宜在疟疾发作前的2小时服用；安神药宜睡前服；慢性病定时服；急性病、呕吐、惊厥及石淋、咽喉病须煎汤代茶饮者，均可不定时服。

②**服药方法：**汤剂：一般宜温服。但解表药要偏热服，服后还须覆盖好衣被，或进热粥，以助汗出；寒证用热药宜热服，热证用寒药宜冷服，以防格拒于外。如出现真热假寒则寒药温服，真寒假热者则热药冷服。丸剂：颗粒较小者，可直接用温开水送服；大蜜丸者，可以分成小粒吞服；若水丸质硬者，可用开水溶化后服。散剂、粉剂：可用蜂蜜加以调合送服，或装入胶囊中吞服，避免直接吞服，刺激咽喉。膏剂：宜用开水冲服，避免直接倒入口中吞咽，以免粘喉引起呕吐。冲剂、糖浆剂：冲剂宜用开水冲服；糖浆剂可以直接吞服。

此外，危重病人宜少量频服；呕吐患者可以浓煎药汁，少量频服；对于神志不清或因其他原因不能口服时，可采用鼻饲给药法。在应用发汗、泻下、清热药时，若药力较强，要注意患者个体差异，一般得汗、泻下、热降即可停药，适可而止，不必尽剂，以免汗、下、清热太过，损伤人体正气。

第二节 常用药材

发散风寒药

细辛

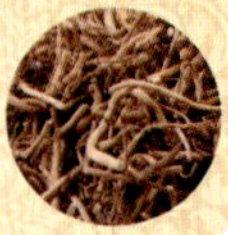

本品为马兜铃科植物东北细辛或细辛的全草。

性味与归经

辛，温。入心、肺、肝、肾经。

功效主治

发散风寒，祛风止痛，温肺化饮。

临床应用

1.用于风寒感冒，症见发热恶寒、头痛身痛、鼻塞等。

2.用于头痛、齿痛、风湿痹痛。

3.用于痰多咳嗽。

建议用量与用法

3～4.5克，煎服。外用适量。

桂枝

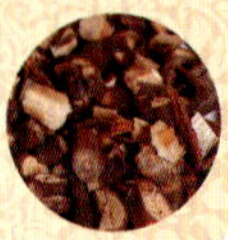

本品为樟科植物肉桂的细枝。

性味与归经

辛、甘，温。入心、肺、膀胱经。

功效主治

发汗解表，温通经脉，通阳化气。

临床应用

1.用于风寒表证。

2.用于寒湿痹痛与经闭腹痛、痛经等症。

3.用于水湿停滞所致的痰饮喘咳、小便不利等症。

建议用量与用法

3～9克，煎服。

芫荽

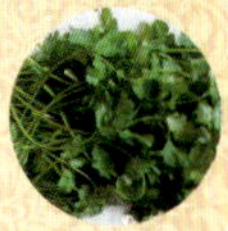

本品为伞形科植物胡荽的全草。

性味与归经

辛，温。入肺、胃经。

功效主治

发表透疹。

临床应用

用于小儿麻疹初起、透发不快、发热无汗等症。

建议用量与用法

3～6克，煎服。外用适量，煎汤趁热熏洗。

麻黄

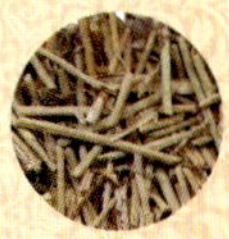

本品为麻黄科植物草麻黄及木贼麻黄或其他含麻黄碱的同属植物的草质茎。

性味与归经

辛、微苦，温。入肺、膀胱经。

功效主治

发汗解表，宣肺平喘，利水。

临床应用

1.用于风寒感冒、麻疹透发不畅、风疹身痒等症。

2.用于咳嗽、气喘。

3.用于水肿等症。

建议用量与用法

1.5～9克，煎服(先煎)。

防风

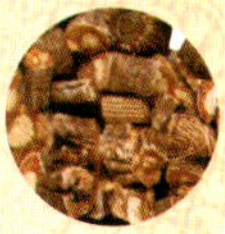

本品为伞形科防风植物的根。

性味与归经

辛、甘，微温。入膀胱、肝、脾经。

功效主治

祛风解表，胜湿解痉，止泻止血。

临床应用

1.用于风寒感冒，症见发热恶寒、头痛、身痛。

2.用于风湿痹痛。

建议用量与用法

3~9克，煎服。

生姜

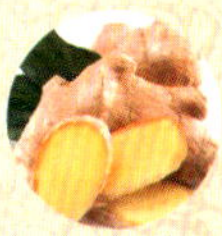

本品为姜科植物姜的新鲜根茎。

性味与归经

辛，微温。入肺、脾、胃经。

功效主治

发汗解表，温中止呕，解毒。

临床应用

1.用于风寒感冒，症见发热、恶寒等。

2.用于胃寒呕吐。

3.用于中鱼蟹毒、呕吐腹泻等症。

建议用量与用法

2~3片(每片0.6~0.9克)，煎服。

紫苏叶

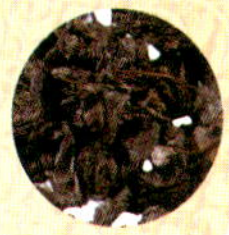

本品为唇形科植物紫苏的茎叶。

性味与归经

辛，温。入肺、脾经。

功效主治

发汗解表，行气宽中，解鱼蟹毒。

临床应用

1.用于风寒感冒。

2.用于胸闷、呕恶等症。

3.用于食鱼蟹后引起的吐泻腹痛。

建议用量与用法

3~9克，煎服。

白芷

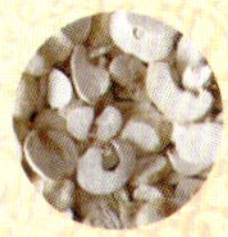

本品为伞形科植物白芷或川白芷的根。

性味与归经

辛，温。入肺、胃经。

功效主治

祛风解表，止痛，消肿排脓，燥湿止带。

临床应用

1.用于风寒感冒，症见头痛、鼻塞等。

2.用于头痛、眉棱骨痛、齿痛。

3.用于疮疡肿痛。

4.用于妇女白带。

建议用量与用法

3~9克，煎服。外用适量。

发散风热药

薄荷

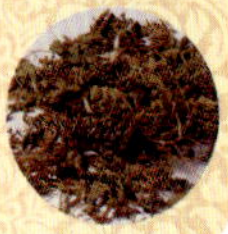

本品为唇形科植物薄荷的茎叶。

性味与归经

辛，凉。入肺、肝经。

功效主治

疏散风热，清利咽喉，透疹。

临床应用

1.用于风热感冒、温病初起有表证者。

2.用于咽喉红肿疼痛。

3.用于麻疹透发不通畅。

建议用量与用法

2.4～4.5克，煎服。宜后下。

菊花

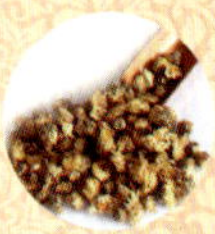

本品为菊科植物菊及其变种的头状花序。

性味与归经

甘、苦，微寒。入肺、肝经。

功效主治

疏散风热，明目，清热解毒，平肝阳。

临床应用

1.用于外感风热，症见发热、恶寒、头痛等。

2.用于目赤肿痛。

3.用于疮疡肿痛等症。

4.用于肝阳上亢引起的头晕、目眩、头胀、头痛等症。

建议用量与用法

9～15克，煎服。

柴胡

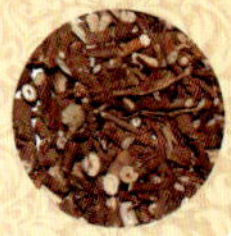

本品为伞形科植物北柴胡或狭叶柴胡等的根或全草。

性味与归经

苦，平。入心包络、肝、三焦、胆经。

功效主治

解表，退热，疏肝解郁，升举阳气。

临床应用

1.用于感冒、发热等症。

2.用于寒热往来、疟疾等症。

3.用于肝气郁结、胁肋疼痛、月经失调等症。

4.用于气虚下陷、久泻脱肛、子宫下垂等症。

建议用量与用法

3～9克，煎服。

葛根

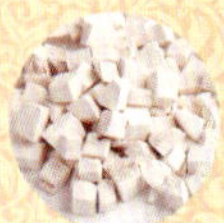

本品为豆科植物粉葛的根。

性味与归经

甘、辛，平。入脾、胃经。

功效主治

解表，透疹，生津，止泻。

临床应用

1.用于感冒，症见发热、恶寒、无汗、项强等症。

2.用于麻疹透发不畅。

3.用于胃热口渴等症。

建议用量与用法

9～15克，煎服。

莲子心

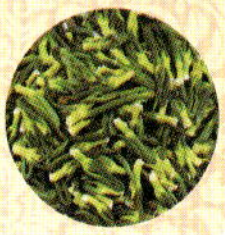

本品为睡莲科植物莲的子实中清嫩胚芽。

性味与归经

苦，寒。入心经。

功效主治

清心热。

临床应用

用于温热病高热神昏谵语及心火亢盛、烦躁不安等症。

建议用量与用法

1.5～3克，煎服。

蝉蜕

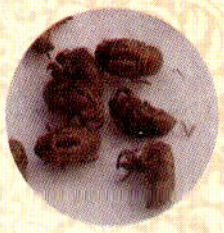

本品为蝉科昆虫黑蚱等的幼虫羽化后所脱落的皮壳。

性味与归经

甘，寒。入肺、肝经。

功效主治

散风热，利咽喉，退目翳，定惊痫。

临床应用

1.用于外感风热，症见发热恶寒、咳嗽，以及风疹、皮肤瘙痒等症。

2.用于麻疹透发不畅。

3.用于咽喉肿痛以及音哑等症。

4.用于目赤肿、翳膜遮睛。

5.用于破伤风、小儿惊风、夜啼等症。

建议用量与用法

3～6克，煎服。治破伤风可用15～30克。

石膏

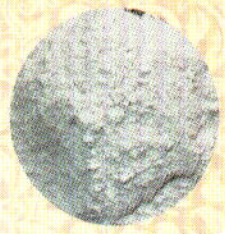

本品为单斜晶系的硫酸钙矿石。

性味与归经

辛、甘，大寒。入肺、胃经。

功效主治

清热泻火，收敛生肌。

临床应用

1.用于温热病所致的肺胃大热、高热不退、口渴、烦躁、脉洪大等症。

2.用于温病高热，身发斑疹。

3.用于胃火亢盛所致的头痛、齿痛、牙龈肿痛等症。

4.用于肺热咳嗽、气喘。

5.用于湿疹水火烫伤、疮疡溃后不敛及创伤久不收口。

建议用量与用法

15～60克，打碎，先煎。外用适量。

寒水石

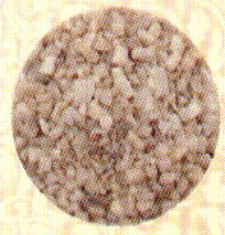

本品为天然沉积矿物单斜晶系硫酸钙或三方晶系碳酸钙矿石。

性味与归经

辛、咸，大寒。入胃、肾经。

功效主治

清热泻火。

临床应用

用于温热病壮热、烦渴等症。

建议用量与用法

9～30克，煎服，先煎。

牛蒡子

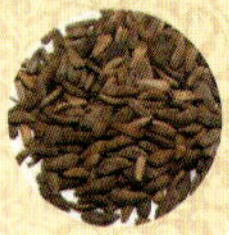

本品为菊科植物牛蒡的成熟果实。

性味与归经

辛、苦，寒。入肺、胃经。

功效主治

疏散风热，祛痰止咳，清热解毒。

临床应用

1.用于外感风热，咽喉红肿疼痛。

2.用于麻疹透发不畅。

3.用于咳嗽咳痰不畅。

4.用于疮痈肿痛等症。

建议用量与用法

3~9克，煎服。

升麻

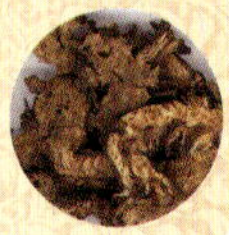

本品为毛茛科植物西升麻或关升麻的根茎。

性味与归经

甘、辛，微寒。入肺、脾、大肠、胃经。

功效主治

发表透疹，清热解毒，升阳举陷。

临床应用

1.用于麻疹透发不畅。

2.用于热毒斑疹，牙龈腐烂恶臭、口舌生疮、咽喉肿痛、疮疡等症。

3.用于气虚下陷、久泻脱肛、子宫下垂等症。

建议用量与用法

3~9克，煎服。

荷叶

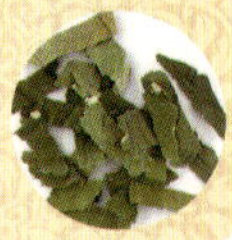

本品为睡莲科植物莲的叶片。

性味与归经

苦，平。入肝、脾、胃经。

功效主治

解暑清热，升发清阳。

临床应用

1.用于感受暑热，头胀胸闷、口渴、小便短赤等症。

2.用于夏季暑热烦渴、暑湿泄泻等症。

夏枯草

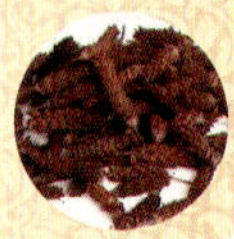

本品为唇形科植物夏枯草的花序及果穗。

性味与归经

辛、苦，寒。入肝、胆经。

功效主治

清肝火，散郁结。

临床应用

1.用于肝火上炎所致的目赤肿痛、目珠疼痛、头痛、晕眩等症。

2.用于瘰疬痰核。

建议用量与用法

9~15克，煎服。

栀子

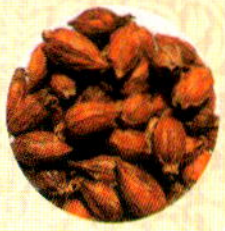

本品为茜草科栀子树的成熟果实。

性味与归经

苦，寒。入心、肝、肺、胃经。

功效主治

清热泻火，凉血解毒。

临床应用

1.用于热病发热、心烦不宁等症。

2.用于热毒、实火引起的吐血、鼻衄、尿血、目赤肿痛和疮疡肿毒等症。

建议用量与用法

3~9克，煎服。外用适量。

清肝明目药

决明子

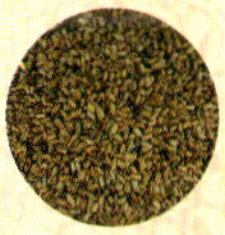

本品为豆科植物决明的成熟种子。

性味与归经

甘、苦、咸，微寒。入肝、胆经。

功效主治

清肝明目。

临床应用

用于目赤肿痛、羞明多泪、青盲内障。

建议用量与用法

9~15克，煎服。

清热凉血药

牛黄

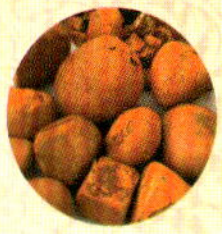

本品为牛科动物黄牛或水牛的胆囊结石。

性味与归经

苦、甘，凉。入心、肝经。

功效主治

清心开窍，豁痰定惊，清热解毒。

临床应用

1.用于高热烦躁、神昏谵语及惊痫抽搐等症。

2.用于咽喉肿痛腐烂、各种热毒疮痈。

建议用量与用法

每次吞服0.15~0.6克。多入丸散剂应用。入汤剂宜冲服。外用适量。

生地黄

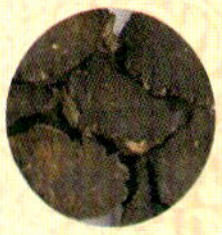

本品为玄参科植物地黄的新鲜块根。

性味与归经

甘、苦，寒。入心、肝、肾经。

功效主治

清热凉血，生津。

临床应用

1.用于热病热邪入营，舌绛口渴，或身发斑疹。

2.用于阴虚火旺，咽喉红肿。

3.用于血热妄行引起的吐血、衄血等症。

建议用量与用法

15~60克，煎服。

紫草

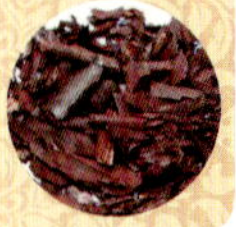

本品为紫草科植物紫草及新疆紫草的根。

性味与归经

甘，寒。入心、肝经。

功效主治

凉血，解毒，透疹。

临床应用

用于麻疹与其他热病发斑疹因血热毒盛而疹出不透，或疹出而色不红活。

建议用量与用法

3～9克，煎服。

大青叶

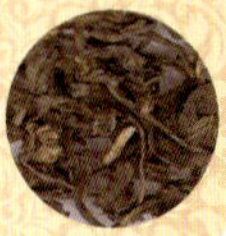

本品为十字花科植物菘蓝的根。

性味与归经

苦，大寒。入心、胃经。

功效主治

清热解毒，凉血。

临床应用

1.用于时行热病，热入血分，高热神昏及热毒发斑等症。

2.用于丹毒、咽喉肿痛、口疮、肿毒等症。

建议用量与用法

9～15克，大剂量可用至30克，煎服。

清热解毒药

金银花

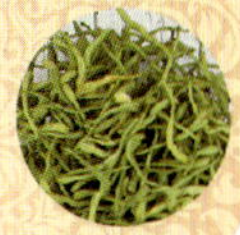

本品为忍冬科植物忍冬的花蕾。

性味与归经

甘，寒。入肺、胃、心、脾经。

功效主治

清热解毒。

临床应用

1.用于外感风热或温病初起。

2.用于疮痈肿毒、咽喉肿痛。

3.用于热毒引起的泻痢。

4.用于便血(粪便中夹有黏液和血液)。

建议用量与用法

9～15克，煎服。

漏芦

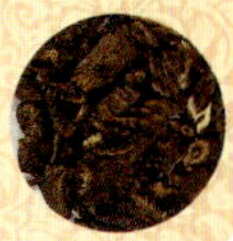

本品为菊科植物漏芦的根。

性味与归经

苦，寒。入胃经。

功效主治

清热解毒，消痈肿，下乳汁。

临床应用

用治疮痈初起，以及乳汁不下、乳房肿痛等症。用于各种肿瘤。

建议用量与用法

3～12克，煎服。

山慈菇

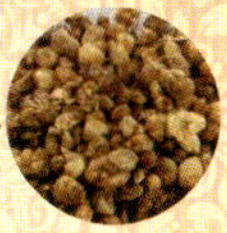

本品为兰科植物杜鹃兰的干燥假鳞茎。山慈菇的来源较复杂，有兰科的杜鹃兰、独蒜兰，百合科的老鸭瓣，防己科的金果榄、青牛胆等。

性味与归经

甘、微辛，寒。入肝、胃经。

功效主治

清热解毒，消痈散结。

临床应用

1.用于实热性疮疖肿毒、瘰疬结核等症。

2.用于食管癌及淋巴肿瘤等。

建议用量与用法

3～9克，煎服。外用适量。

紫花地丁

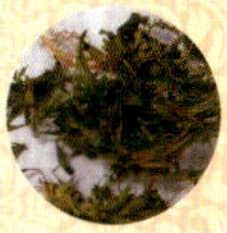

本品为堇菜科植物紫花地丁的全草。

性味与归经

苦、辛，寒。入心、肝经。

功效主治

清热解毒。

临床应用

用于疔疮热毒、痈肿发背等症。

建议用量与用法

9～15克，大剂量可用至30克；新鲜的可用30～60克，煎服。外敷适量。

四季青

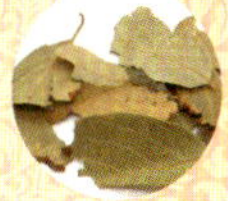

本品为冬青科植物冬青的叶。

性味与归经

苦、涩，寒。入肺、心经。

功效主治

清热解毒，凉血止血。

临床应用

1.用于感冒发热、肺热咳嗽、咽喉肿痛、小便淋沥涩痛及痢疾、腹泻等病证。

2.用于热疖痈肿初起、下肢溃烂、烫伤、烧伤及外伤出血等症。

建议用量与用法

15～30克，大剂量可用至60克，煎服。外用适量。

连翘

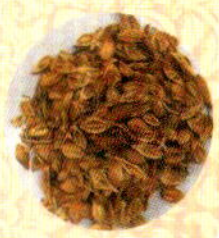

本品为木樨科植物连翘的果实。

性味与归经

苦，微寒。入心、胆经。

功效主治

清热解毒。

临床应用

1.用于外感风热或温病初起。

2.用于热病所致的高热、烦躁、口渴或发斑疹等症。

3.用于疮疡肿毒、瘰疬、丹毒、乳痈等症。

建议用量与用法

9～15克，煎服。

蒲公英

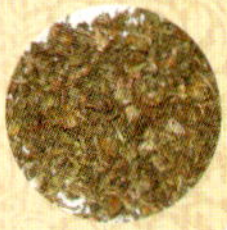

本品为菊科植物蒲公英或其他同属植物的全草。

性味与归经

苦、甘，寒。入肝、胃经。

功效主治

清热解毒。

临床应用

用于乳痈肿痛、疔疮热毒、咳吐脓血痰。

建议用量与用法

9～30克，煎服。

土茯苓

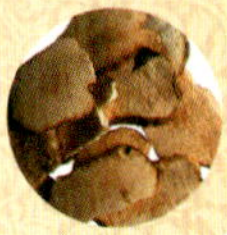

本品为百合科植物光叶菝葜的块茎。

性味与归经

甘、淡，平。入肝、胃经。

功效主治

清热解毒，除湿通络。

临床应用

用于湿热疮毒、梅毒、筋骨拘挛疼痛及瘰疬疮肿等症。

建议用量与用法

15～60克，煎服。据文献记载，服药时不可饮茶。

白蔹

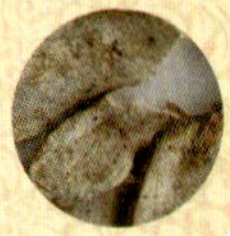

本品为葡萄科植物白蔹的根。

性味与归经

苦，微寒。入心、胃经。

功效主治

清热解毒，消痈肿。

临床应用

用于疮疡痈肿。

建议用量与用法

3～9克，煎服。外用适量。

清热燥湿药

黄连

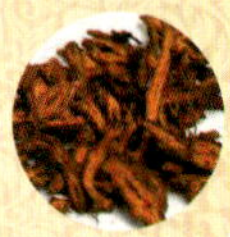

本品为毛茛科植物黄连或同属植物的根茎。

性味与归经

苦，寒。入心、肝、胆、胃、大肠经。

功效主治

清热燥湿，泻火解毒。

临床应用

1.用于湿热内蕴、胸中烦热痞满、舌苔黄腻、黄疸，以及肠胃湿热、呕吐、泻痢、痔疮等症。

2.用于热病高热，口渴烦躁，甚至神昏谵语；心火亢盛，失眠、心烦；血热妄行，吐血衄血，以及热毒疮疡等症。

建议用量与用法

1.5～4.5克，煎服；研粉吞服，每次0.9～1.5克，每日服2～3次。

徐长卿

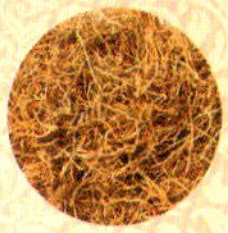

本品为萝藦科植物徐长卿的根及根茎。

性味与归经

辛，温。入肝、胃经。

功效主治

祛风通络，止痛，止痒，解毒消肿。

临床应用

1.用于风湿痹痛。

2.用于脘腹胀痛、牙痛、跌打伤痛等症。

3.用于湿疹、风疹瘙痒、顽癣等症。

4.用于毒蛇咬伤。

建议用量与用法

3～9克，煎服。

秦艽

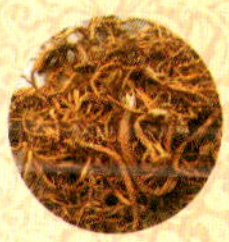

本品为龙胆科草本植物秦艽、麻花艽、粗茎秦艽或小秦艽的根。

性味与归经

苦、辛，平。入胃、肝、胆经。

功效主治

祛除风湿，退黄疸，除虚热。

临床应用

1.用于风湿痹痛。

2.用于湿热黄疸。

3.用于骨蒸潮热。

建议用量与用法

3～9克，煎服。

透骨草

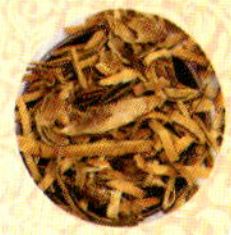

本品为凤仙花科草本植物凤仙花的干燥茎。

性味与归经

辛、温；有小毒。入肝、肾经。

功效主治

祛除风湿，活血止痛。

临床应用

1.用于风湿痹痛。

2.用于跌打损伤、经闭等症。

3.治疗疮疖痈肿、蛇虫咬伤，可用鲜草适量，打烂外敷。

建议用量与用法

9～15克，煎服。外用适量。

防己

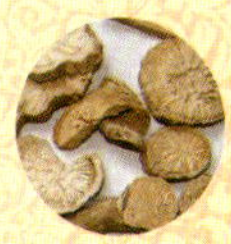

本品为防己科藤本植物粉防己或马兜铃科草本植物广防己的根。

性味与归经

苦、辛，寒。入膀胱、肺经。

功效主治

祛除风湿，利水消肿。

临床应用

1.用于风湿痹痛。

2.用于水肿、脚气等症。

建议用量与用法

3～9克，煎服。

桑枝

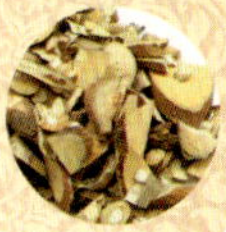

本品为桑科乔木桑的干燥嫩枝。

性味与归经

苦，平。入肝经。

功效主治

祛风通络。

临床应用

用于风湿痹痛。

建议用量与用法

9～15克，煎服。

川乌

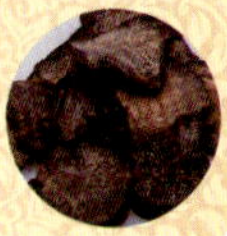

为毛茛科植物乌头的干燥母根。

性味与归经

辛、苦，热；有大毒。归心、肝、肾、脾经。

功效主治

祛风除湿，温经止痛。

临床应用

用于风寒湿痹，关节疼痛，麻醉止痛。

建议用量与用法

1.5～3克，煎服，宜先煎、久煎。

络石藤

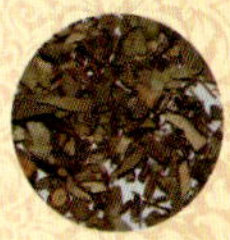

本品为夹竹桃科攀缘藤本植物络石的干燥带叶藤茎。

性味与归经

苦，微寒。入心、肝、肾经。

功效主治

祛风通络，凉血消痈。

临床应用

1.用于风湿痹痛。

2.用于疮疡肿痛。

建议用量与用法

9～15克，煎服。

理气药

枸橘

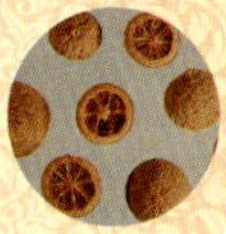

本品为芸香科灌木或小乔木枸橘的未成熟果实。

性味与归经

辛、苦，温。入肝、胃经。

功效主治

疏肝破气，消积化滞。

临床应用

1.用于胁肋疼痛、乳房胀痛或结块、疝气疼痛等症。

2.用于食积停滞、脘腹胀满。

3.治胃下垂、子宫脱垂、脱肛等症。

建议用量与用法

3～9克，煎服。本品有缓泻作用，脾虚便溏者忌用。

枳实

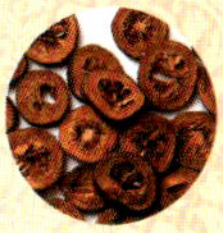

本品为芸香科植物酸橙及其栽培变种或甜橙的幼果。

性味与归经

苦，微寒。入脾、胃、大肠经。

功效主治

行气除胀满，化痰开痹，消积导滞。

临床应用

1.用于胸腹胀满。

2.用于胸痹结胸，以及痰多咳嗽、风痰眩晕等症。

3.用于食积停滞、便秘腹痛及泻痢不畅、里急后重等症。

4.用于胃下垂、脱肛、子宫脱垂等症，宜与补气升阳之品同用。

5.近年来发现本品有升压作用，可用于休克。

建议用量与用法

3~9克，煎服。

檀香

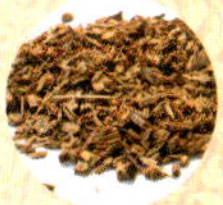

本品为檀香科乔木檀香的木材。

性味与归经

辛，温。入脾、胃、肺经。

功效主治

行气止痛。

临床应用

用于胸腹疼痛等症。

建议用量与用法

0.9~3克，煎服；或入丸散。

木香

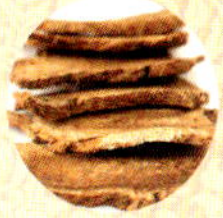

本品为菊科本草植物木香的根。

性味与归经

辛、苦，温。入脾、胃、大肠、胆经。

功效主治

行气止痛。

临床应用

用于胸腹胀痛、胁肋疼痛及泻痢腹痛等症。

建议用量与用法

3~9克，煎服。

乌药

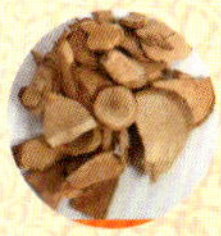

本品为樟科灌木或小乔木乌药的块根。

性味与归经

辛，温。入脾、肺、肾、膀胱经。

功效主治

行气止痛，温肾散寒。

临床应用

1.用于胸腹胀痛、寒疝腹痛及经行腹痛等症。

2.用于小便频数、遗尿。

建议用量与用法

3~9克，煎服。

瓜蒌皮

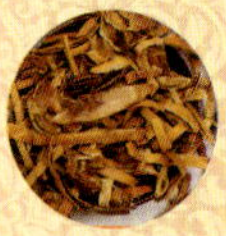

本品为葫芦科藤本植物瓜蒌或双边瓜蒌的成熟果皮。

性味与归经

苦，寒。入肺、胃经。

功效主治

行气除胀满，化痰开痹，清肺止咳。

临床应用

1.用于胸腹胀满。

2.用于胸痹结胸。

3.用于肺热咳嗽。

4.用于冠心病、心绞痛。

建议用量与用法

3～9克，煎服。

甘松

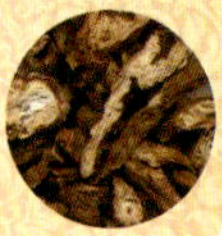

本品为败酱科草本植物甘松匙叶甘松的根及茎叶。

性味与归经

辛、甘，温。入脾、胃经。

功效主治

行气止痛。

临床应用

用于胸腹疼痛、食欲不振等症。

建议用量与用法

3～4.5克，煎服。

佛手

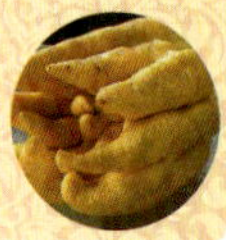

本品为云香科小乔木或灌木佛手柑的果实。

性味与归经

辛、苦、酸，温。入肺、脾、胃、肝经。

功效主治

疏肝理气，活血调经。

临床应用

1.用于胁肋疼痛、胸腹胀痛等症。

2.用于痰多咳嗽。

建议用量与用法

3～9克，煎服。

娑罗子

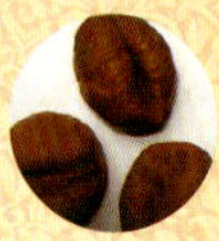

本品为七叶树科乔木七叶树或天师栗的成熟种子。

性味与归经

甘，温。入肝、胃经。

功效主治

疏肝理气。

临床应用

用于胁肋疼痛、胸腹胀痛、乳房胀痛等症。

建议用量与用法

3～9克，煎服。

香橼

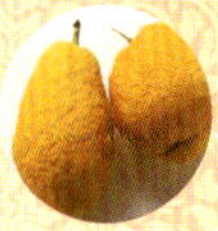

本品为云香科乔木枸橼或香圆的成熟果实。

性味与归经

辛、苦、酸，温。入肝、脾、肺经。

功效主治

疏肝理气，化痰。

临床应用

1. 用于胁肋疼痛、胸腹疼痛等症。

2. 用于痰多咳嗽。

建议用量与用法

3～9克，煎服。

活血祛瘀药

川芎

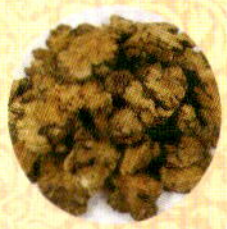

本品为伞形科草本植物川芎的根茎。

性味与归经

辛，温。入肝、胆、心包经。

功效主治

活血祛瘀，祛风止痛。

临床应用

1. 用于胸胁疼痛、风湿痹痛、症瘕结块、疮疡肿痛、跌仆伤痛。

2. 用于感冒头痛、偏正头痛等症。

3. 治疗冠心病、心绞痛。

建议用量与用法

3～9克，煎服；研粉吞服，每次0.6～0.9克。

桃仁

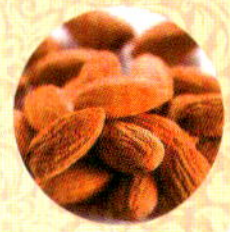

蔷薇科小乔木桃或山桃的成熟种子。

性味与归经

苦、甘，平。入心、肝、大肠经。

功效主治

活血祛瘀，润肠通便。

临床应用

1. 用于症瘕结块、肺痈肠痈、跌仆伤痛、经闭痛经、产后瘀痛等症。

2. 用于肠燥便秘。

建议用量与用法

3～9克，煎服。桃仁霜入汤剂须包煎。

丹参

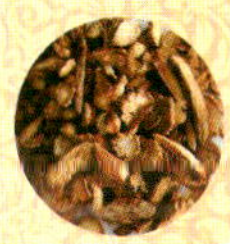

唇形科草本植物丹参的根及根茎。

性味与归经

苦，微寒。入心、心包、肝经。

功效主治

活血祛瘀，凉血清心，养血安神。

临床应用

1. 用于胸胁痛、风湿痹痛、症瘕结块、疮疡肿痛、跌仆伤痛、月经不调、经闭、痛经、产后瘀痛等病证。

2. 用于温病热入营血、身发斑疹、神昏烦躁等症。

3. 用于心悸、怔忡、失眠等症。

4. 治疗冠心病、心肌梗死、肝脾肿大、异位妊娠(宫外孕)等病症。

建议用量与用法

9～15克，煎服。

红花

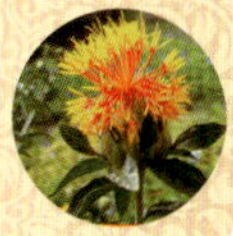

本品为菊科本草植物红花的筒状花序。

性味与归经

辛，温。入肝、心经。

功效主治

活血祛瘀。

临床应用

1.用于症瘕结块、疮痈肿痛、跌仆伤痛、风湿痹痛、月经失调、经闭腹痛、产后瘀痛等症。

2.用于斑疹色暗。

3.治疗冠心病、心绞痛。

建议用量与用法

3～9克，煎服。月经过多者、孕妇忌用。

泽兰

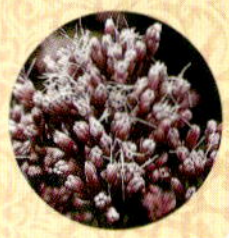

本品为唇形科草本植物毛叶地瓜儿苗的地上部分。

性味与归经

苦、辛，微温。入肝、脾经。

功效主治

活血祛瘀，利水消肿。

临床应用

1.用于症瘕结块、疮疡肿痛、跌仆伤痛、月经失调、经闭痛经、产后瘀滞腹痛等症。

2.用于产后小便不利、身面浮肿。

建议用量与用法

3～9克，煎服。月经过多者、孕妇忌用。

乳香

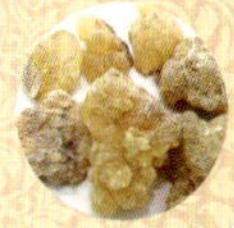

本品为橄榄科矮小乔木卡氏乳香树胶树脂。

性味与归经

辛、苦，温。入心、肝、脾经。

功效主治

活血止痛，消肿生肌。

临床应用

1.用于脘腹疼痛、风湿痹痛、跌仆伤痛、经行腹痛等病证。

2.用于疮疡肿痛或溃后久不收口。

建议用量与用法

3～9克，煎服。外用适量。

没药

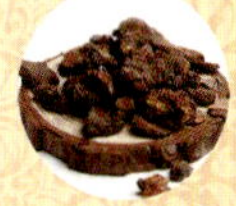

本品为橄榄科灌木或小乔木没药树及其同属植物中取得的干燥胶树脂。

性味与归经

苦，平。入心、肝、脾经。

功效主治

活血止痛，消肿生肌。

临床应用

1.用于脘腹疼痛、风湿痹痛、跌仆伤痛、经行腹痛等症。

2.用于疮疡肿痛或溃破久不收口。

建议用量与用法

3～9克，煎服。外用适量。本品易败胃气，胃弱者慎用。

五灵脂

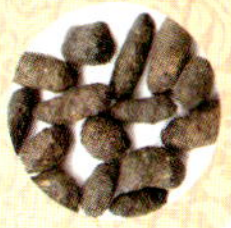

本品为鼯鼠科动物复齿鼯鼠的粪便。

性味与归经

甘，温。入肝经。

功效主治

活血止痛，化瘀止血。

临床应用

1.用于胸腹疼痛、经行腹痛、产后瘀滞发痛等症。

2.用于瘀滞出血等症。

建议用量与用法

3~9克，宜包煎。或入丸、散用。

刘寄奴

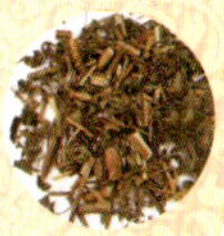

本品为菊科草本植物寄蒿的地上部分。

性味与归经

苦，温。入心、脾经。

功效主治

祛瘀通经疗伤，消食化积。

临床应用

1.用于血滞经闭、产后瘀痛、跌仆伤痛等症。

2.用于食积停滞、脘腹胀痛。

建议用量与用法

3~9克，用于消食积。单味可用9~15克，煎服。

姜黄

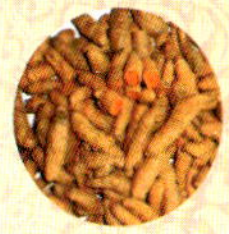

本品为姜科草本植物姜黄的根茎。

性味与归经

苦、辛，温。入脾、肝经。

功效主治

活血行气止痛，祛风湿利痹。

临床应用

1.用于胸胁疼痛、经闭腹痛等症。

2.用于风湿痹痛等症。

建议用量与用法

3~9克，煎服。外用适量。

郁金

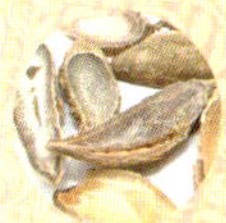

本品为姜科草本植物郁金、广西莪术、姜黄或莪术的块根。

性味与归经

辛、苦，寒。入心、肺、肝经。

功效主治

活血止痛，疏肝解郁，凉血清心，利胆退黄。

临床应用

1.用于经行腹痛、月经失调、症瘕结块等症。

2.用于胁肋疼痛。

3.用于湿温病神志不清，以及癫痫等病症。

4.用于吐血、衄血、尿血等症。

5.用于黄疸。

建议用量与用法

3~9克，煎服。

益母草

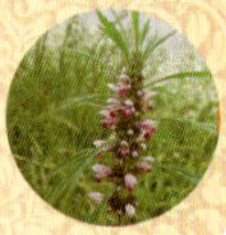

本品为唇形科草本植物益母草的地上部分。

性味与归经

辛、微苦，微寒。入心、肝、膀胱经。

功效主治

活血调经，利水消肿，凉血消疹。

临床应用

1.用于月经失调、痛经、产后恶露不尽、瘀滞腹痛等症。

2.用于水肿、小便不利。

3.用于疹痒赤热。

建议用量与用法

9～30克，煎服。

止血药

蚕豆花

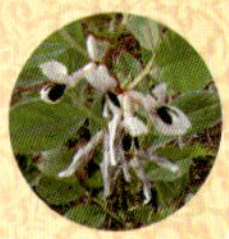

本品为豆科植物蚕豆的花。

性味与归经

甘、微辛，平。入肝、脾经。

功效主治

止血，止带，降血压。

临床应用

1.用于呕血、咯血、鼻衄、热病发斑等症。

2.有止带、降压的作用，可治疗赤白带下、高血压。

建议用量与用法

15～30克，煎服。

灶心土

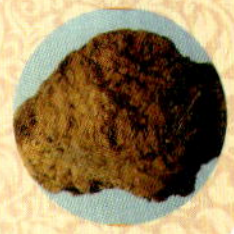

本品为烧杂草与木材的土灶内的焦黄土。

性味与归经

辛，温。入脾、胃经。

功效主治

收敛止血，温中止呕。

临床应用

1.适用于各种出血症。

2.用于呕吐反胃、妊娠呕吐等症。

建议用量与用法

15～30克，煎服。宜布包，先煎。或用30～60克，煎汤代水饮。

白及

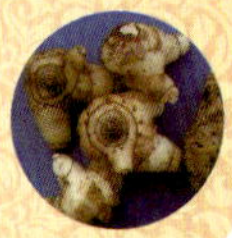

本品为兰科植物白及的块茎。

性味与归经

苦、甘、涩，微寒。入肝、肺、胃经。

功效主治

收敛止血，消肿生肌。

临床应用

1.用于咯血、呕血、衄血、外伤出血等症。

2.用于疮疡肿痛、溃疡久不收口、手足皲裂等症。

3.用于尘肺、肺痈、肺结核等病。

建议用量与用法

3～9克，煎服。研粉吞服或冲服，每次1.2～1.5克。外用适量。

艾叶

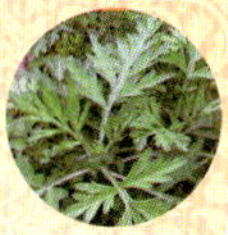

本品为菊科植物艾(栽培品)的叶(少数带茎)。

性味与归经

苦、辛，温。入肝、脾、肾经。

功效主治

温经止血，散寒止痛。

临床应用

1.用于咯血、衄血、便血、月经过多、妊娠漏红等病症。

2.用于经行腹痛等症。

建议用量与用法

3～9克，煎服。

仙鹤草

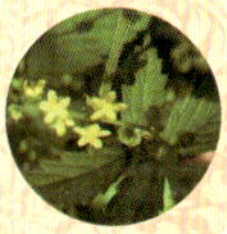

本品为蔷薇科草本植物龙牙草的地上部分。

性味与归经

苦，平。入肝、肺、脾经。

功效主治

止血，补虚。

临床应用

1.用于多种出血病证。

2.用于脱力劳伤。

建议用量与用法

9～15克，大剂量可用至30～60克，煎服。

荠菜花

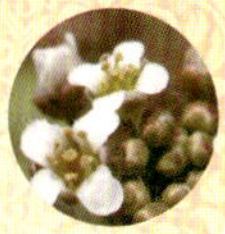

本品为十字花科植物荠菜的带花、果的全草。

性味与归经

甘、淡，凉。入肝、胃经。

功效主治

止血，降压，清热利湿。

临床应用

1.用于血热妄行所致的出血。

2.用于高血压。

3.用于肾炎、乳糜尿、痢疾等病症。

建议用量与用法

9～30克，煎服。

大蓟

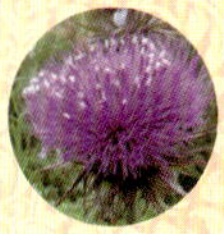

本品为菊科植物的全草。

性味与归经

甘，凉。入肝经。

功效主治

凉血，止血。

临床应用

用于咯血、衄血、崩漏、尿血等症。

建议用量与用法

9～15克，鲜品可用至30～60克，煎服。外用适量。

地榆

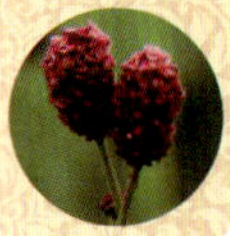

本品为蔷薇科植物地榆的根及根茎。

性味与归经

苦、酸，微寒。入大肠经。

功效主治

凉血止血，泻火敛疮。

临床应用

1.用于便血、血痢、痔疮出血、尿血、崩漏等症。

2.用于烫伤、皮肤溃烂、流脓水、疼痛等症。

建议用量与用法

3～9克，煎服。外用适量。

山茶花

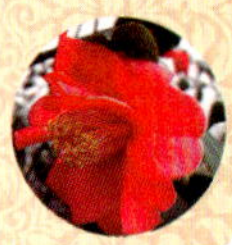

本品为茶科植物山茶的花。

性味与归经

微辛、甘，寒。入心、肝经。

功效主治

清热止血。

临床应用

用于吐血、衄血、肠风下血及水火烫伤等。

建议用量与用法

3～9克，煎服。外用适量。

茜草

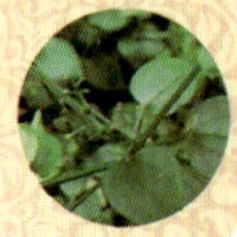

本品为茜草科植物茜草的根及根茎。

性味与归经

苦，寒。入肝经。

功效主治

凉血止血，行血祛瘀。

临床应用

1.用于各种出血症。

2.用于妇女经闭、月经失调、产后恶露不下及跌仆损伤、关节疼痛、痈疽初起等症。

建议用量与用法

3～9克，煎服。

侧柏叶

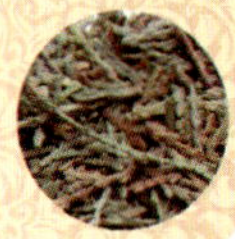

本品为柏科植物侧柏的枝叶。

性味与归经

苦、涩，微寒。入肺、肝、大肠经。

功效主治

凉血止血。

临床应用

用于各种出血病症。

建议用量与用法

3～9克，煎服。

血余炭

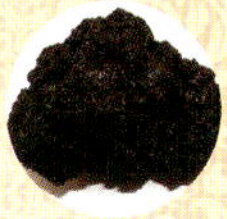

本品为人的头发经加工而成的块状物。

性味与归经

苦，平。入肝、胃经。

功效主治

止血。

临床应用

1.用于咯血、衄血、血淋、崩漏等症。

2.用于小便不通。

建议用量与用法

3～9克，煎服；研末吞服，每次0.9～1.5克。

蒲黄

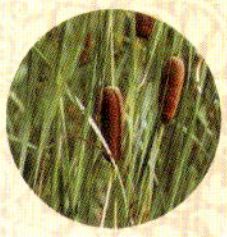

本品为相蒲科植物水烛的花粉。

性味与归经

甘、平。入肝、心包经。

功效主治

收敛止血，活血祛瘀。

临床应用

1.用于呕血、咯血、尿血、便血、崩漏、创伤出血等症。

2.用于心腹疼痛、产后瘀痛、痛经等症。

建议用量与用法

3～9克，煎服。

三七

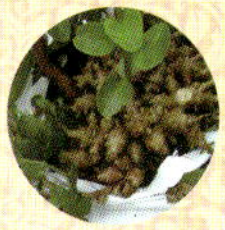

本品为五加科植物三七的干燥根。

性味与归经

甘、微苦，温。入肝、胃经。

功效主治

祛瘀止血，活血止痛。

临床应用

1.本品既可止血，又能化瘀生新，有止血不留瘀、化瘀不伤正的特点，用于人体内外的各种出血，如吐血、衄血、便血等症。

2.用于各种瘀滞疼痛与跌打伤痛等症。

建议用量与用法

3～9克，煎服；研粉吞服，每次0.9～1.5克，每日2～3次。本品价格昂贵，故临床应用多取研粉吞服。

槐花

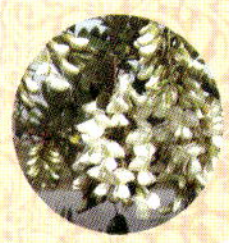

本品为豆科植物槐树的花蕾。

性味与归经

苦，微寒。入肝、大肠经。

功效主治

凉血，止血。

临床应用

用于便血、血痢、痔血、崩漏、咯血、衄血等症。

建议用量与用法

9～15克，煎服。

藕节

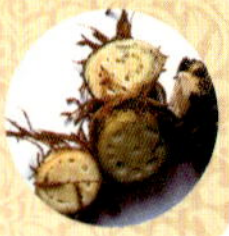

本品为睡莲科植物莲的根茎之间的节。

性味与归经

涩，平。入肝、肺、胃经。

功效主治

收涩止血。

临床应用

用于各种出血病症。

建议用量与用法

9～15克，煎服。

谷芽

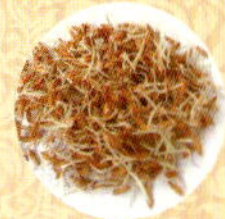

本品为禾本科植物稻的成熟颖果，经发芽后，低温干燥而得。

性味与归经

甘，平。入脾、胃经。

功效主治

消食和中，健脾开胃。

临床应用

用于消化不良、脘闷腹胀及脾胃虚弱、食欲减退等症。

建议用量与用法

9～15克，大剂可用至30～90克，煎服。

消食药

麦芽

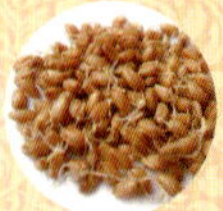

本品为禾本科植物大麦的成熟颖果，经发芽后，低温干燥而得。

性味与归经

咸，平。入脾、胃经。

功效主治

消食和中，回乳。

临床应用

1.用于食积不化、脘闷腹胀及脾胃虚弱、食欲不振等症。

2.用于断乳及乳汁瘀积引起的乳房胀痛等症。

建议用量与用法

9～15克，大剂量可用至30～120克，煎服。

鸡内金

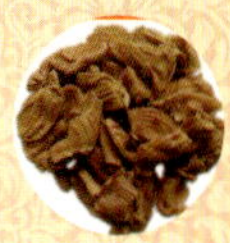

本品为脊椎动物雉科家鸡的砂囊角质内膜。俗称鸡肫皮。

性味与归经

甘，平。入脾、胃、小肠、膀胱经。

功效主治

消食积，止遗尿。

临床应用

用于食积不化、脘腹胀满及小儿疳积。

建议用量与用法

8～10克，煎服；1.5～8克研末服。研末用效果比煎剂好。

山楂

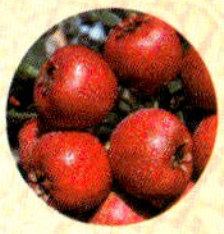

本品为蔷薇科乔木或大灌木山里红山楂或野山楂的成熟果实。

性味与归经

酸、甘，微温。入脾、胃、肝经。

功效主治

消食化积，活血化瘀。

临床应用

1.用于食积停滞。

2.用于产后瘀滞腹痛、恶露不尽。

建议用量与用法

1.5～6克，煎服。

莱菔子

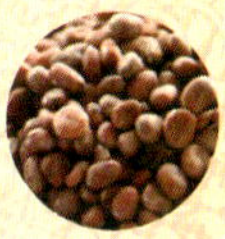

本品为十字花科植物莱菔的成熟种子。

性味与归经

辛、甘，平。入脾、胃、肺经。

功效主治

消食化积，祛痰下气。

临床应用

1.用于食积停滞、胃脘痞满、嗳气吞酸、腹痛泄泻、腹胀不舒等症。

2.用于咳嗽痰多气喘。

建议用量与用法

9～15克，煎服。

驱虫药

苦楝根皮

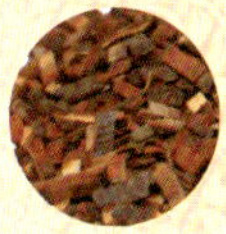

本品为楝科植物川楝或楝树的根皮。

性味与归经

苦、寒；有毒。入肝、脾、胃经。

功效主治

杀虫，疗癣。

临床应用

1.用于虫积腹痛。

2.用于头癣、疥癣。

建议用量与用法

3～9克，鲜品15～30克，煎服。

大蒜

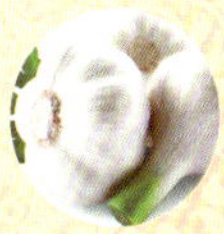

本品为百合科植物蒜的鳞茎。

性味与归经

辛，温。入胃、大肠经。

功效主治

杀虫，解毒，消痈。

临床应用

1.用于钩虫、蛲虫病。

2.用于痢疾、腹泻、肺结核、顿咳等症。

3.用于疮疡初起。

4.用于头癣。

建议用量与用法

3～5个，内服或外用。

温寒化痰药

天南星

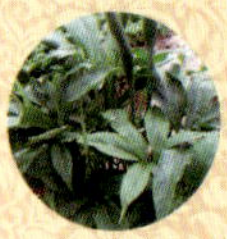

本品为天南星科植物拟天南星及天南星，或其他同属近似植物的球状块茎。

性味与归经

苦、辛，温；有毒。入肺、肝、脾经。

功效主治

燥湿化痰，祛风解痉。

临床应用

1.用于顽痰咳嗽、胸膈胀闷等症。

2.用于风痰眩晕、癫痫、中风及破伤风、口噤强直等症。

建议用量与用法

3～9克，煎服。

白附子

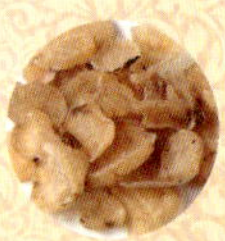

本品为天南星科植物独角莲的块茎，或毛茛科植物黄花乌头的块根。

性味与归经

辛，温；有毒。入胃经。

功效主治

祛风痰，逐寒湿。

临床应用

1.用于中风、口眼歪斜。

2.用于寒湿疼痛、偏正头痛等症。

建议用量与用法

3～4.5克，煎服。

半夏

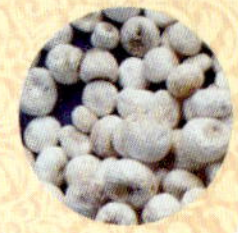

本品为天南星科草本植物半夏的块茎。

性味与归经

辛，温；有毒。入脾、胃经。

功效主治

燥湿化痰，消痞散结，降逆止呕。

临床应用

1.用于痰多咳嗽。

2.用于胸脘痞闷、胸痹、结胸等症。

3.用于瘿瘤瘰疬、疮疡肿痛、梅核气等症。

4.用于胃气上逆、恶心呕吐。

建议用量与用法

3～9克，煎服。外用适量。

白芥子

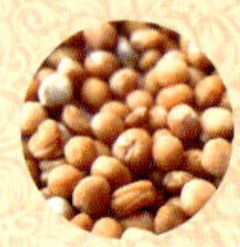

本品为十字花科植物白芥的成熟种子。

性味与归经

辛，温。入肺经。

功效主治

治痰利气，散结消肿。

临床应用

1.用于寒痰壅滞、胸满胁痛、咳嗽气逆痰多等症。

2.用于痰注肢体、关节疼痛及流注阴疽等症。

3.用于胸胁刺痛、寒痰哮喘的轻症。

建议用量与用法

3～9克，煎服。外用适量。

白前

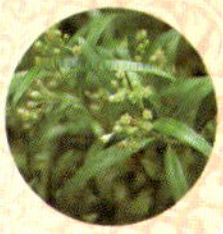

本品为萝卜植物柳叶白前或芫花叶白前的根茎及叶。

性味与归经

辛、甘，微温。入肺经。

功效主治

祛痰，降气。

临床应用

用于咳嗽痰多、气逆喘促等症。

建议用量与用法

3~6克，煎服。

皂荚

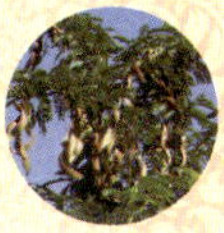

本品为豆科植物皂荚树的果实。

性味与归经

辛，温；有小毒。入肺、大肠经。

功效主治

祛痰，开窍。

临床应用

1.用于寒湿壅滞、胸闷喘咳、痰多而咳吐不爽者。

2.用于猝然昏迷、口噤不开，以及癫痫痰盛、关窍阻闭等症。

3.皂荚熬膏涂疮肿(未溃者)，有退肿的功效。

建议用量与用法

3~6克，煎服；焙焦研粉吞服，每次0.6~1.5克。内服剂量不宜过大，否则可引起呕吐及腹泻。本品辛散走窜，药性锐利，孕妇、体虚及有出血倾向者均不宜用。

苏子

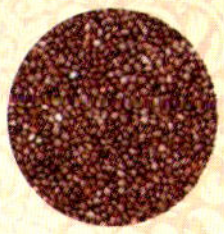

本品为唇形科一年生草本植物紫苏的果实。

性味与归经

辛，温。入肺经。

功效主治

降气消痰定喘，滑肠。

临床应用

1.用于痰壅气逆、咳嗽气喘。

2.用于肠燥便秘。

建议用量与用法

6~9克，煎服。

桔梗

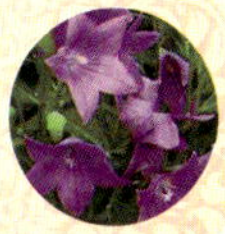

本品为桔梗科植物桔梗的根。

性味与归经

苦、辛，平。入肺经。

功效主治

宣肺痰，排脓。

临床应用

1.用于咳嗽痰多、咽痛音哑等症。

2.用于肺痈、咽喉肿痛等症。

建议用量与用法

3~6克，煎服。

清热化痰药

荸荠

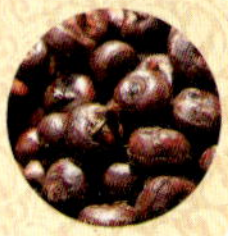

本品为莎草科植物乌芋的球茎。

性味与归经

甘，微寒。入肺、胃、大肠经。

功效主治

化痰消积，清热生津，明目退翳。

临床应用

1.用于痰核、瘰疬等症。

2.用于热病烦渴、便秘，以及阴虚肺燥、痰热咳嗽等症。

3.用于目赤热痛及障翳等症。

建议用量与用法

30～60克，煎服。外用适量。

海蛤壳

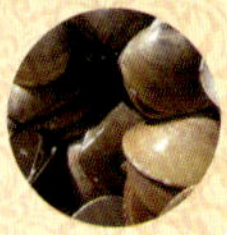

本品为文蛤科动物文蛤或青蛤等的贝壳。

性味与归经

苦、咸，平。入肺、肾经。

功效主治

清肺化痰，软坚散结。

临床应用

1.用于痰火郁结、胸胁疼痛、痰多喘咳等症。

2.用于瘰疬、瘿瘤等症。

3.用于胃痛反酸。

建议用量与用法

9～15克，煎服。蛤粉须包煎。

葶苈子

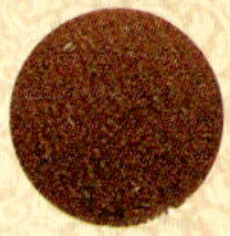

本品为十字花科植物播娘蒿的种子。

性味与归经

辛、苦，大寒。入肺、膀胱经。

功效主治

泻肺定喘，行水消肿。

临床应用

1.用于痰涎壅滞、咳嗽气喘等症。

2.用于面目浮肿、胸腹积水而小便不利者。

建议用量与用法

3～9克，煎服。宜包煎。

贝母

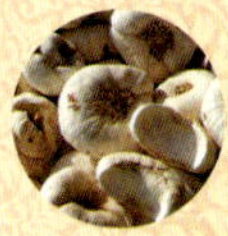

本品为百合科植物卷叶川贝、川贝母、浙贝母等的鳞茎。

性味与归经

川贝母苦、甘，微寒；浙贝母苦，寒。入心、肺经。

功效主治

止咳化痰，清热散结。

临床应用

1.用于肺虚久咳、痰少咽燥及外感风热咳嗽、郁火痰结咳嗽、咳痰黄稠等症。

2.用于瘰疬、疮痈肿毒及肺痈、乳痈等症。

建议用量与用法

3～9克，煎服。川贝母价格较贵，以研粉吞服为宜，每次0.9～1.5克。

前胡

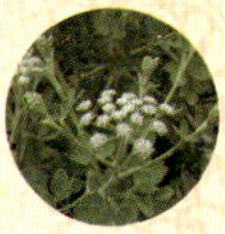

本品为伞形科植物白花前胡或紫花前胡的根。

性味与归经

苦、辛，微寒。入肺经。

功效主治

降气化痰，宣散风热。

临床应用

用于肺气不降、痰稠喘满、咳痰不爽及风热郁肺、咳嗽痰多等症。

建议用量与用法

3～9克，煎服。

胖大海

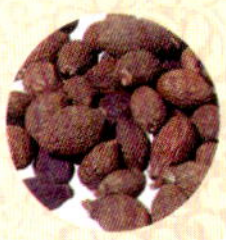

本品为梧桐科植物胖大海的成熟种子。

性味与归经

甘，寒。入肺、大肠经。

功效主治

开肺气，清肺热，润肠通便。

临床应用

1.用于肺热声哑、咽喉疼痛、痰热咳嗽等症。

2.用于热结便秘等症。

建议用量与用法

3～5枚，煎服，或用沸水泡汁服。

瓦楞子

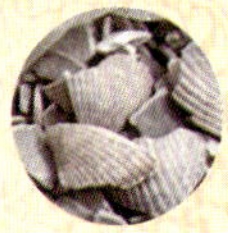

本品为蚶科动物魁蚶、泥蚶或毛蚶的贝壳。

性味与归经

咸，平。入肺、胃、肝经。

功效主治

散结，消痰。

临床应用

1.用于症瘕痞块、老痰积结等症。

2.用干胃痛反酸等症。

建议用量与用法

9～15克，煎服。

木蝴蝶

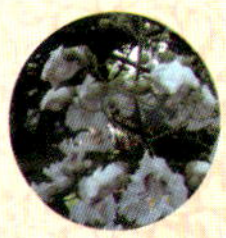

本品为紫葳科植物木蝴蝶的成熟种子。

性味与归经

苦，寒。入肺、肝、胃经。

功效主治

清肺开音，疏肝理气。

临床应用

1.用于咳嗽音哑。

2.用于肝胃气痛。

3.外用贴痈疽，有收敛疮口的作用。

建议用量与用法

0.9～3克，煎服。外用适量。

瓜蒌

本品为葫芦科植物瓜蒌的果实。

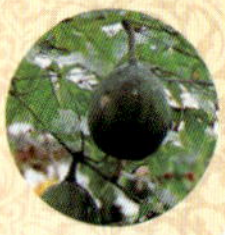

性味与归经

甘，寒。入肺、胃、大肠经。

功效主治

清肺化痰，宽胸散结，润燥滑肠。

临床应用

1.用于肺热咳嗽、咳痰黄稠及肺痈等症。

2.用于胸痹胁痛及乳痈肿痛等症。

3.用于肠燥便秘。

建议用量与用法

9～15克，煎服。

礞石

本品为绿泥石片岩或云母片岩。

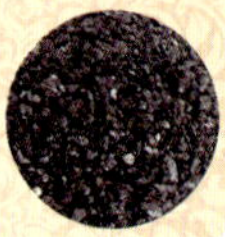

性味与归经

甘、咸，平。入肺、肝经。

功效主治

下气痰，镇肝止痉。

临床应用

1.用于稠黏老痰、顽痰、癫痫惊悸等症。

2.用于痰热惊搐。

建议用量与用法

9～15克，煎服。一般多入丸、散。

竹茹

本品为禾本科植物淡竹或苦竹等茎的节间部分。

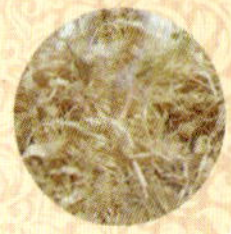

性味与归经

甘，微寒。入肺、胃经。

功效主治

清热，化痰，止呕。

临床应用

1.用于肺热咳嗽、咳痰稠厚。

2.用于胃热呕吐、呃逆。

建议用量与用法

3～9克，煎服。

海藻

本品为马尾藻科植物海蒿子(大叶海藻)或羊西藻(小叶海藻)的叶状体。

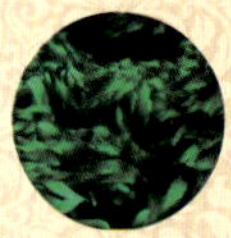

性味与归经

苦、咸，寒。入肝、胃、肾经。

功效主治

消痰结，散瘿瘤。

临床应用

用于痰涎结核、瘿瘤、瘰疬等症。

建议用量与用法

9～15克，煎服。

天竺黄

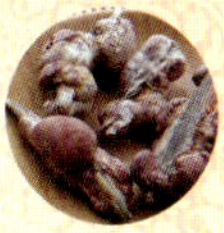

本品为禾本科植物淡竹等因病而在节内生成的块状物。

性味与归经

甘，寒。入心、肝经。

功效主治

清化热痰，凉心定惊。

临床应用

用于痰热惊搐、中风痰壅等症。

建议用量与用法

3～9克，煎服；研粉吞服，每次0.6～0.9克

止咳平喘药

款冬花

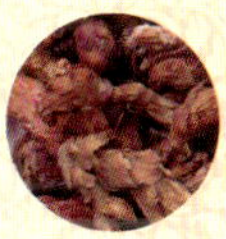

本品为菊科植物款冬的未开放的头状花序。

性味与归经

辛，温。入肺经。

功效主治

止咳化痰。

临床应用

用于咳嗽气喘、肺虚久咳等症。

建议用量与用法

3～9克，煎服。

华山参

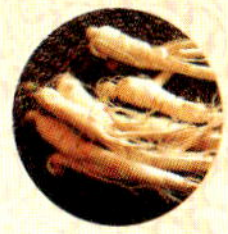

本品为茄科植物漏斗泡囊草的干燥根。

性味与归经

甘、微苦，热；有毒。入肺、脾、心经。

功效主治

平喘止咳，安神镇惊。

临床应用

用于寒痰喘咳、心悸失眠易惊。

建议用量与用法

0.06～0.08克，煎服。

枇杷叶

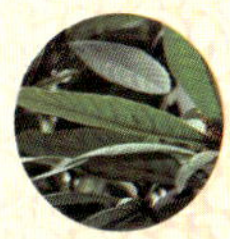

本品为蔷薇科植物枇杷的叶。

性味与归经

苦，平。入肺、胃经。

功效主治

清肺止咳，和胃降逆。

临床应用

1.用于肺热咳嗽、气逆喘息等症。

2.用于呕吐呃逆、口渴等症。

建议用量与用法

3～9克，煎服。包煎。

桑白皮

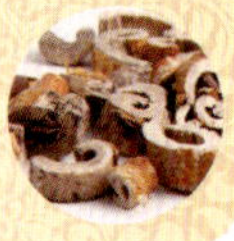

本品为桑科植物桑的根皮。

性味与归经

甘，寒。入肺经。

功效主治

泻肺平喘，利水消肿。

临床应用

1.用于肺热咳嗽、喘逆痰多等症。

2.用于面目浮肿、小便不利等症。

建议用量与用法

9～15克，煎服。

祛寒药

附子

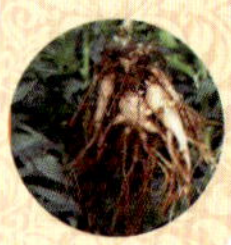

本品为毛茛科植物乌头的肥大块根。

性味与归经

大辛，大热；有毒。入心、脾、肾经。

功效主治

回阳救逆，温补脾肾，散寒止痛。

临床应用

1.用于厥逆亡阳、脉微欲绝等症。

2.用于肾阳不足之畏寒肢冷，脾阳不振之腹痛、便溏等症。

3.用于风寒湿痹、周身骨节疼痛等症。

建议用量与用法

3～9克，煎服。一般认为最好先煎。

干姜

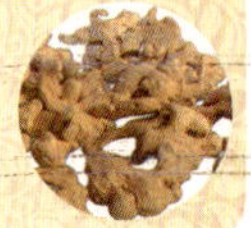

本品为姜科植物姜的干燥根茎。

性味与归经

辛，温。入心、肺、脾、胃、肾经。

功效主治

温中回阳，温肺化痰。

临床应用

1.用于脾胃虚寒之呕吐泄泻、脘腹冷痛，阴寒内盛之四肢厥冷、脉微弱等症。

2.用于肺寒咳嗽，痰稀而多，形如白沫。

建议用量与用法

1.5～9克，煎服。

吴茱萸

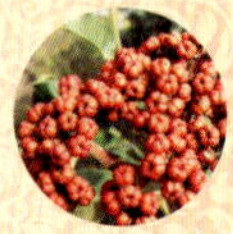

本品为云香科植物吴茱萸的未成熟果实。

性味与归经

辛、苦，大热；有小毒。入肝、胃、脾、肾经。

功效主治

温中止痛，降逆止呕，杀虫。

临床应用

1.用于脘腹冷痛、疝痛、脚气疼痛以及经行腹痛等症。

2.用于肝胃不和、呕吐涎沫等症。

3.治蛲虫病，可用淡吴茱萸9克，加水煎取汁，第一天晚上服头汁，第二天晚上服二汁，连服3～5剂。

建议用量与用法

1.5～4.5克，煎服。

肉桂

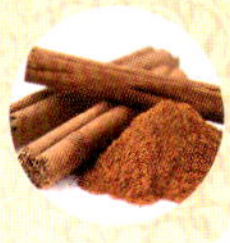

本品为樟科植物桂树的树皮。

性味与归经

辛、甘，大热。入肝、肾、脾经。

功效主治

温中补阳，散寒止痛。

临床应用

1.用于肾阳不足之畏寒肢冷，脾阳不振之脘腹冷痛、食少便溏等症。

2.用于久病体弱、气衰血少、阴疽色白、漫肿不溃或久溃不敛之症。

3.用于脘腹冷痛、寒痹腰痛、经行腹痛等症。

建议用量与用法

1.5～3克，煎服；研粉吞服或冲服，每次0.9～1.5克。本品含有挥发油，不宜久煎，须后下；或另泡汁服。

胡椒

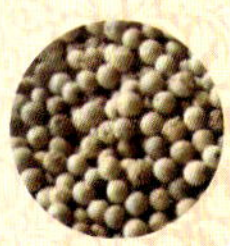

本品为胡椒科植物胡椒的果实。

性味与归经

辛，热。入胃、大肠经。

功效主治

温中散寒。

临床应用

用于胃寒呕吐、腹痛泄泻等症。

建议用量与用法

1.5～3克，煎服；研末吞服，每次0.3～0.9克。

高良姜

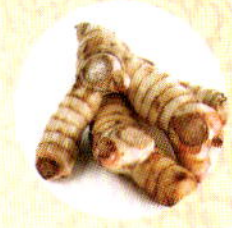

本品为姜科植物高良姜的根茎。

性味与归经

辛，热。入脾、胃经。

功效主治

散寒止痛。

临床应用

用于胃寒作痛及呕吐等症。

建议用量与用法

3～9克，煎服。

小茴香

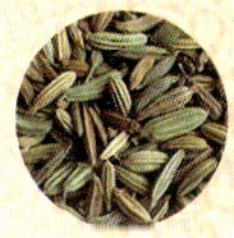

本品为伞形科植物茴香的成熟果实。

性味与归经

辛，温。入肝、肾、脾、胃经。

功效主治

理气止痛，调中和胃。

临床应用

1.用于寒疝腹痛、睾丸偏坠、胃腹冷痛等症。

2.用于胃寒呕吐、食少。

建议用量与用法

3～9克，煎服。

附药

大茴香：又称八角茴香，系木兰科常绿小乔木八角茴香树的果实。性味、功效与小茴香相近，用量也与小茴香相同。

蜀椒

本品为云香科植物花椒的果壳。

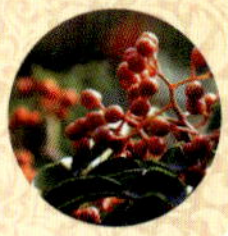

性味与归经

辛，大热；有毒。入脾、胃、肺、肾经。

功效主治

温中止痛，杀虫。

临床应用

1.用于胃腹冷痛、寒湿泄泻等症。

2.用于虫积腹痛或吐蛔等症。

建议用量与用法

1.5~4.5克，煎服。

荜茇

本品为胡椒科植物荜茇的未成熟的果穗。

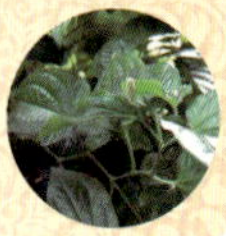

性味与归经

辛，热。入胃、大肠经。

功效主治

温中散寒。

临床应用

1.用于胃寒呕吐、脘腹疼痛等症。

2.用于牙痛。

建议用量与用法

1.5~4.5克．煎服。

开窍药

麝香

本品为鹿科动物麝香囊中的分泌物。

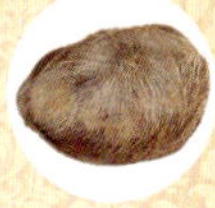

性味与归经

辛，温。入心、脾经。

功效主治

开窍回苏，活血散结，催产下胎。

临床应用

1.用于邪蒙心窍、神志昏迷。

2.用于痈疽疮疡、跌仆损伤、经闭、症瘕及痹痛等症。

建议用量与用法

内服，每次0.03~0.15克。本品气味芳香，宜入丸、散剂，不宜入煎剂。外用适量。

平肝息风药

羚羊角

本品为牛科动物赛加羚羊角及其他种羚羊的角。

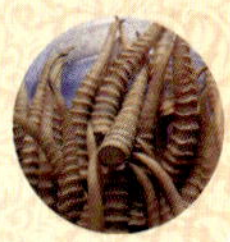

性味与归经

咸，寒。入肝经。

功效主治

平肝息风，清热明目。

临床应用

1.用于肝阳上亢所致的头晕目眩。

2.用于惊风、癫痫、手足抽搐等症。

3.用于高热、狂躁、神昏等症。

4.用于目赤肿痛。

建议用量与用法

一般用于吞服，每次0.3~0.9克。入煎剂一般用0.9~3克，须另煎冲服。

天麻

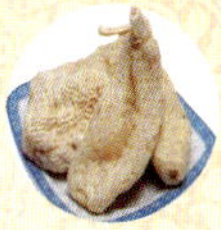

本品为兰科植物天麻的块茎。

性味与归经

辛、甘，微温。入肝经。

功效主治

平肝息风，通络止痛。

临床应用

1.用于头晕目眩。

2.用于热病动风、惊痫抽搐等症。

3.用于头痛、痹痛、肢体麻木等症。

建议用量与用法

3～9克，煎服；研末吞服，每次0.9～1.5克。

紫石英

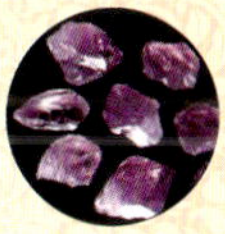

本品为一种含氟化钙的矿石(非真正的石英矿，而是萤石，即氟石)。

性味与归经

甘，温。入心、肝经。

功效主治

镇心定惊，温肺暖宫。

临床应用

1.用于心悸怔忡、惊痫瘛疭等症。

2.用于肺虚寒咳以及子宫虚冷不孕等症。

建议用量与用法

9～15克，煎服。

赭石

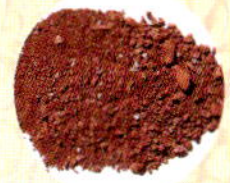

本品为赤铁矿矿石。

性味与归经

苦，寒。入肝、心包经。

功效主治

镇逆，平肝，止血。

临床应用

1.用于嗳气、呃逆、呕吐等症。

2.用于吐血、衄血等症。

建议用量与用法

9～30克，煎服。

钩藤

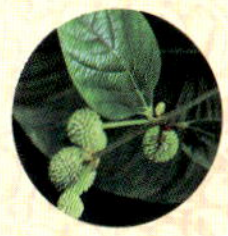

本品为茜草科植物钩藤或华钩藤的钩及相连的茎枝。

性味与归经

甘，微寒。入肝、心包经。

功效主治

清热平肝，息风镇痉。

临床应用

1.用于肝火之头胀、头痛及肝阳上亢之头晕目眩等症。

2.用于热病高热、肝风内动、惊痫抽搐及妇女子痫等症。

建议用量与用法

9～15克，煎服。须后下。

玳瑁

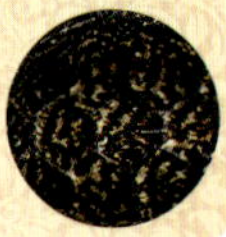

本品为海龟科动物玳瑁的甲片。

性味与归经

甘，寒。入心、肝经。

功效主治

清热解毒，平肝定惊。

临床应用

用于热病烦躁、神昏谵语、惊痫以及中风阳亢等症。

建议用量与用法

3~9克，煎服。或研粉配入丸散。

白蒺藜

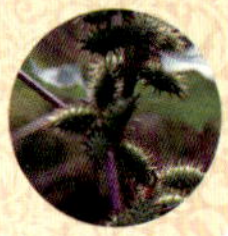

本品为蒺藜科植物刺蒺藜的果实。

性味与归经

辛、苦，微温。入肝经。

功效主治

平肝疏肝，祛风明目。

临床应用

1.用于肝阳上亢、头晕眼花等症。

2.用于肝气郁结等症。

3.用于目赤多泪、风疹瘙痒等症。

建议用量与用法

3~9克，煎服。

石决明

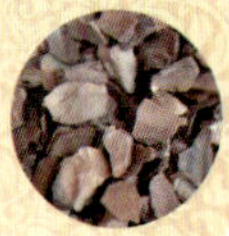

本品为鲍科软体动物九孔鲍或盘大鲍的贝壳。

性味与归经

咸，微寒。入肝经。

功效主治

平肝潜阳，清热明目。

临床应用

1.用于头晕目眩。

2.用于目赤肿痛、视物模糊等症。

建议用量与用法

15~30克，煎服。宜先煎。

全蝎

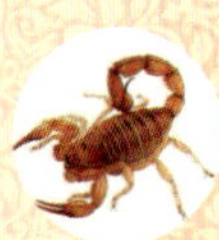

本品为钳蝎科动物东亚钳蝎的全体。

性味与归经

辛，平。有毒。入肝经。

功效主治

息风解痉，祛风止痛，解毒散结。

临床应用

1.用于惊痫抽搐、破伤风等病症。

2.用于头痛、风湿痹痛等症。

3.用于疮疡肿痛。

建议用量与用法

1.5~3克，煎服；研末吞服，每次0.6~0.9克。本品以研末吞服效果较佳，故现在一般不入煎剂。但本品有毒，用量不可过大，必须注意。

罗布麻

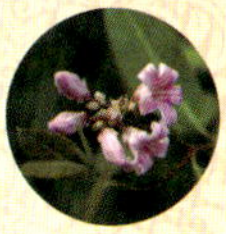

本品为夹竹桃科植物罗布麻的干燥叶。

性味与归经

甘、苦，凉。入肝经。

功效主治

平肝镇惊，清热利水。

临床应用

1.用于肝阳上亢、头目眩晕、心悸失眠、浮肿尿少。

2.用于高血压、神经衰弱、肾炎浮肿。

建议用量与用法

9～15克。煎服。

蜈蚣

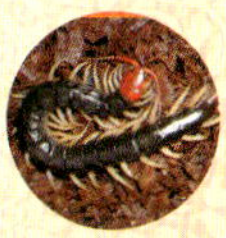

本品为蜈蚣科动物少棘巨蜈蚣的虫体。

性味与归经

辛，温；有毒。入肝经。

功效主治

祛风，解痉，解毒。

临床应用

1.用于急慢惊风、破伤风。

2.外用治疮疡肿毒、瘰疬溃烂等症。

3.用于风湿痛及毒蛇咬伤。

建议用量与用法

0.9～3克，煎服。外用适量。

穞豆衣

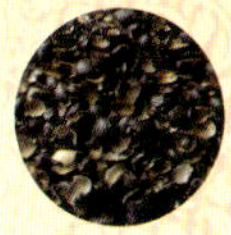

本品为蝶形花科植物黑大豆的种皮。

性味与归经

甘，平。入肝、肾经。

功效主治

养血平肝，除热止汗。

临床应用

1.用于血虚肝旺、头痛头风、头晕目眩等症。

2.用于虚热、盗汗等症。

建议用量与用法

3～9克，煎服。

地龙

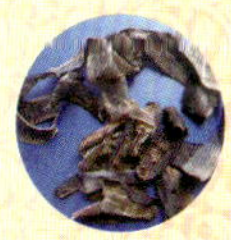

本品为巨蚓科动物参环毛蚓或缟蚯蚓等的全体(前者称广地龙，后者称土地龙)。

性味与归经

咸，寒。入胃、脾、肝、肾经。

功效主治

清热息风通络，平喘利尿。

临床应用

1.用于高热抽搐等症。

2.用于风湿痹痛、半身不遂等症。

3.用于哮喘。

4.用于小便不利，水肿等症。

建议用量与用法

3～9克，煎服；研末吞服，每次1.5～3克。

僵蚕

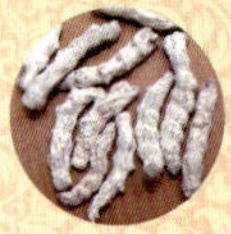

本品为蚕蛾科昆虫家蚕的幼虫感染白僵菌而发病僵死的虫体。

性味与归经

咸、辛，平。入肺、肝经。

功效主治

息风解痉，疏散风热，化痰散结。

临床应用

1.用于惊痫抽搐。

2.用于头痛、目赤、咽喉肿痛等症。

3.用于风疹瘙痒。

4.用于瘰疬结核。

建议用量与用法

3～9克，煎服；研粉吞服，每次0.9～1.5克。

养心安神药

夜交藤

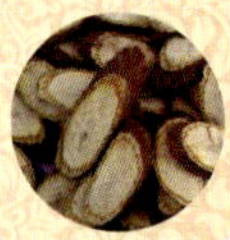

本品为蓼科植物何首乌的茎藤。

性味与归经

甘，平。入心、肝经。

功效主治

养心安神，养血通络，止痒。

临床应用

1.用于虚烦失眠。

2.用于周身性酸痛。

3.用于皮肤瘙痒。

建议用量与用法

15～30克，煎服。外用适量。

小麦

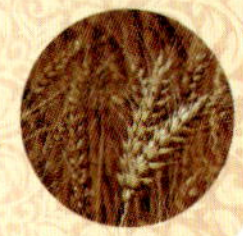

本品为禾本科植物小麦的果实。

性味与归经

甘，平。入心经。

功效主治

养心安神。

临床应用

用于神志不宁、失眠等症。

建议用量与用法

15～30克，煎服。

牡蛎

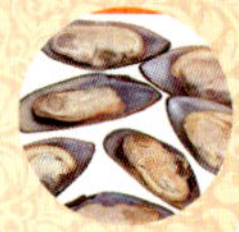

本品为牡蛎科动物长牡蛎及同属动物的贝壳。

性味与归经

咸、涩，微寒。入肝、胆、肾经。

功效主治

重镇安神，平肝潜阳，收敛固涩，软坚散结，制酸止痛。

临床应用

1.用于神志不安、心悸怔忡、失眠等症。

2.用于肝阳上亢之头晕目眩，肝风内动之惊痫、四肢抽搐等症。

3.用于遗精、崩漏、虚汗、泄泻、带下等症。

4.用于瘰疬、瘿瘤等症。

5.用于胃痛反酸。

建议用量与用法

15～30克，煎服。生用宜先煎。

远志

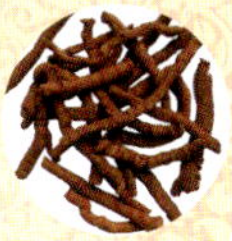

本品为远志科植物远志的根皮.

性味与归经

苦、辛，温。入肺、心、肾经。

功效主治

安神，祛痰，消痈。

临床应用

1.用于痰迷神昏、惊悸、失眠等症。

2.用于咳嗽痰多。

3.用于疮痈初起。

建议用量与用法

3~4.5克，煎服。外用适量。

珍珠

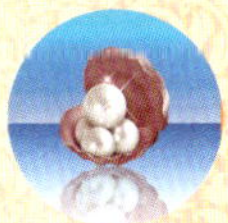

本品为软体动物珍珠贝科及蚌科多种贝所分泌的珍珠质包围异物并日益增大而成的圆粒状物。

性味与归经

甘、咸，寒。入肝、心经。

功效主治

镇心定惊，清肝除翳，清热解毒，收敛生肌。

临床应用

1.用于惊悸、癫痫、惊风等症。

2.用于目赤翳障、咽喉肿痛等症。

3.用于溃疡疮面久不愈合。

建议用量与用法

0.3~0.9克，研末吞服，不入煎剂。外用适量。

酸枣仁

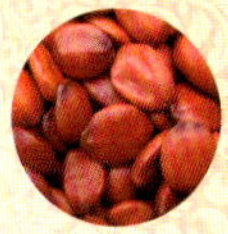

本品为鼠李科植物酸枣的成熟种子。

性味与归经

甘、酸，平。入心、脾、肝、胆经。

功效主治

养心安神，益阴敛汗。

临床应用

1.用于虚烦失眠、心悸怔忡等症。

2.用于虚汗。

建议用量与用法

9~15克，煎服。近年来临床取酸枣仁研末或研末后制成丸剂，每次吞服1.5克。如果用治失眠，可以在临睡前吞服。

朱砂

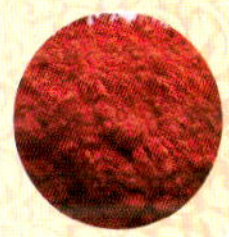

本品为硫化物类矿物辰砂族辰砂。

性味与归经

甘，微寒；有小毒。入心经。

功效主治

重镇安神，解毒。

临床应用

1.用于神志不安、心悸怔忡、失眠、惊痫等症。

2.用于疮毒肿痛、口舌生疮、咽喉肿痛等症。

建议用量与用法

0.3~0.9克，多入丸、散剂；或拌其他药物入煎剂。外用适量。

柏子仁

本品为柏科植物侧柏的种仁。

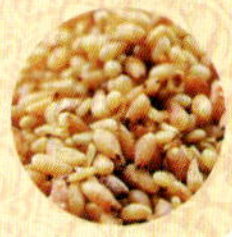

性味与归经

甘、辛，平。入心、肝、肾经。

功效主治

养心安神，润肠通便。

临床应用

1.用于虚烦失眠、心悸怔忡等症。

2.用于肠燥便秘。

建议用量与用法

9～15克，煎服。

补气药

人参

本品为五加科植物人参的根。

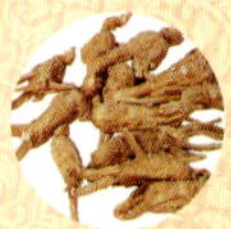

性味与归经

苦，平。入心、肝、脾经。

功效主治

大补元气，补肺益脾，生津安神。

临床应用

1.用于气虚欲脱、脉微细等症。

2.用于肺虚气喘。

3.用于脾胃虚弱、倦怠乏力、食欲不振、胸腹胀满以及久泻脱肛等症。

4.用于消渴、热病耗伤津液等症。

5.用于神志不安、心悸怔忡、失眠等症。

6.用于邪未清而正气已虚的病症，可起到扶正祛邪的功效主治。

建议用量与用法

1.5～9克，用小火另煎，单独服(先饮汁，再食渣)；或将参汁加入其他药汁内饮服。如用于急救虚脱，大剂量可用至15～30克，煎汁分数次灌服。

党参

本品为桔梗科植物党参或川党参的根。

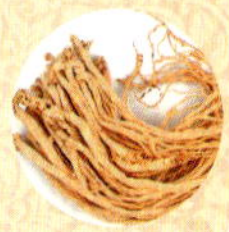

性味与归经

甘，平。入脾、肺经。

功效主治

补中益气。

临床应用

用于气虚不足、倦怠乏力、气急喘促、脾虚食少、面目浮肿、久泻脱肛等症。

建议用量与用法

9～15克，煎服；焙干，研末吞服，每次0.9～1.5克。

扁豆

本品为豆科植物扁豆的成熟种子。

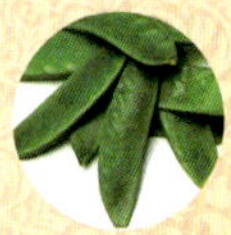

性味与归经

甘，微温。入脾、胃经。

功效主治

健脾化湿。

临床应用

1.用于脾虚泄泻、妇女带下等症。

2.用于暑湿内蕴、腹泻等症。

建议用量与用法

9～15克，煎服。

孩儿参

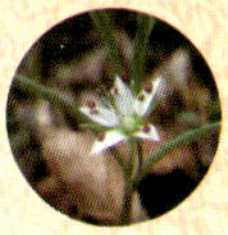

本品为石竹科植物孩儿参的块根。

性味与归经

甘、微苦，平。入脾、肺经。

功效主治

补气养胃。

临床应用

用于病后虚弱、倦怠乏力、饮食减少、心悸、自汗、津少口渴及小儿消瘦等症。

建议用量与用法

6～15克，煎服。

黄芪

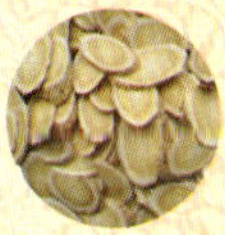

本品为豆科植物内蒙黄芪、膜荚黄芪或其他同属相近种植物的根。

性味与归经

甘，微温。入脾、肺经。

功效主治

补气升阳，固表止汗，敛疮生肌，利水消肿。

临床应用

1.用于气虚衰弱、倦怠乏力或中气下陷、脱肛、子宫脱垂等症。

2.用于表虚不固的自汗症。

3.用于气血不足、疮疡内陷、脓成不溃或久溃不敛者。

4.用于水肿、脚气、面目浮肿等症。

建议用量与用法

9～15克，煎服。

白术

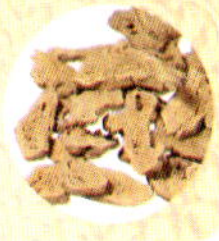

本品为菊科植物白术的根茎。

性味与归经

苦、甘，温。入脾、胃经。

功效主治

补脾燥湿，利水止汗。

临床应用

1.用于脾胃虚弱、食少胀满、倦怠乏力、泄泻等症。

2.用于水湿停留、痰饮、水肿等症。

3.用于表虚自汗。

建议用量与用法

3～9克，煎服。

山药

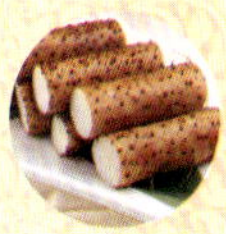

本品为薯蓣科植物山药的根茎。

性味与归经

甘，平。入肺、脾经。

功效主治

补益脾胃，益肺肾。

临床应用

1.用于脾胃虚弱、食少体倦、泄泻及妇女带下等症。

2.用于肺虚久咳、肾虚梦遗滑精、小便频数等症。

3.用于消渴。

建议用量与用法

9～30克，煎服。

紫河车

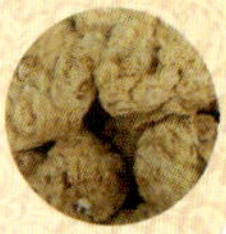

本品为人的胎盘。

性味与归经

甘、咸，温。入心、肺、肾经。

功效主治

益气，补精血。

临床应用

用于虚损瘦弱、气血两亏及肺虚喘咳等症。

建议用量与用法

1.5～3克，研粉吞服；或入丸、散、片剂。

甘草

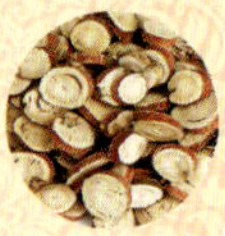

本品为豆科植物甘草的根茎和根。

性味与归经

甘，平。入十二经。

功效主治

补中益气，泻火解毒，润肺化痰，缓和药性，缓急定痛。

临床应用

1.用于脾胃虚弱及气血不足等症。

2.用于疮疡肿毒、咽喉肿痛等症。

3.用于咳嗽气喘等症。

4.用于腹中挛急作痛。

建议用量与用法

1.5～9克，煎服。

大枣

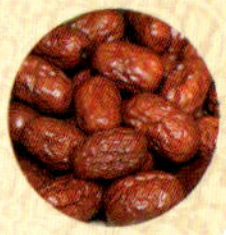

本品为鼠李科植物枣的成熟果实。

性味与归经

甘、平。入脾经。

功效主治

补益脾胃，养营安神，缓和药性。

临床应用

1.用于脾胃虚弱、气虚不足、倦怠乏力等症。

2.用于脏躁(癔病，表现为无故悲伤、精神失常)。

建议用量与用法

3～10枚，煎服。

黄精

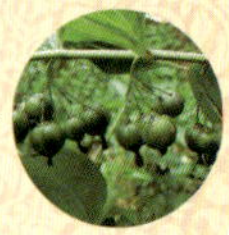

本品为百合科植物黄精的根茎。

性味与归经

甘，平。入脾、肺经。

功效主治

补脾润肺。

临床应用

1.用于脾胃虚弱、体倦乏力、肺虚咳嗽、消渴及病后虚羸等症。

2.用于糖尿病。

建议用量与用法

9～15克，煎服。

助阳药

鹿茸

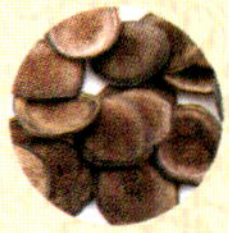

本品为鹿科动物梅花鹿或马鹿等各种雄鹿尚未骨化的幼角。

性味与归经

甘、咸，温。入肝、肾经。

功效主治

补督脉，助肾阳，生精髓，强筋骨。

临床应用

1.用于肾阳不足、阳痿、肢冷、腰酸、小便清长、精衰、血少、消瘦乏力及小儿发育不良、骨软行迟等症。

2.用于冲任虚损、带脉不固、崩漏、带下等症。

3.用于慢性溃疡经久不敛及阴性疮肿内陷不起等症。

建议用量与用法

每次0.3～0.9克，研细吞服；或入丸，散剂。不入煎剂。

鹿角

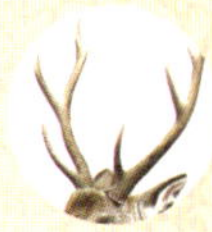

本品为鹿科动物梅花鹿或马鹿等各种雄鹿的老角。

性味与归经

咸，温。入肝、肾经。

功效主治

温补肝肾，强壮筋骨，活血消肿。

临床应用

1.用于肾阳不足、畏寒肢冷、阳痿、遗精、腰酸脚弱以及崩漏等属于虚寒者。

2.用于阴证疮疡及乳痈初起等症。

建议用量与用法

鹿角片，3～9克，煎服。鹿角粉，每次0.9～1.5克，每日2～3次吞服；或入丸、散剂，外用适量。

淫羊藿

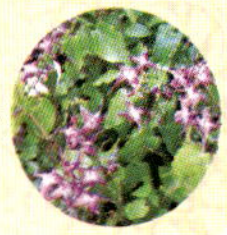

本品为小檗科植物淫羊藿及同属其他植物的地上部分。

性味与归经

辛，温。入肝、肾经。

功效主治

补肾助阳，祛风除湿。

临床应用

1.用于肾虚阳痿、遗精、早泄、腰膝痿软、肢冷畏寒等症。

2.用于寒湿痹痛或四肢拘挛麻木等症。

建议用量与用法

9～15克，煎服。

菟丝子

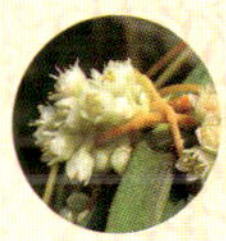

本品为旋花科草本植物菟丝子的成熟种子。

性味与归经

辛、甘，平。入肝、肾经。

功效主治

补肾固精，养肝明目。

临床应用

1.用于肾虚阳痿、遗精、早泄、耳鸣、小便频数且淋沥不尽及肾虚腰痛、带下等症。

2.用于两目昏糊。

3.用于脾虚久泻。

建议用量与用法

9～15克，煎服。

韭子

本品为百合科植物韭菜的种子。

性味与归经

辛、甘，温。入肝、肾经。

功效主治

温肾壮阳，固精止遗。

临床应用

用于阳痿、遗精、遗尿、小便频数等症。

建议用量与用法

3~9克，煎服。或入散剂。

巴戟天

本品为茜草科植物巴戟天的根。

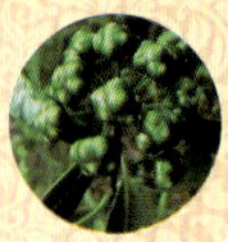

性味与归经

辛、甘，微温。入肾经。

功效主治

补肾助阳，散风寒湿。

临床应用

1.用于肾虚阳痿、遗精、早泄、腰膝痿软等症。

2.用于下肢寒湿痹痛等症。

建议用量与用法

9~15克，煎服。

肉苁蓉

本品为列当科植物肉苁蓉的肉质茎。

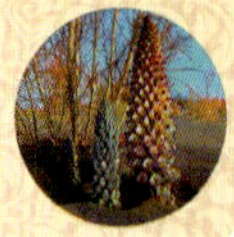

性味与归经

甘、咸，温。入肾、大肠经。

功效主治

补肾助阳，润肠通便。

临床应用

1.用于肾虚阳痿、遗精、早泄及腰膝冷痛、筋骨痿弱等症。

2.用于肠燥便秘。

建议用量与用法

9~15克，煎服。

补骨脂

本品为豆科植物类补骨脂的成熟果实。

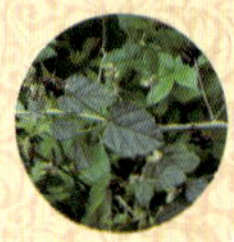

性味与归经

辛、苦，大温。入脾、肾经。

功效主治

补肾助阳。

临床应用

1.用于下元虚冷、阳痿、遗精、早泄、腰部酸痛及小便频数、遗尿等症。

2.用于虚冷泄泻。

3.用于虚喘。

建议用量与用法

6~12克，煎服。

益智仁

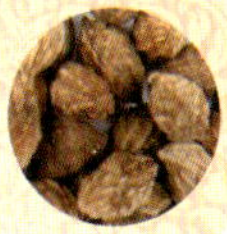

本品为姜科植物益智的成熟种仁。

性味与归经

辛，温。入脾、肾经。

功效主治

补肾固精，缩尿，温脾止泻，摄涎唾。

临床应用

1.用于下元虚冷、不能固摄所致的遗精、早泄、尿频、遗尿及白浊等症。

2.用于脾寒泄泻、腹部冷痛及口涎自流等症。

建议用量与用法

3～9克，煎服。

沙苑子

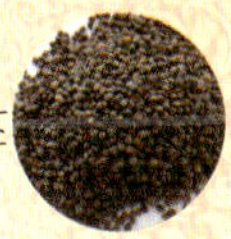

本品为豆科草本植物扁茎黄芪或直立黄芪的成熟种子。

性味与归经

甘，温。入肝、肾经。

功效主治

补肾固精，养肝明目。

临床应用

1.用于肾虚阳痿、遗精、早泄、小便频数、耳鸣、肾虚腰痛及带下等症。

2.用于肝肾不足之眼目昏花。

建议用量与用法

9～15克，煎服。

蛤蚧

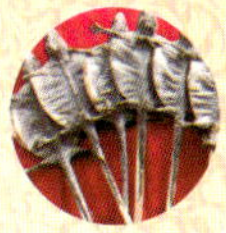

本品为守宫科动物蛤蚧除去内脏的尸体。

性味与归经

咸，平；有小毒。入肺、肾经。

功效主治

补肺肾，定喘嗽。

临床应用

用于肾虚气喘、肺虚咳喘等症。

建议用量与用法

常用一对，焙微焦，研末，每次0.9～1.5克，冲服或吞服。

骨碎补

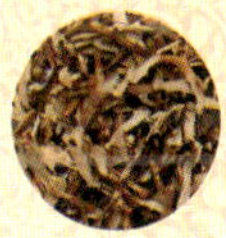

本品为水龙骨科植物槲蕨的根茎。

性味与归经

苦，温。入肾、心经。

功效主治

补肾，续伤。

临床应用

1.用于肾虚耳鸣、久泻等症。

2.用于骨折损伤、筋骨疼痛等症。

建议用量与用法

9～15克，煎服。

杜仲

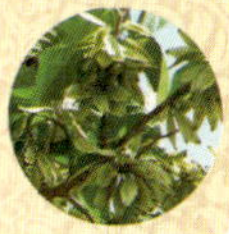

本品为杜仲科植物杜仲的树皮。

性味与归经

甘，温。入肝、肾经。

功效主治

补肝肾，强筋骨，安胎。

临床应用

1.用于肝肾不足之腰膝酸痛、乏力、眩晕、阳痿、小便频数等症。

2.用于孕妇体虚、胎元不固、腰酸、胎动。

建议用量与用法

9～15克，煎服。

续断

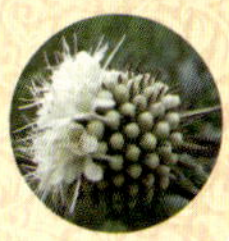

本品为山萝卜科植物续断的根。

性味与归经

苦，微温。入肝、肾经。

功效主治

补肝肾，强筋骨，续伤折。

临床应用

1.用于肝肾不足之腰膝酸痛、脚软乏力等症。

2.用于筋骨折伤等症。

3.用于妇女经水过多、妊娠胎动漏血等症。

建议用量与用法

9～15克，煎服。

冬虫夏草

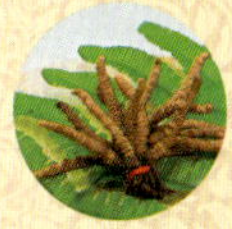

本品为目蛇形虫草科植物、冬虫夏草菌寄生于蝙蝠蛾科昆虫绿蝙蝠、蛾幼虫体上的子座与幼虫尸体。

性味与归经

甘，温。入肺、肾经。

功效主治

滋肺补肾，止血化痰。

临床应用

用于肺虚咯血、肾虚阳痿等症。

建议用量与用法

3～9克，煎服。

狗脊

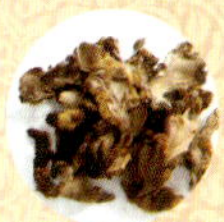

本品为蚌壳蕨科植物金毛狗脊的根茎。

性味与归经

苦、甘，温。入肝、肾经。

功效主治

补肝肾，强筋骨，祛风湿。

临床应用

1.用于肝肾不足之腰膝酸痛、足软无力等症。

2.用于风湿痹痛等症。

建议用量与用法

9～15克，煎服。

养血药

阿胶

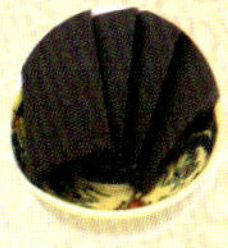

本品为驴皮熬制成的胶块。

性味与归经

甘、平。入肺、肝、肾经。

功效主治

补血止血，滋阴润肺。

临床应用

1.用于血虚萎黄、眩晕、心悸等症。

2.用于虚劳咯血、吐血、便血、尿血、崩漏等症。

3.用于热病伤阴、虚烦不眠等症。

建议用量与用法

9~15克，煎服。单用阿胶，应另炖烊化后冲入药汁内服。

熟地黄

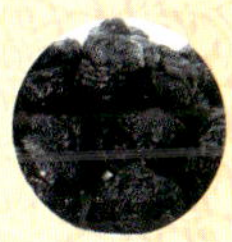

本品为玄参科植物地黄经蒸制后的块状根。

性味与归经

甘，微温。入心、肝、肾经。

功效主治

补血滋阴。

临床应用

1.用干血虚萎黄、眩晕、心悸、失眠及月经失调、崩漏等症。

2.用于肾阴不足之骨蒸潮热、盗汗、遗精及消渴等症。

建议用量与用法

9~30克，煎服。

何首乌

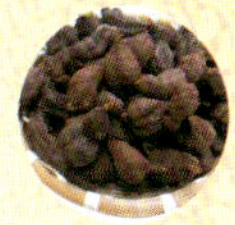

本品为蓼科植物何首乌的块根。

性味与归经

苦、涩，微温。制熟则味兼甘。入肝、肾经。

功效主治

补肝肾，益精血，润肠通便，解毒，截疟。

临床应用

1.用于血虚萎黄、眩晕、失眠、须发早白、腰膝酸软、筋骨不健等症。

2.用于肠燥便秘、瘰疬、疮痈及久疟等症。

建议用量与用法

3~9克，煎服。现在有用本品研粉制成的片剂或丸剂，每片(丸)含原药0.3克，每次5片（丸），每日2~3次。

桑葚

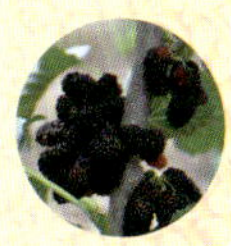

本品为桑科植物桑的未成熟果实。

性味与归经

甘，寒。入心、肝、肾经。

功效主治

滋阴补血。

临床应用

用于阴血不足之眩晕、失眠以及肝肾阴虚之须发早白等症。

建议用量与用法

9~15克，煎服。

白芍

本品为毛茛科植物芍药除去外皮的根。

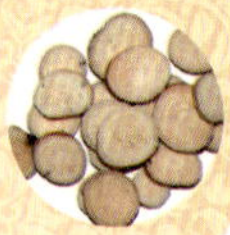

性味与归经

苦、酸，微寒。入肝经。

功效主治

养血敛阴，柔肝止痛，平抑肝阳。

临床应用

1.用于月经失调、经行腹痛、崩漏以及自汗、盗汗等症。

2.用于肝气不和所致的胁肩、腹痛以及手足拘挛疼痛等症。

3.用于肝阳亢盛所引起的头痛、眩晕。

建议用量与用法

3～9克，煎服。

龙眼肉

本品为无患子科植物龙眼的假种皮。

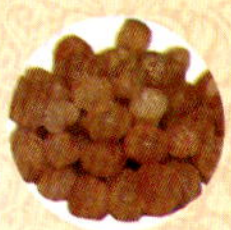

性味与归经

甘，温。入心、脾经。

功效主治

补心安神，养血益脾。

临床应用

1.用于心脾虚损之失眠健忘、惊悸怔忡等症。

2.用于气血不足、体虚力弱等症。

建议用量与用法

3～9克，煎服。

当归

本品为伞形科植物当归的根。

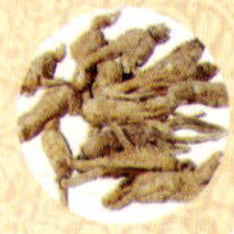

性味与归经

甘、辛，温。入肝、心、脾经。

功效主治

补血调经，活血止痛。

临床应用

1.用于月经失调、痛经、经闭、崩漏及血虚体弱等症。

2.用于跌打损伤瘀痛、瘀肿血滞疼痛、产后瘀滞腹痛、风湿痹痛及经络不利等症。

建议用量与用法

3～9克，煎服。现在有用本品研粉制成的片剂或丸剂，每片(丸)含原药0.3克，每次5片(丸)，每日2～3次。

滋阴药

沙参

本品为伞形科植物珊瑚菜(北沙参)或桔梗科植物杏叶沙参、轮叶沙参(均为南沙参)的根。

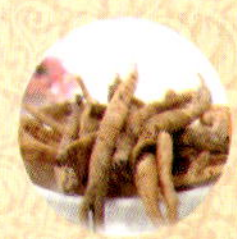

性味与归经

甘，微寒。入肺、胃经。

功效主治

润肺止咳，养胃生津。

临床应用

1.用于肺虚有热、干咳少痰或久咳声哑等症；

2.用于胃阴耗伤、津少口渴等症。

麦冬

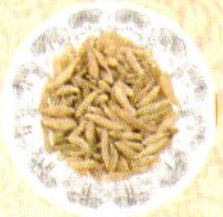

本品为百合科植物沿阶草属的块根。

性味与归经

甘、微苦，微寒。入心、肺、胃经。

功效主治

清心润肺，养胃生津。

临床应用

1.用于肺阴受伤之燥咳、咯血以及心烦不安等症。

2.用于津少口渴等症。

建议用量与用法

3～9克，煎服。

百合

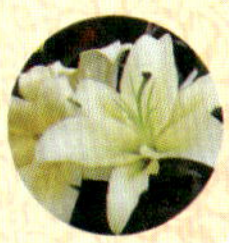

本品为百合科植物百合的肉质鳞片。

性味与归经

甘，微寒。入心、肺经。

功效主治

润肺止咳，宁心安神。

临床应用

1.用于肺燥或肺热咳嗽等症。

2.用于热病后余热未清、神思恍惚等症。

建议用量与用法

9～15克，煎服。

天冬

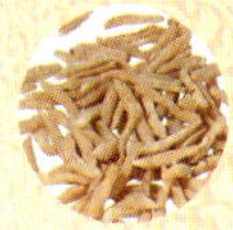

本品为百合科植物天冬的块根。

性味与归经

甘、苦，大寒。入肺、肾经。

功效主治

润肺止咳，养阴生津。

临床应用

1.用于肺阴受伤之燥咳、咯血等症。

2.用于阴虚内热、口渴等症。

建议用量与用法

3～9克，煎服。

枸杞子

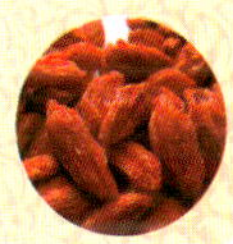

本品为木樨科植物女贞的成熟果实。

性味与归经

甘，平。入肝、肾经。

功效主治

补肾滋阴，养肝明目。

临床应用

用于肝肾不足之头晕、耳鸣、两目昏糊、须发早白等症。

建议用量与用法

9～15克，煎服。

玉竹

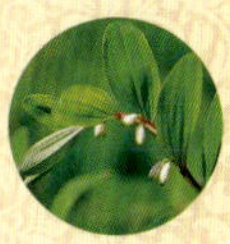

本品为百合科植物玉竹的根茎。

性味与归经

甘，平。入肺、胃经。

功效主治

滋阴润肺，养胃生津。

临床应用

用于肺阴受伤之肺燥咳嗽、干咳少痰以及胃热炽盛之津伤口渴、消谷易饥等症。

建议用量与用法

9～15克，煎服。

旱莲草

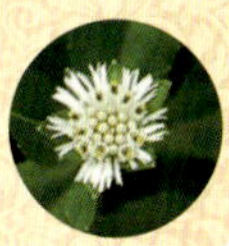

本品为菊科植物鳢肠的金草。

性味与归经

甘、酸，寒。入肝、肾经。

功效主治

养阴益肾，凉血止血。

临床应用

1.用于肝肾阴亏之头晕目眩、须发早白等症。

2.用于阴虚血热所致的各种出血症候，衄血、吐血、尿血、便血以及崩漏等症。

建议用量与用法

9～15克，煎服。

枸骨叶

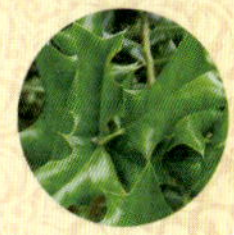

本品为百合科植物蒜的鳞茎。

性味与归经

微苦，凉。入肺、肾经。

功效主治

养阴清热，补益肝肾。

临床应用

1.用于肺虚咯血、骨蒸潮热等症。

2.用于头晕耳鸣、腰膝酸痛等症。

建议用量与用法

9～30克，煎服。

女贞子

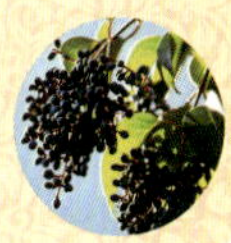

本品为茄科植物宁夏枸杞的成熟果实。

性味与归经

甘、苦，平。入肝、肾经。

功效主治

补肾益精，养肝明目。

临床应用

用于肝肾不足之遗精、腰膝酸痛以及头晕目眩、消渴等症。

建议用量与用法

3～9克，煎服。

鳖甲

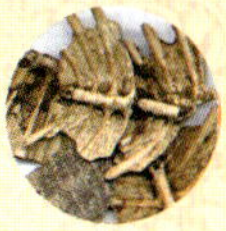

本品为鳖科动物鳖的背甲。

性味与归经

咸，平。入肝、脾、肾经。

功效主治

滋阴潜阳，散结消痞。

临床应用

1.用于肾阴不足之潮热盗汗、阴虚阳亢、热病伤阴、阴虚风动等症。

2.用于久疟、疟母、胸胁作痛及月经不通、症瘕积聚等症。

建议用量与用法

9～30克，先煎。

龟甲

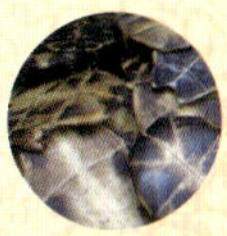

本品为龟科动物龟的腹甲。

性味与归经

咸、甘，平。入肾、心、肝经。

功效主治

滋阴潜阳，益肾健骨。

临床应用

1.用于肾阴不足之骨蒸劳热、潮热盗汗，或阴虚阳亢，或热病伤阴、阴虚风动等症。

2.用于腰脚痿弱、筋骨不健、小儿囟门不合等症。

3.用于血热所致的崩漏等症。

建议用量与用法

9～30克，煎服。宜先煎。

石斛

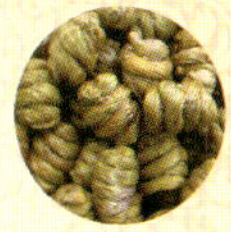

本品为兰科植物石斛的茎。

性味与归经

甘，微寒。入肺、胃、肾经。

功效主治

滋阴，养胃，生津。

临床应用

用于热病伤阴之口干燥渴，或病后津亏虚热，或胃阴不足之舌绛、少津等症。

建议用量与用法

3～9克，鲜品6～18克，煎服。

第三节 经典方剂

解表剂

凡以解表药为主组成，具有发汗解肌、疏达腠理、透邪外出等作用，主治表证的方剂称为解表剂。临床分为辛温解表、辛凉解表、扶正解表三类。

注意事项：方药多不宜久煎(多由辛散轻扬之品组方，久煎药性耗散，作用减弱)；汗出程度以遍身微汗为佳(汗出不彻病邪不解，太过则耗气伤津)；表邪未尽又见里证，一般先解表后治里，表里并重当表里双解；外邪已入里、麻疹已透、疮疡已溃，或虚证水肿，均不宜使用。

一、辛温解表

辛温解表指用性味辛温的药物发散风寒，解除表证的治法。适用于风寒表证及风湿、风水兼有表邪者。以恶寒重，发热轻，无汗，头身痛，苔薄白，脉浮紧为主症。常用药物有麻黄、桂枝、紫苏、荆芥、羌活、防风、白芷、细辛、藁本等。代表方剂有麻黄汤、桂枝汤等。

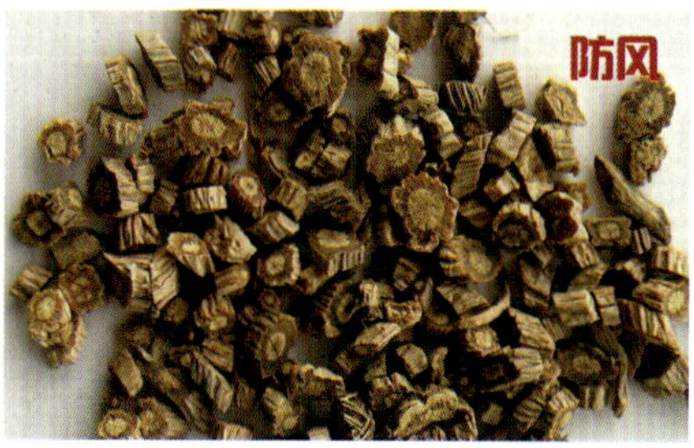

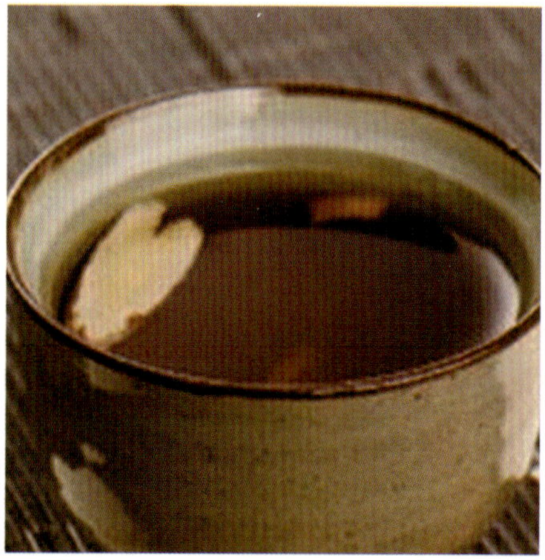

麻黄汤

——《伤寒论》

组方 麻黄（去节）三两(9克)，桂枝（去皮）二两(6克)，杏仁（去皮尖）七十个(6克)，甘草炙一两(3克)

用法 上四味，以水九升，先煮麻黄，减二升，去上沫，内诸药，煮取二升半，去滓，温服八合。覆取微似汗，不须啜粥，余如桂枝法将息(现代用法：水煎服，温覆取微汗)。

功效 发汗解表，宣肺平喘。

【主治】外感风寒表实证。恶寒发热，头身疼痛，无汗而喘，舌苔薄白，脉浮紧。

【临床应用】本方常用于感冒、流行性感冒、急性支气管炎、支气管哮喘等属风寒表实证者。

三、清脏腑热

清脏腑热的方剂为针对邪热偏盛于某一脏腑所产生的火热证，由分别清除相应脏腑热的药物组成。

导赤散

——《小儿药证直诀》

组方 生地黄、木通、生甘草梢各等分(各6克)

用法 上药为末，每服三钱(9克)，水一盏，入竹叶同煎至五分，食后温服(现代用法：水煎服，用量按原方比例酌情增减)。

功效 清心利水养阴。

【主治】心经火热证。心胸烦热，口渴面赤，意欲饮冷，以及口舌生疮；或心热移于小肠，小便赤涩刺痛，舌红，脉数。

【临床应用】本方常用于口腔炎、鹅口疮、小儿夜啼等属心经有热者；急性泌尿系感染属下焦湿热者，亦可加减治之。

龙胆泻肝汤

——《医方集解》

组方 酒炒龙胆(6克)，炒黄芩(9克)，酒炒栀子(9克)，泽泻(12克)，木通(6克)，酒炒当归(3克)，酒炒生地黄(9克)，柴胡(6克)，生甘草(6克)，车前子(9克)(原书无用量)

用法 水煎服，亦可制成丸剂，每服6～9克，日2次，温开水送下。

功效 清泻肝胆实火，清利肝经湿热。

【主治】

(1)肝胆实火上炎证。头痛目赤，胁痛，口苦，耳聋，耳肿，舌红苔黄，脉弦数有力。

(2)肝经湿热下注证。阴肿，阴痒，筋痿，阴汗，小便淋浊，或妇女带下黄臭等，舌红苔黄腻，脉弦数有力。

【临床应用】本方常用于治疗顽固性偏头痛、头部湿疹、高血压病、急性结膜炎、虹膜睫状体炎、外耳道疖肿、鼻炎、急性黄疸型肝炎、急性胆囊炎，以及泌尿生殖系炎症、急性肾盂肾炎、急性膀胱炎、尿道炎、外阴炎、睾丸炎、腹股沟淋巴腺炎、急性盆腔炎、带状疱疹等病属肝经实火、湿热者。

泻白散

——《小儿药证直诀》

组方 地骨皮、桑白皮（炒）各一两(各30克)，甘草（炙）一钱(3克)

用法 上药锉散，入粳米一撮，水二小盏，煎七分，食前服(现代用法：水煎服)。

功效 清泻肺热，止咳平喘。

【主治】肺热喘咳证。气喘咳嗽，皮肤蒸热，日晡尤甚，舌红苔黄，脉细数。

【临床应用】可用于小儿麻疹初期、肺炎或支气管炎等属肺中伏火郁热者。

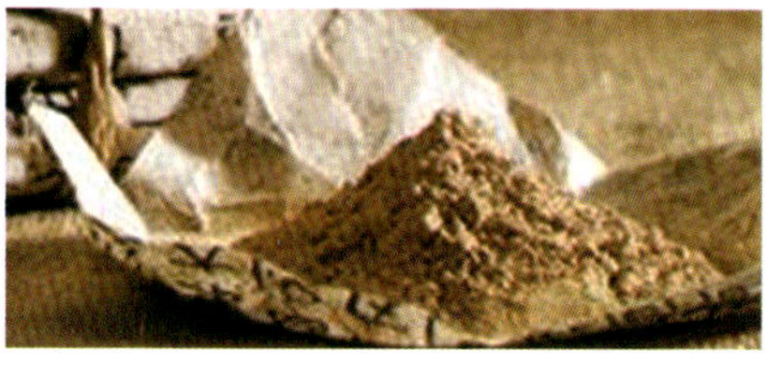

清胃散

——《脾胃论》

组方 生地黄、当归身各6克，牡丹皮9克，黄连6克（夏月倍之），升麻9克

用法 上药为细末，都作一服，水一盏半，煎至七分，去滓，放冷服之(现代用法：作汤剂，水煎服)。

功效 清胃凉血。

【主治】 胃火牙痛。牙痛牵引头痛，面颊发热，其齿喜冷恶热，或牙宣出血，或牙龈红肿溃烂，或唇舌腮颊肿痛，口气热臭，口干舌燥，舌红苔黄，脉滑数。

【临床应用】 本方常用于口腔炎、牙周炎、三叉神经痛等属胃火上攻者。

白头翁汤

——《伤寒论》

组方 白头翁二两(15克)，黄柏三两(12克)，黄连三两(6克)，秦皮三两(12克)

用法 上药四味，以水七升，煮取二升，去滓，温服一升，不愈再服一升(现代用法：水煎服)。

功效 清热解毒，凉血止痢。

【主治】 热毒痢疾。腹痛，里急后重，肛门灼热，下痢脓血，赤多白少，渴欲饮水，舌红苔黄，脉弦数。

【临床应用】 本方常用于阿米巴痢疾、细菌性痢疾属热毒偏盛者。

祛暑剂

凡用祛暑清热药或祛暑化湿药组成，具有祛除暑邪的作用，治疗夏月暑病的方剂，统称祛暑剂。代表方剂有香薷散。

香薷散

——《太平惠民和剂局方》

组方 香薷（去土）一斤(500克)，白扁豆（微炒）、厚朴（去粗皮姜制）各半斤(各250克)

用法 上为粗末，每服三钱(9克)，水一盏，入酒一分，煎七分，去滓，水中沉冷。连吃二服，不拘时候(现代用法：水煎服，或加酒少量同煎，用量按原方比例酌减)。

功效 祛暑解表，化湿和中。

【主治】 阴暑。恶寒发热，头重身痛，无汗，腹痛吐泻，胸脘痞闷，舌苔白腻，脉浮。

【临床应用】 本方常用于夏季感冒、急性胃肠炎等属外感风寒夹湿者。

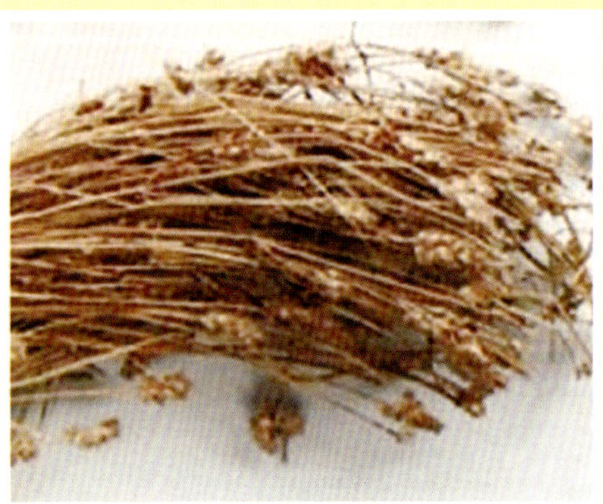

当归四逆汤

——《伤寒论》

组方 当归三两(12克)，桂枝三两(9克)，去皮芍药三两(9克)，细辛三两(3克)，甘草二两(6克)，炙通草二两(6克)，大枣二十五枚(切)

用法 上七味，以水八升，煮取三升，去滓。温服一升，日三服(现代用法：水煎服)。

功效 温经散寒，养血通脉。

【主治】血虚寒厥证。手足厥寒，或腰、股、腿、足、肩臂疼痛，口不渴，舌淡苔白，脉沉细或细而欲绝。

【临床应用】本方常用于血栓闭塞性脉管炎、无脉症、雷诺现象、小儿麻痹、冻疮、妇女痛经、肩周炎、风湿性关节炎等属血虚寒凝者。

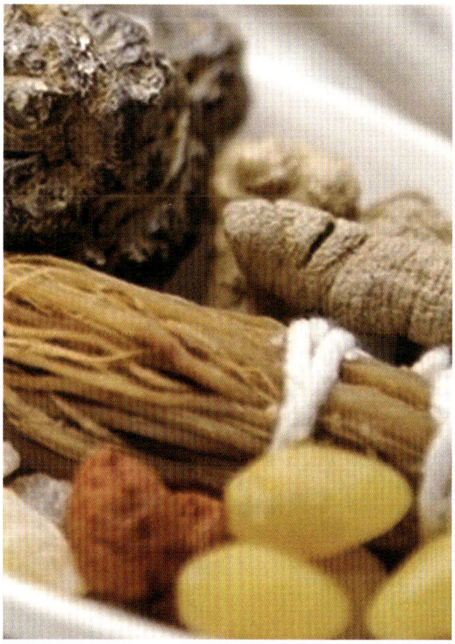

补益剂

补益剂指以补养强壮药物为主，具有补益人体气血阴阳作用的一类方剂。根据作用不同，补益剂可分为补气剂、补血剂、气血双补剂、补阴剂、补阳剂。

一、补气

补气是中医治疗气虚证的方法，又称益气，属补法。气虚证常因饮食失调、年老体弱、久病所致，临床表现出脏腑功能衰退的证候。常用人参、党参、黄芪、白术、山药等药物组成方剂，代表方剂有四君子汤。

四君子汤

——《太平惠民和剂局方》

组方 人参（去芦）、白术、茯苓（去皮）各9克，甘草（炙）6克。

用法 上为细末。每服二钱(15克)，水一盏，煎至七分，通口服，不拘时候；入盐少许，白汤点亦得(现代用法：水煎服)。

功效 益气健脾。

【主治】脾胃气虚证。面色萎白，语声低微，气短乏力，食少便溏，舌淡苔白，脉虚弱。

【临床应用】本方常用于慢性胃炎、胃及十二指肠溃疡等属脾气虚者。

⊙ 二、补血

补血(养血)是以补血药物治疗血虚证的方法。血虚以面色苍白或萎黄，唇甲色淡，头晕眼花，失眠健忘，心悸怔忡，月经量少或经闭，舌淡脉细为主症。常用药物有当归、熟地黄、阿胶、桑葚、龙眼肉、何首乌、枸杞子等。代表方剂有四物汤。

四物汤

——《仙授理伤续断秘方》

组方 当归（去芦，酒浸炒）9克，川芎6克，白芍9克，熟干地黄酒蒸(熟地黄已有成品，干地黄即生地黄晒干，12克)各等分

用法 上为粗末。每服三钱(15克)，水一盏半，煎至八分，去渣，空心食前热服(现代用法：作汤剂，水煎服)。

功效 补血调血。

【主治】营血虚滞证。头晕目眩，心悸失眠，面色无华，妇人月经不调，量少或经闭不行，脐腹作痛，甚或瘕块硬结，舌淡，口唇、爪甲色淡，脉细弦或细涩。

【临床应用】本方常用于妇女月经不调、胎产疾病、荨麻疹以及过敏性紫癜等属营血虚滞者。

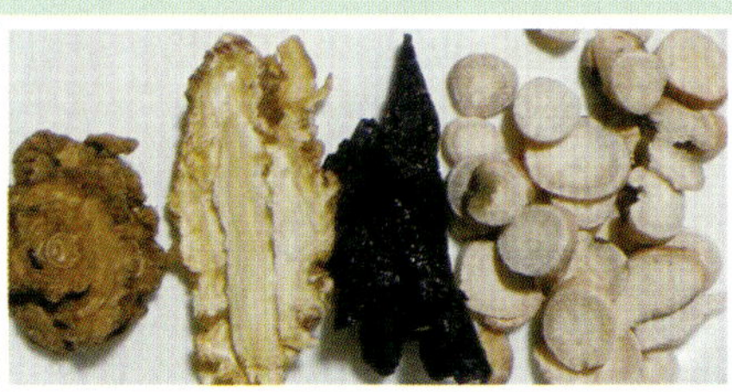

⊙ 三、气血双补

气血双补剂适用于气血两虚证、其临床表现中既有气虚的表现，亦有血虚的表现，治疗当气血双补，据其气血亏虚的偏重而调整药物，代表方剂有八珍汤。

八珍汤

——《瑞竹堂经验方》

组方 当归(酒拌)10克，川芎5克，白芍8克，熟地黄(酒拌)15克，人参3克，白术(炒)10克，茯苓8克，炙甘草5克

用法 清水二盅，加生姜三片、大枣二枚，煎至八分，食前服。

功效 补益气血。

【主治】气血两虚证。面色苍白或萎黄，头晕目眩，四肢倦怠，气短懒言，心悸怔忡，饮食减少，舌淡苔薄白，脉细弱或虚大无力。

【临床应用】本方用于病后虚弱、各种慢性病，以及妇女月经不调等属气血两虚者。

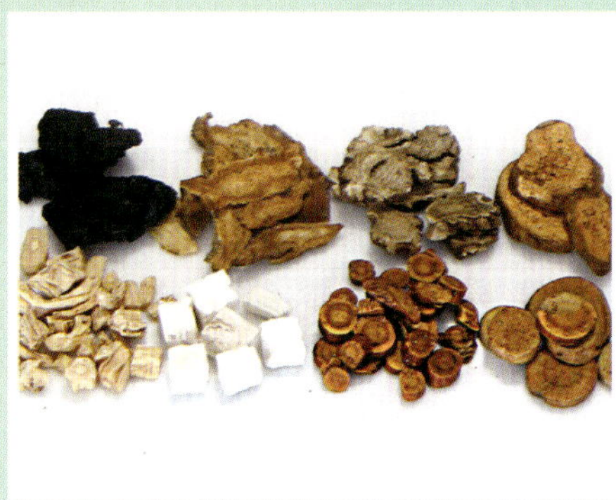

四、补阴

补阴剂是中医治疗阴虚证的方法，补阴法常用于治疗形体消瘦、口咽干燥、两目干涩、眩晕、耳鸣、干咳少痰、痰中带血等。代表方有六味地黄丸。

五、补阳

补阳是中医温煦脏腑组织，治疗阳虚证的方法，又称助阳，属补法。补阳法常用于治疗畏寒肢冷，神疲嗜睡，面色白，呕吐清水，下利清谷，筋脉拘挛，肢体关节冷痛，舌质淡，脉沉弱或迟等虚寒病证。代表方有肾气丸。

六味地黄丸（地黄丸）

——《小儿药证直诀》

组方 熟地黄八钱(24克)，山茱萸、干山药各四钱(各20克)，泽泻、牡丹皮、茯苓（去皮）各三钱(9克)

用法 上为末，炼蜜为丸，如梧桐子大。空心温水化下三丸(现代用法：亦可不煎服)。

功效 滋补肝肾。

【主治】肝肾阴虚证。腰膝酸软，头晕目眩，耳鸣耳聋，盗汗，遗精，消渴，骨蒸潮热，手足心热，口燥咽干，牙齿动摇，足跟作痛，小便淋沥，以及小儿囟门不合，舌红少苔，脉沉细数。

【临床应用】本方常用于慢性肾炎、高血压病、糖尿病、肺结核、肾结核、甲状腺功能亢进症、中心性视网膜炎及无排卵性功能性子宫出血、更年期综合征等以肾阴虚弱为主者。

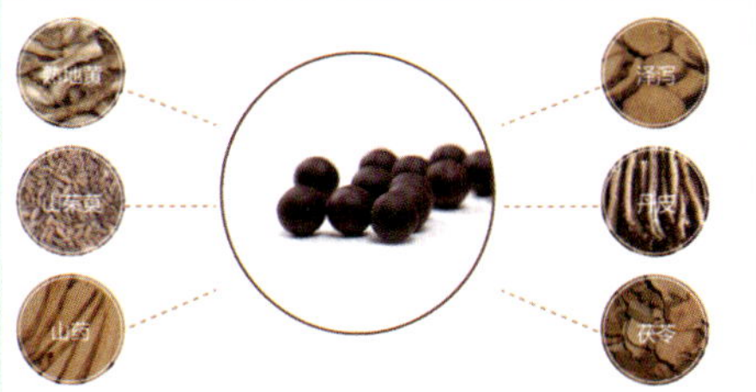

肾气丸

——《金匮要略》

组方 干地黄八两(240克)，薯蓣(即山药)、山茱萸各四两(各120克)、泽泻、茯苓、牡丹皮各三两(各90克)，桂枝、附子（炮）各一两(各30克)

用法 上为细末。炼蜜和丸，如梧桐子大，酒下十五丸(6克)，日再服。

功效 补肾助阳。

【主治】肾阳不足证。腰痛脚软，身半以下常有冷感，少腹拘急，小便不利，或小便反多，入夜尤甚，阳痿早泄，舌淡而胖，脉虚弱，尺部沉细，以及痰饮、水肿、消渴、脚气、转胞等。

【临床应用】本方常用于慢性肾炎、糖尿病、醛固酮增多症、甲状腺功能减退症、神经衰弱、肾上腺皮质功能减退症、慢性支气管哮喘、更年期综合征等属肾阳不足者。

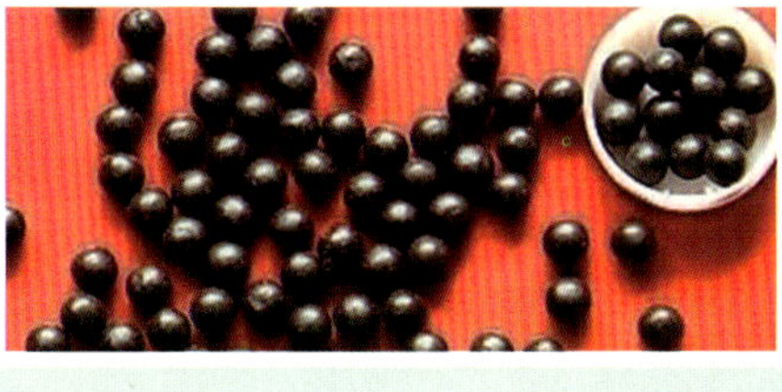

六、阴阳双补

阴阳双补剂适用于阴阳两虚证。其临床表现中既有阴虚的表现，亦有阳虚的表现，治疗当阴阳双补，据其阴阳亏虚的偏重而调整药物，代表方剂有地黄饮子。

地黄饮子（地黄饮）

——《圣济总录》

组方 熟干地黄焙(12克)，巴戟天去心、山茱萸、炒石斛去根、肉苁蓉酒切焙，附子炮裂去皮脐，五味子炒、肉桂去粗皮、白茯苓去黑皮、麦冬去心，焙菖蒲、远志去心，各半两(各15克)

用法 上为粗末，每服三钱匕(9～15克)，水一盏，加生姜三片、大枣二枚，擘破，同煎七分。去滓，食前温服(现代用法：加姜、枣水煎服)。

功效 滋肾阴，补肾阳，开窍化痰。

【主治】下元虚衰，痰浊上泛之喑痱证。舌强不能言，足废不能用，口干不欲饮，足冷面赤，脉沉细弱。

【临床应用】本方常用于晚期高血压病、脑动脉硬化、中风后遗症、脊髓炎等慢性疾病过程中出现的阴阳两虚者。

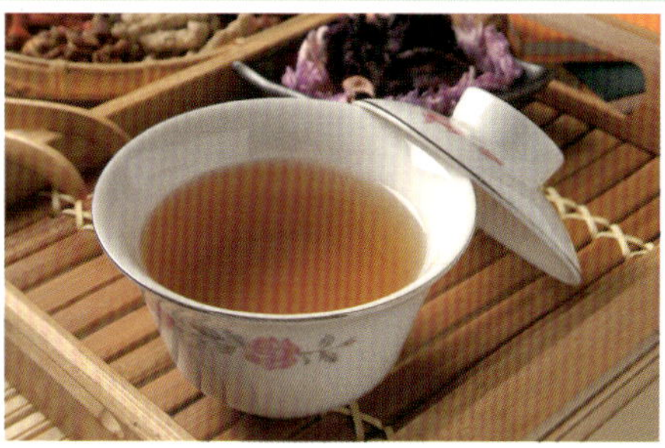

安神剂

安神剂是指以滋养心神、金石贝类重镇药为主组成的具有安神作用的一类方剂。主要治疗因气血不足、痰热内扰等引起的心神不安、虚烦失眠、心悸怔忡、健忘，或惊狂癫痫、躁扰不宁等证。根据作用不同，安神剂可分为重镇安神剂和滋养安神剂。重镇安神剂中多为金石类药物，质重碍胃，故脾胃虚弱者宜慎用，而且有的药有一定毒性，只宜暂服，不可久用。使用安神剂服药期间忌服茶叶、咖啡等兴奋性饮料，饮食宜清淡。

一、重镇安神

重镇安神指用金石质重药物治疗心神不宁的方法。多用于治疗惊狂、失眠、怔忡、心悸等症。代表方剂有朱砂安神丸。

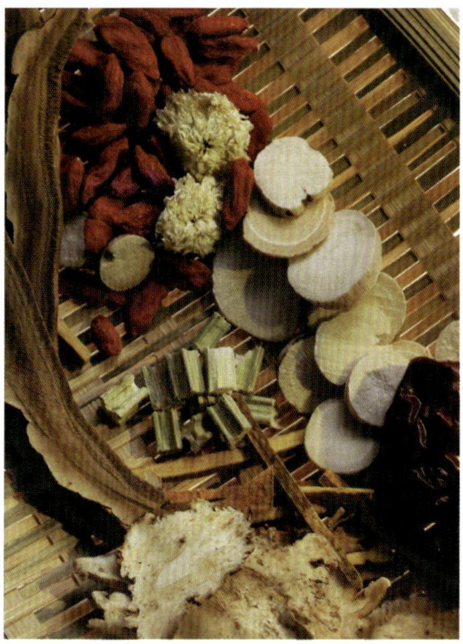

朱砂安神丸

——《内伤伤辨惑论》

组方 朱砂五钱(15克)另研水飞为衣，黄连去须、净、酒洗六钱(18克)，炙甘草五钱半(16.5克)，生地黄一钱半(4.5克)，当归二钱半(7.5克)

用法 上药除朱砂外，四味共为细末，汤浸蒸饼为丸，如黍米大。以朱砂为衣，每服十五丸或二十丸(3～4克)，津唾咽之，食后(现代用法：上药研末，炼蜜为丸，每次6～9克，临睡前温开水送服；亦可作汤剂，用量按原方比例酌减，朱砂研细末水飞，以药汤送服)。

功效 镇心安神，清热养血。

【主治】心火亢盛，阴血不足证。失眠多梦，惊悸怔忡，心烦神乱，或胸中懊憹，舌尖红，脉细数。

【临床应用】本方常用于神经衰弱所致的失眠、心悸、健忘，精神忧郁症引起的神志恍惚，以及心脏早搏所致的心悸、怔忡等属于心火亢盛、阴血不足者。

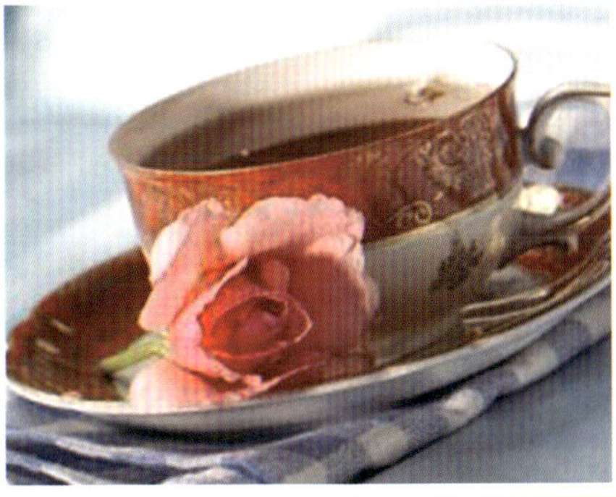

二、滋养安神

滋养安神剂适用于阴血不足、心神失养证。症见虚烦不眠，心悸怔忡，健忘多梦，舌红少苔等，代表方剂有酸枣仁汤。

酸枣仁汤

——《金匮要略》

组方 酸枣仁（炒），二升(15克)，甘草一两(3克)，知母二两(6克)，茯苓二两(6克)，川芎二两(6克)

用法 上五味，以水八升，煮酸枣仁得六升，内诸药，煮取三升，分温三服(现代用法：水煎，分3次温服)。

功效 养血安神，清热除烦。

【主治】肝血不足，虚热内扰证。虚烦失眠，心悸不安，头目眩晕，咽干口燥，舌红，脉弦细。

【临床应用】本方常用于神经衰弱、心脏神经官能症、更年期综合征等属于心肝血虚、虚热内扰者。

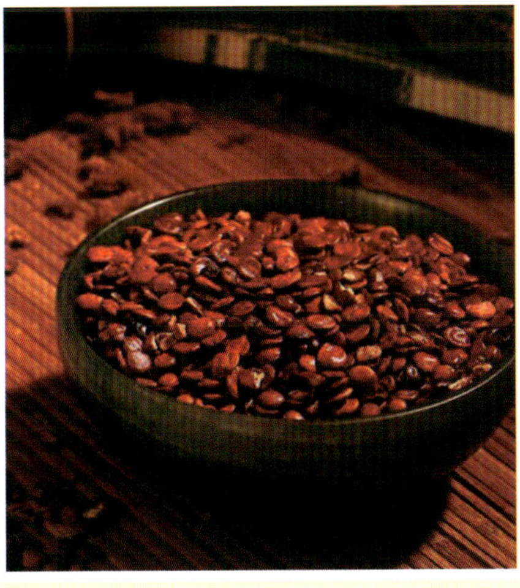

理气剂

凡以理气药为主，具有行气或降气作用，治疗气滞或气逆病证的方剂，统称为理气剂。主要治疗肝胆、脾胃气滞，胸胁胀痛，脘腹胀满，嗳气吞酸，恶心食少，大便失常，或疝气痛，月经不调、痛经，以及胃气上逆、呕吐、呃逆、肺气上逆、咳喘等证。根据作用不同，理气剂可分为行气剂、降气剂。

一、行气

行气剂多用于气机郁滞证，气滞一般以脾胃气滞和肝气郁滞为多见。脾胃气滞常见脘腹胀痛，嗳气吞酸，呕恶食少，大便失常等症；治疗常以陈皮、厚朴、枳壳、木香、砂仁等药为主组成方剂。代表方如半夏厚朴汤。

半夏厚朴汤

——《金匮要略》

组方 半夏一升(12克)，厚朴三两(9克)，茯苓四两(12克)，生姜五两(15克)，紫苏叶二两(6克)

用法 以水七升，煮取四升，分温四服，日三夜一服(现代用法：水煎服)。

功效 行气散结，降逆化痰。

【主治】梅核气。咽中如有物阻，咳吐不出，吞咽不下，胸膈满闷，或咳或呕，舌苔白润或白滑，脉弦缓或弦滑。

【临床应用】本方常用于癔病、胃神经官能症、慢性咽炎、慢性支气管炎、食管痉挛等属气滞痰阻者。

二、降气

降气剂适用于肺胃气逆不降，以致咳喘、呕吐、嗳气、呃逆等症。若属肺气上逆而咳喘者，常用降气祛痰、止咳平喘药如紫苏子、杏仁、沉香、款冬花等为主组成方剂，代表方如苏子降气汤。若属胃气上逆而呕吐、嗳气、呃逆者，常用降逆和胃止呕药如旋覆花、赭石、半夏、生姜、竹茹、丁香、柿蒂等为主组成方剂，代表方如小半夏汤。

苏子降气汤

——《太平惠民和剂局方》

组方 紫苏子、半夏（汤洗七次）各二两半(各75克)，川当归（去芦）两半(4克)，甘草爁二两(60克)，前胡（去芦）、厚朴（去粗皮，姜汁拌炒）各一两(各30克)，肉桂（去皮）一两半(45克)[一方有陈皮去白一两半(45克)]

用法 上为细末，每服二大钱(6克)，水一盏半，入生姜二片、枣子一个、紫苏叶五叶，同煎至八分，去滓热服，不拘时候(现代用法：加生姜2片、枣子1个、紫苏叶2克，水煎服，用量按原方比例酌定)。

功效 降气平喘，祛痰止咳。

【主治】上实下虚喘咳证。痰涎壅盛，胸膈满闷，喘咳短气，呼多吸少，或腰痛脚弱，肢体倦怠，或肢体浮肿，舌苔白滑或白腻，脉弦滑。

【临床应用】本方常用于慢性支气管炎、肺气肿、支气管哮喘等属上实下虚者。

旋覆代赭汤

——《伤寒论》

组方 旋覆花三两(9克)，人参二两(6克)，生姜五两(15克)，赭石一两(6克)，甘草（炙）三两(9克)，半夏（洗）半升(9克)，大枣十二枚（擘）

用法 以水一斗，煮取六升。去滓再煎，取三升，温服一升，日三服(现代用法：水煎服)。

功效 降逆化痰，益气和胃。

【主治】胃虚痰阻气逆证。胃脘痞闷或胀满，按之不痛，频频嗳气，或见纳差、呃逆、恶心，甚或呕吐，舌苔白腻，脉缓或滑。

【临床应用】本方常用于胃神经官能症、胃扩张、慢性胃炎、胃及十二指肠溃疡、幽门不完全性梗阻、神经性呃逆、膈肌痉挛等属胃虚痰浊者。

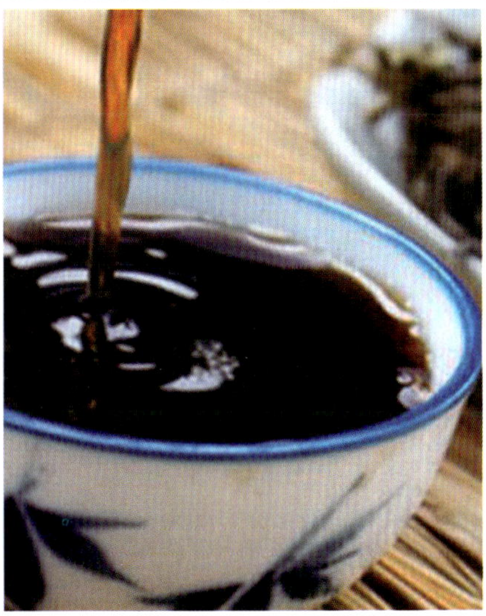

治风剂

凡具有疏散风热、搜风通络、息风止痉、养血祛风、平肝息风、镇肝息风、育阴潜阳等功效的方剂，均属治风剂。临床须分清内风、外风，有无兼夹，因此从大的层面下将治风剂分为疏散外风剂和平息内风剂。

一、疏散外风

疏散外风剂，适用于外风所致诸病，常用辛散祛风的药物，如羌活、独活、防风、川芎、白芷、荆芥、白附子等为主组成方剂。代表方剂有川芎茶调散。

川芎茶调散

——《太平惠民和剂局方》

组方 薄荷叶（不见火）八两(240克)，川芎、荆芥（去梗）各四两(各120克)，细辛（去芦）一两(30克)，防风（去芦）一两半(45克)，白芷、羌活、甘草（炙）各二两(各60克)

用法 上为细末。每服二钱(6克)，食后，茶清调下(现代用法：共为细末，每次6克，每日2次，饭后清茶调服；亦可作汤剂，用量按原方比例酌减)。

功效 疏风止痛。

【主治】外感风邪头痛。偏正头痛，或巅顶作痛，目眩鼻塞，或恶风发热，舌苔薄白，脉浮。

【临床应用】本方常用于感冒头痛、偏头痛、血管神经性头痛、慢性鼻炎头痛等属于风邪所致者。

⊙ 二、平息内风

平息内风剂，适用于肝阳眩晕，高热痉厥抽搐，小儿惊风、妇人子痫等肝风内动证。常用药物有羚羊角、钩藤、石决明、牡蛎、蒺藜、菊花、桑叶、天麻、阿胶、白芍、鸡子黄等。其代表方有镇肝息风汤。

镇肝息风汤

——《医学衷中参西录》

组方 怀牛膝一两(30克)，生赭石一两(30克)，轧细生龙骨五钱(15克)捣碎，生牡蛎五钱(15克)捣碎，生龟甲五钱(15克)捣碎，生杭芍五钱(15克)，玄参五钱(15克)，天冬五钱(15克)，川楝子二钱(6克)捣碎，生麦芽二钱(6克)，茵陈二钱(6克)，甘草钱半(4.5克)

用法 水煎服。

功效 镇肝息风，滋阴潜阳。

【主治】类中风。头目眩晕，目胀耳鸣，脑部热痛，面色如醉，心中烦热，或时常噫气，或肢体渐觉不利，口眼渐形㖞斜；甚或眩晕颠仆，昏不知人，移时始醒，或醒后不能复元，脉弦长有力。

【临床应用】本方常用于高血压病、脑血栓形成、脑出血、血管神经性头痛等属于肝肾阴虚、肝风内动者。

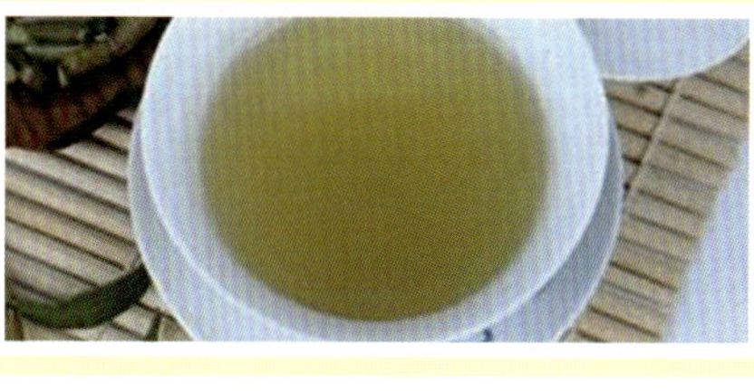

祛痰剂

凡以祛痰药为主组成，具有排毒或消解痰饮作用的方剂统称为祛痰剂。临床分为燥湿化痰、清热化痰、润燥化痰、温化寒痰、化痰息风五类。

⊙ 一、燥湿化痰

燥湿化痰剂主治湿痰证。症见咳嗽痰多色白易咳、胸膈胀满、恶心呕吐，或头眩心悸，舌苔白润或腻，脉滑。方如二陈汤等。

二陈汤

——《太平惠民和剂局方》

组方 半夏（汤洗七次）、橘红各五两(15克)，白茯苓三两(9克)，甘草（炙）一两半(4.5克)

用法 上药，每服四钱(12克)，用水一盏，生姜七片，乌梅一个，同煎六分，去滓，热服，不拘时候(现代用法：加生姜7片、乌梅1个，水煎温服)。

功效 燥湿化痰，理气和中。

【主治】湿痰证。咳嗽痰多，色白易咳，恶心呕吐，胸膈痞闷，肢体困重，或头眩心悸，舌苔白滑或腻，脉滑。

【临床应用】本方常用于慢性支气管炎、慢性胃炎、梅尼埃病、神经性呕吐等属湿痰者。

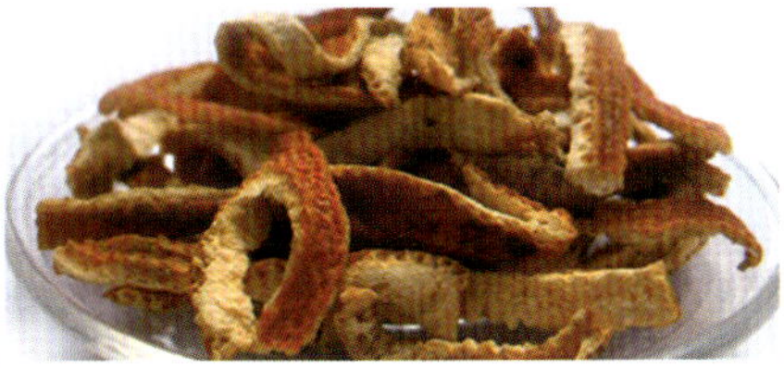

⊙ 二、清热化痰

清热化痰剂适用于痰热证。症见咳吐黄痰、咳吐不利、舌红苔黄腻、脉滑数。代表方有清气化痰丸。

清气化痰丸

——《医方考》

组方 陈皮（去白）、杏仁（去皮尖）、枳实（麸炒）、黄芩（酒炒）、瓜蒌仁（去油）、茯苓各一两(各30克)，胆南星、制半夏各一两半(各45克)

用法 姜汁为丸。每服6克，温开水送下(现代用法：以上8味，除瓜蒌仁霜外。其余黄芩等7味药粉碎成细粉，与瓜蒌仁霜混匀，过筛。另取生姜100克，捣碎加水适量，压榨取汁，与上述粉末泛丸，干燥即得。每服6～9克，1日2次，小儿酌减；亦可作汤剂，加生姜水煎服，用量按原方比例酌减)。

功效 清热化痰，理气止咳。

【主治】痰热咳嗽。咳嗽气喘，咳痰黄稠，胸膈痞闷，甚则气急呕恶，烦躁不宁，舌质红，苔黄腻，脉滑数。

【临床应用】本方常用于肺炎、急性支气管炎、慢性支气管炎急性发作等属痰热内结者。

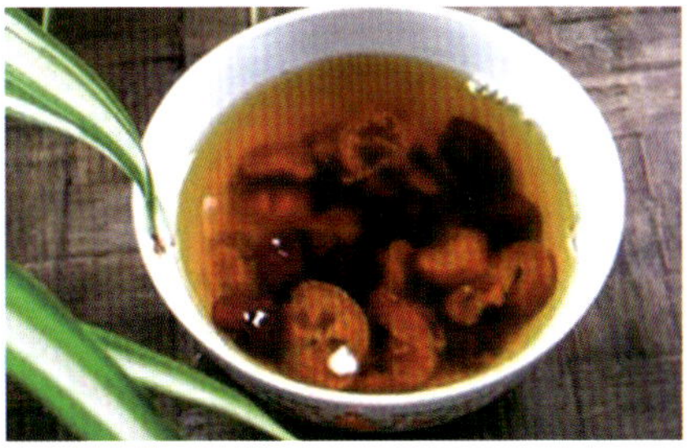

消食剂

凡以消食药物为主组成，具有消食健脾、除痞化积等作用，以治疗食积停滞的方剂，统称为消食剂。属于“八法”中的“消法”范畴。临床将其分为消食化滞剂和健脾消食剂。

⊙ 一、消食化滞

消食化滞剂适用于食积内停之证。症见胸脘痞满、腹胀时痛、嗳腐吞酸、呕恶厌食，或大便泄泻，舌苔厚腻而黄，脉滑。代表方剂为保和丸。

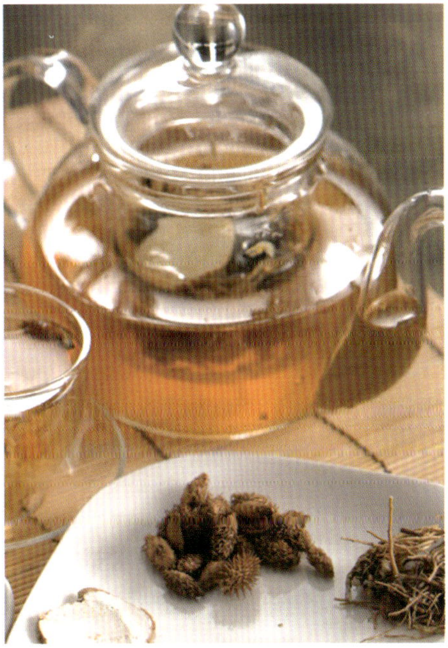

保和丸

——《丹溪心法》

组方 山楂六两(180克)，神曲二两(60克)，半夏、茯苓各三两(各90克)，陈皮、连翘、莱菔子各一两(各30克)

用法 上为末，炊饼为丸，如梧桐子大，每服七八十丸(9克)，食远白汤下(现代用法：共为末，水泛为丸，每服6～9克，温开水送下。亦可水煎服，用量按原方比例酌减)。

功效 消食和胃。

【主治】食滞胃脘证。脘腹痞满胀痛，嗳腐吞酸，恶食呕逆，或大便泄泻，舌苔厚腻，脉滑。

【方解】本方证因饮食不节，暴饮暴食所致。方中重用酸甘温之山楂为君，消一切饮食积滞，长于消肉食油腻之积；神曲甘辛温，消食健胃，长于化酒食陈腐之积；莱菔子辛甘而平，下气消食除胀，长于消谷面之积。三药同用，能消各种食物积滞。食积易于阻气、生湿、化热，故以半夏、陈皮辛温，理气化湿，和胃止呕；茯苓甘淡，健脾利湿，和中止泻；连翘味苦微寒，既可散结以助消积，又可清解食积所生之热，均为佐药。诸药配伍，使食积得化，胃气得和，热清湿去，则诸症自除。

【临床应用】本方常用于急慢性胃炎、急慢性肠炎、消化不良、婴幼儿腹泻等属食积内停者。

⊙ 二、健脾消食

健脾消食剂适用于脾胃虚弱，食积内停之证。症见脘腹痞满，不思饮食，面黄体瘦，倦怠乏力，大便溏薄等。代表方剂为健脾丸。

健脾丸

——《证治准绳》

组方 白术（炒）二两半(75克)，木香（另研）、黄连（酒炒）、甘草各七钱半(各22克)，白茯苓（去皮）二两(60克)，人参一两五钱(45克)，神曲（炒）、陈皮、砂仁、麦芽（炒）、取面山楂（取肉）、山药、肉豆蔻（面裹煨热，纸包槌去油）各一两(各30克)

用法 上为细末，蒸饼为丸，如绿豆大，每服五十丸，空腹服，一日二次，陈米汤下(现代用法：共为细末，糊丸或水泛小丸，每次6～9克，温开水送下，每日2次)。

功效 健脾和胃，消食止泻。

【主治】脾虚食积证。食少难消，脘腹痞闷，大便溏薄，倦怠乏力，苔腻微黄，脉虚弱。

【临床应用】本方常用于慢性胃炎、消化不良属脾虚食滞者。

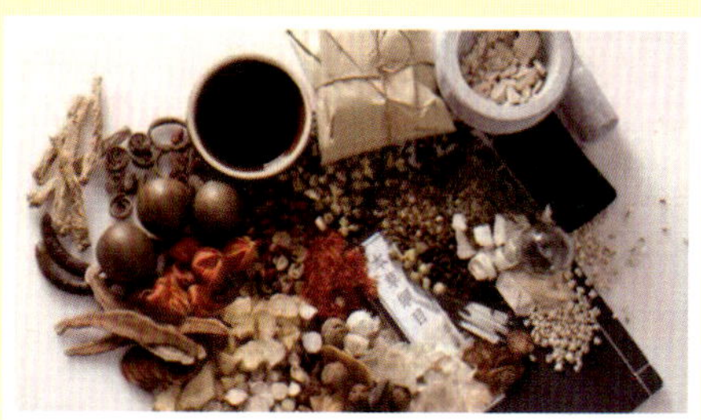

第四章 技术应用：小技能，治大病

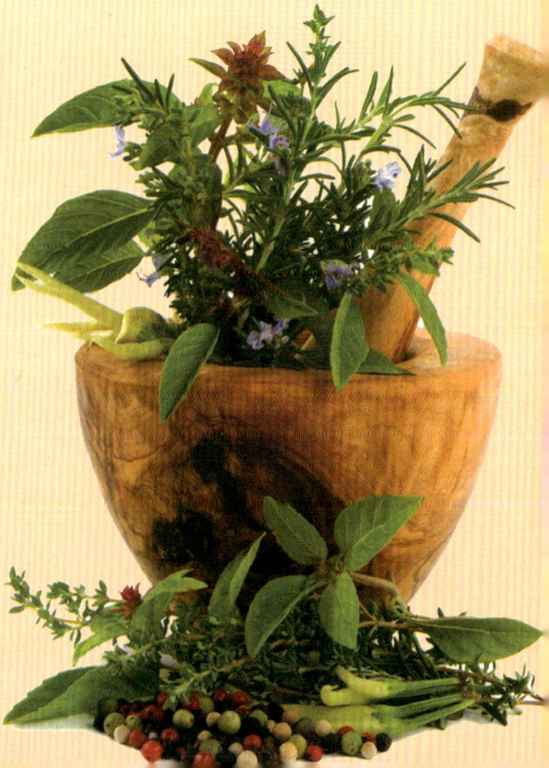

第一节 刮痧入门

刮痧疗法是中医学的宝贵遗产之一，是使用各种刮痧器具对人体某些部位及穴位进行刮拭刺激，刮拭至皮肤或皮下组织出痧，可有效排出体内毒素，补氧祛瘀，活化细胞，加强新陈代谢而治疗某些疾病。没有毒素的部位，微循环及毛细血管通透性正常，怎么刮也不会出痧。刮痧疗法有发汗解表、舒筋活络、消肿止痛、清热解毒、调和阴阳、温经散寒、行气活血、增强皮肤渗透性、调和气血、改善脏腑功能、增强免疫功能等多种功效。

刮痧常识

⊙ 刮痧能排毒

当人生病时血液循环较差，无法将体内的有毒物质顺利经由排泄系统排出，而这些物质黏附于组织之间，身体便有了瘀结，也就出现了疼痛、僵硬、酸麻的感觉。刮痧可以促进新陈代谢，将体内毒素借由血管和毛细孔排出体外，使病症得以解除。

用工具在表皮经络穴位上进行刮治，直到皮下出血凝结成像米粒样的红点，通过发汗使汗孔张开，痧毒(也就是病毒)随即排出体外，使病症得以解除。

刮痧如同按摩一样，可以促进体液循环，但刮痧的力道不同，会产生不同的效果。强刺激是泻火，力量可达肌肉、肌腱；轻刺激是补益，力量仅止于皮下组织或是皮下组织到肌膜层之间。

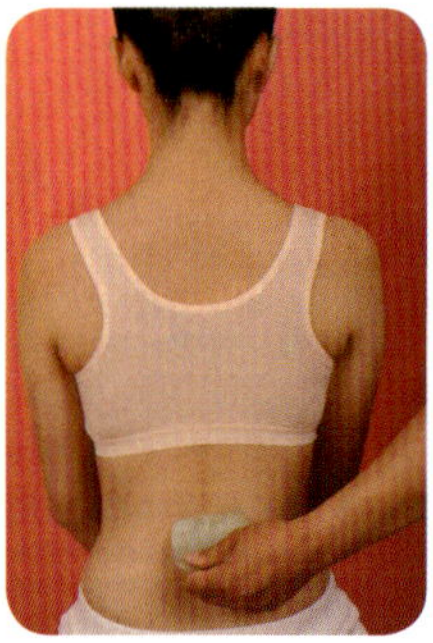

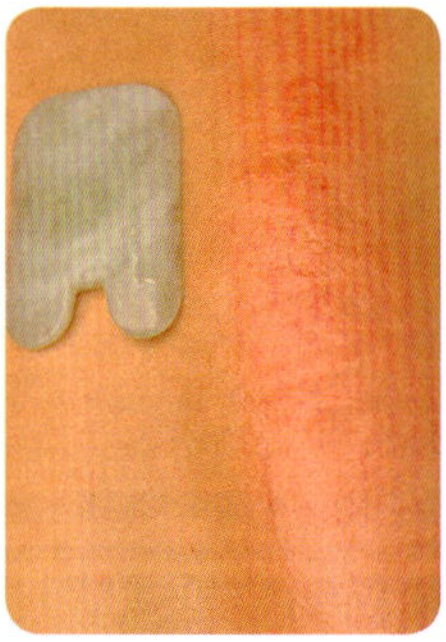

什么是痧

痧就是在皮肤下面可以看得见的一种红色或者紫红色的斑点和斑片，实际上是附着于血管壁上含有废物的瘀血。有病源之处，就会出痧甚至是疙瘩，且会有痛感；如果没有病，就刮不出痧来。较重的病，痧就出得多，颜色也深。如果病情较轻，痧出得少些，颜色也较浅。一般情况下，皮肤上的痧在3～5天内逐渐消退，不超过1周就会恢复正常。

哪里不适能用刮痧来解决

刮痧是治疗疾病初期症状的物理性疗法，主要针对疾病早期预防、病后康复、功能性病症、亚健康证候以及减肥美容、消除疲劳、提高脏器功能等。比如，头痛、颈痛、肩痛、背腰痛、腿痛、感冒、牙痛、便秘、腹泻、食欲不振、痛经、疲劳、发烧、中暑、落枕、肩周炎、腰肌劳损、肌肉痉挛、风湿性关节炎、失眠等均适宜用刮痧。

刮痧小贴士

刮痧起源于旧石器时代，那个时候人们患病时，出于本能用手或者石片捏揉，或捶击身体表面的某一部位，有时竟然能使疾病得到缓解。而后，人们通过长期的实践与积累，逐步形成了砭石治病的方法，也就是刮痧疗法的最初形式。

⊙ 何时何处禁用刮痧

1. 孕妇的腹部、腰骶部禁刮，否则会引起流产。

2. 有严重的心脑血管疾病、肝肾功能不全、全身浮肿者禁止刮痧，因为刮痧会导致皮下充血，促进血液循环，从而增加心肺、肝肾的负担，加重病情，甚至危及生命。

3. 凡体表有疖肿、破溃、疮痈、斑疹和不明原因的包块处禁止刮痧，否则会导致创口的感染和扩散。

4. 急性扭伤、创伤的疼痛部位或骨折部位禁止刮痧，因为刮痧会加重伤口处的出血。

5. 皮肤病患者忌用刮痧，因为这会将疾病传染给他人。

6. 有出血倾向者，如糖尿病晚期、严重贫血、白血病、再生障碍性贫血和血小板减少症患者不要刮痧，因为这类患者在刮痧时所产生的皮下出血不易被吸收。

7. 过度饥饱、过度疲劳、醉酒者不可接受重力、大面积刮痧，否则会引起虚脱。

8. 眼睛、口唇、舌体、耳孔、鼻孔、乳头、肚脐等部位禁止刮痧，因为刮痧会使这些部位的黏膜充血，而且不能康复。

9. 精神病患者禁用刮痧法，因为刮痧会刺激其发病。

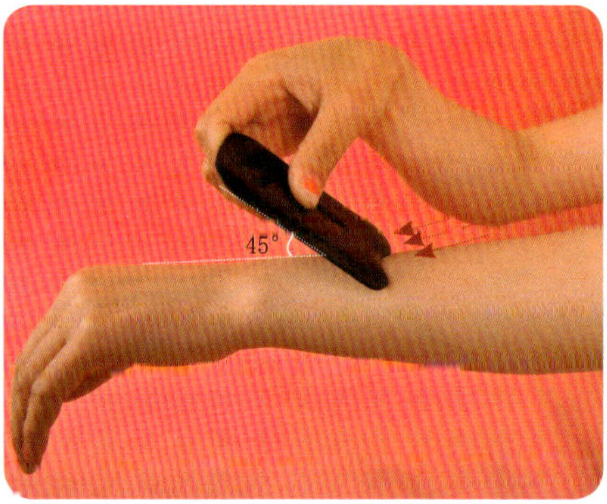

⊙ 刮痧的工具

古钱币曾是刮痧疗法最常用的工具，发展到现在，刮痧板替代了古钱币。

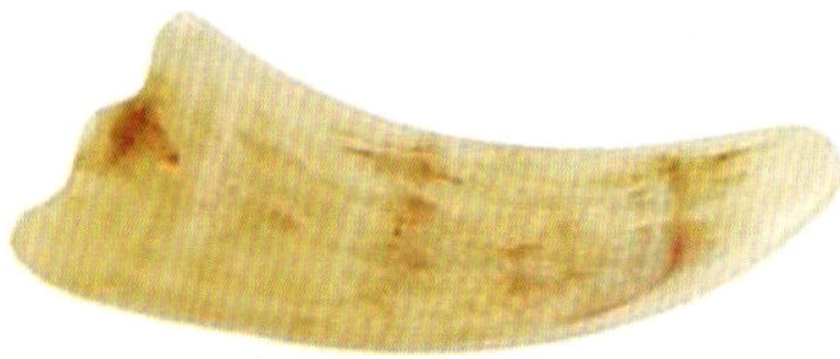

【刮痧板】天然水牛角的刮痧板对人体肌表无毒性刺激和不良化学反应，而且水牛角本身是一种中药，具有清热解毒、抗炎、抗感染的作用。也可以简单一些，用家里的瓷汤勺代替。目前，市场上还有水晶玉石制成的刮痧板，更增加了水晶的保健功能。

【润滑荆】活血润滑剂或止痛灵，两者用天然中草药经提炼，专门的刮痧活血剂当然更好；简单一些的话，用烧菜的花生油或橄榄油，甚至酒或水就可以了。

⊙ 刮痧的注意事项

值得注意的是，刮痧治疗后1小时内，不要用冷水洗脸及手足，更不能洗凉水澡；如有特殊情况，只能用热水洗。刮完后，饮用一大杯热开水，最好是淡糖盐水，以助新陈代谢，然后休息15～20分钟。

刮痧治疗时应注意室内保暖，尤其是在冬季，应避免在寒冷与处于风口的地方刮痧。夏季刮痧时，应避免风扇或空调直接吹到刮痧部位。

前一次刮痧部位的痧斑未退之前，不宜在原处进行再次刮痧。两次刮痧时间须间隔3～6天，以皮肤上痧退为标准。

治疗下肢静脉曲张时，刮的方向应从下向上刮，用轻手法。

刮痧时出现头晕，面色苍白，心慌，出冷汗、四肢发冷、吐或神昏仆倒，即为晕刮。此时应迅速平卧，饮用一杯温糖开水。空腹、过度疲劳时忌刮，低血压、低血糖、过度虚弱和神经紧张特别怕痛时轻刮。

⊙ 刮痧的要领

刮痧的方向、次序、手法、强度、时间以及操作前后的注意事项都是非常有讲究的，这样做是为了确保身体健康和安全。

【准备】先将准备刮痧的部位擦净，用刮痧板的边缘蘸上刮痧油或按摩油，在确定部位进行刮痧。刮痧板一定要消毒。

【刮痧方向】刮痧要顺一个方向刮，不要来回刮，力量要均匀合适，不要忽轻忽重。刮的方向应从颈到背、腹，从上肢到下肢，即从上向下刮；胸部从内向外刮。刮痧时，刮痧板与刮的方向一般保持在45°～90°。

【刮痧强度】刮痧时间一般每个部位刮3～5分钟，最长不超20分钟。对于一些不出痧或出痧少的，不可强求出痧，以感到舒服为原则。刮痧次数一般是第一次刮完等3～5天痧退后再进行第二次刮治。出痧后1～2天，皮肤可能有轻度疼痛、发痒，这些反应属正常现象。

⊙ 刮痧部位与身体器官的对应

刮痧部位与身体器官的对应

颈椎——头面部器官

胸椎——胸腔上腹部脏器

腰椎——胸腔、上腹部脏器

腰椎——下腹部脏器

骶椎——盆腔脏器

也就是说，哪个器官发生毛病，就找与脏器水平线相当的脊柱及两侧膀胱经(背部正中线、旁开二指宽的两侧线、旁开四指宽的两侧线，这四条线是膀胱经的所在)。刮痧前，先用拇指在所选穴区内按压，找出最敏感的压痛点，再以该压痛点为中心来刮拭。

保健刮痧法

⊙ 经常刮以下穴位：

太阳(在眉梢与外眼角的中间向后一指宽的凹陷处)、百会(在头顶部两耳尖连线的中点)、风池(在入发际一指宽左右，用两拇指从颈椎正中分别往两侧一推，推到凹陷处)、

内关(在前臂阴面正中线腕横纹上三指宽，两肌腱之间)、足三里(在膝盖骨外侧下四指宽处)及腹部的关元、中极、气海，这些穴位就在肚脐下的正中线，从上往下刮。

刮痧可改善人体脏腑的气血功能，调整机体内外阴阳平衡，从而达到预防保健、延年益寿之功效，还能预防疲劳、失眠，养颜美容。

对症刮痧疗法

刮痧对很多疾病有奇效，如对于高血压、中暑、肌肉酸疼等有立竿见影之

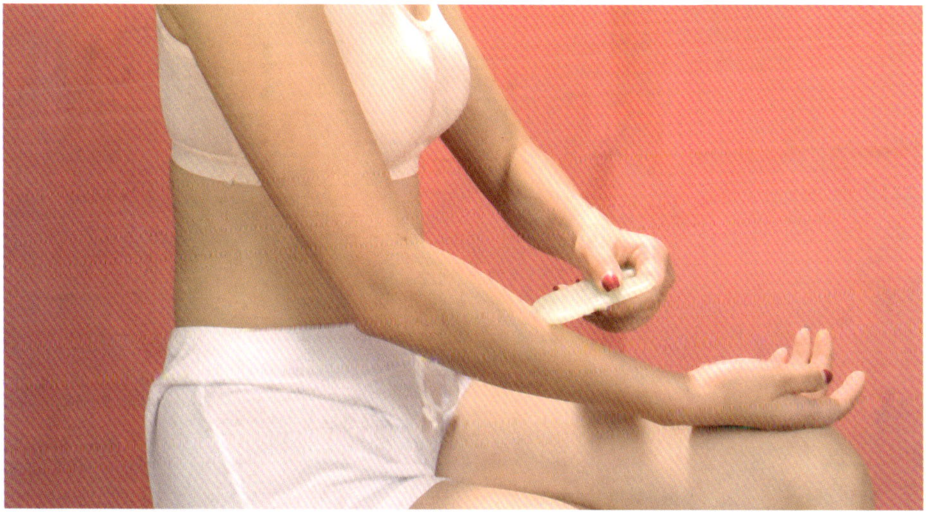

效。经常刮痧，可起到调整经气，解除疲劳、增强免疫功能的作用。比如家里有人发烧了，在其后背抹白酒，用瓷勺刮后背正中线两侧旁开二指宽的那两条线，从上往下朝一个方向刮，一直刮到起痧为止（大概需要10分钟）。烧马上就会退，效果立竿见影。

实际上，刮痧是在调节人体内部的一种康复能力。人有病不一定非得打针吃药，我们体内就有一个很好的大药库，这个药库就是自身的经络系统。比如，心脏不好的人可以经常刮一刮内关（在前臂阴面正中线腕横纹上三指宽，两肌腱之间）。

⊙ 肩周炎

肩周炎的主要表现为：早期呈阵发性疼痛，常因天气变化及劳累而诱发；以后逐渐发展到持续性疼痛，昼轻夜重，不能向患侧侧卧。肩关节各项的活动受限，例如，梳头、穿衣等动作均难以完成，严重者屈肘时手摸不到肩，日久可以发生肌肉萎缩，上臂不能上举、后伸。肩周炎好发于50岁左右的人，女性的发病率高于男性，多见于体力劳动者。

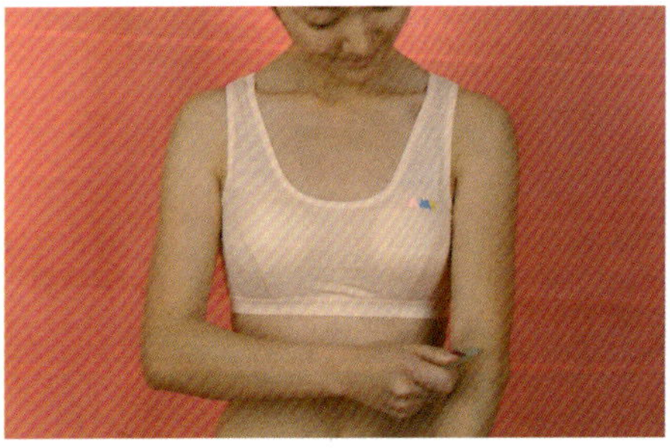

⊙ 刮痧部位

【颈部】哑门(在入发际一指宽左右，在颈椎正中)、风池(在入发际一指宽左右，用两拇指从颈椎正中分别往两侧一推，推到凹陷处)、大椎(第七颈椎下，即低头时最高的椎骨下)。

【肩背部】肩井(在两侧肩膀的最高点)、天宗(在后背肩胛骨中心)。

【胸部】中府(在靠近肩膀的锁骨下窝下一指宽处)、云门(在靠近肩膀的锁骨下窝里)、缺盆(脖子下的锁骨下窝)。

【上肢部】肩贞(在后背腋窝纹头上一指宽处)、外关(在前臂阳面腕横纹上三指宽处，两骨之间)、曲池(屈肘时，肘横纹外端凹陷处)、合谷(在拇指和食指之间的虎口处)。

【下肢部】足三里(在膝盖骨外侧下四指宽处)、条口(在膝盖骨外侧到外踝尖连线的中点旁开二指宽处)。

⊙ 刮痧治疗发热

沿脊背两侧、颈部、胸部肋间、肩肘、肘窝及腘窝等处轻轻刮动，刮至皮肤微红发紫为止，每个地方刮5分钟。发热轻者，每天1次；发热重者，每天2次。刮痧后最好饮一杯温开水，以助发汗。

⊙ 急性胃肠炎

病症表现在膀胱经循行的路线时，可以刮背部正中线、旁开二指宽的两侧线、旁开四指宽的两侧线，这四条线是膀胱经的所在。自上而下反复刮，直至皮肤出现红紫条块为止，每天刮2次。膀胱经上有肝俞(第九胸椎旁开二指宽)、胆俞、脾俞(第十一胸椎旁开二指宽)、胃俞(第十二胸椎旁开二指宽)、大肠俞(第四腰椎下旁开二指宽处)、小肠俞(第一骶椎旁开二指宽处)等专管消化系统的穴位，所以会有立竿见影的效果。

⊙ 高血压

高血压是指收缩压高于140毫米汞柱，舒张压大于90毫米汞柱，伴有头痛、头晕、头胀、耳鸣、眼花、失眠、心悸等症状，其中头痛及头晕为本病的常见症状；也可见头部沉重、颈项扳紧感。高血压是一种严重危害健康的常见病和多发病，其发病率随年龄的增长而增高，40岁以上增高迅速。

中医认为高血压多因精神紧张、忧思郁结，或多食肥甘、饮酒过度，使肝肾阴阳失去平衡所致。除应用各类降压药物以外，采用刮痧疗法也有一定的效果。

刮痧取穴部位：

1．百会(在头顶部两耳尖连线的中点)。

2．天柱(在项部入发际一指宽左右，颈椎正中向外旁开二指宽处)。

3．风池(在入发际一指宽左右，用两拇指从颈椎正中分别往两侧一推，推到凹陷处)。

4．肩井(分别在两侧肩膀的最高点)。

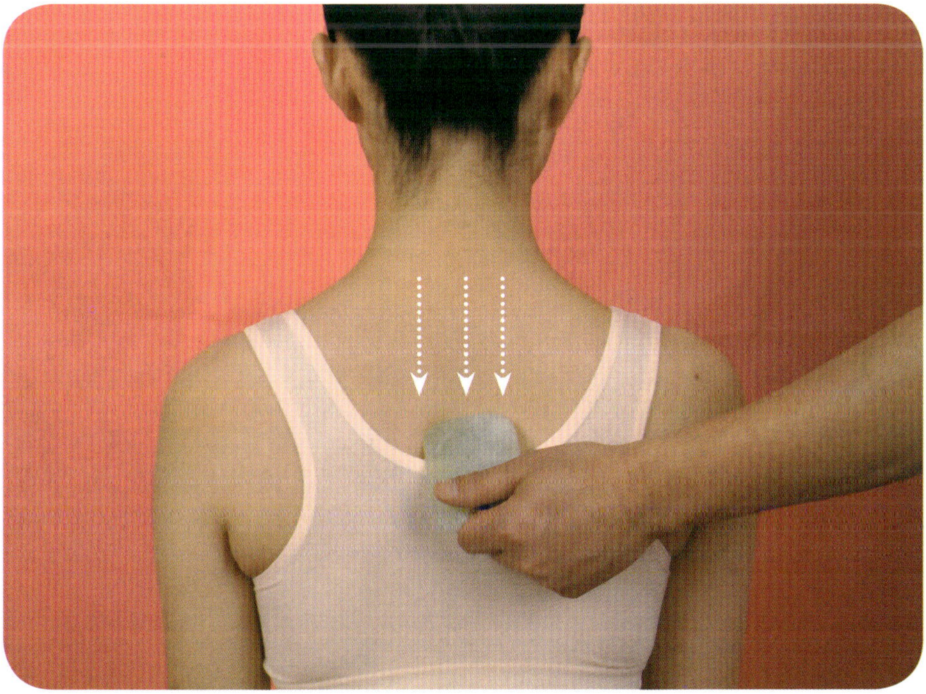

第二节 拔罐入门

拔罐常识

拔罐疗法是以罐为工具，利用燃烧罐内空气、抽气等造成负压，使罐吸附于穴位，产生吸拔刺激，使局部发生充血或瘀血现象，从而激发人体自身的免疫力来调理脏腑阴阳气血之间的平衡。这里主要介绍适合于普通家庭使用的抽气拔罐。

⊙ 抽气罐的操作方式

把罐扣在须上罐的部位上，抽出罐内空气，使之产生负压，即能吸住。起罐时，一手拿住罐子，另一手大拇指向罐口边缘往里按，让空气进入罐内；不可硬拔，以免损伤皮肤，产生疼痛。

起罐后，若有水泡，不用害怕，可用无菌针刺破，抹干后涂消毒水即可。这是由于拔罐时间过长，或者压力过大造成的，一般情况下不会出现水泡。起罐后应休息5～10分钟，避风寒。

⊙ 拔罐前的准备

还须选用具有药性的油剂，如正骨水、红花油、松节油、按摩乳等。先按摩要拔罐的地方，以增强活血功能。使用润滑剂不仅能提高治疗效果，还有保护皮肤的作用。

这里推荐大家用正骨水，其优点是具有活血化瘀作用，而且拔罐后印痕消失得快，一般2天就下去了，否则可能要4～7天。拔罐前后都用正骨水按摩一下，效果会更好。

⊙ 拔罐的常用体位

拔罐时应根据不同部位的疾病来选择不同的体位，原则上要求体位舒适并能持久，便于施术。每次拔罐治疗时间约10分钟，时间虽不长，但要求患者保持某种姿势，不能大范围活动，否则易发生漏气而掉罐。

拔罐治疗的常用体位

姿势	部位
俯卧位	取俯卧位，暴露背部、下肢，有利于吸拔腰背、脊椎两侧及下肢后侧等部位
侧卧位	取侧卧位，有利于吸拔胸胁、髋和下肢外侧等部位
仰卧位	取仰卧位，暴露胸、腹部及上、下肢前内侧，有利于吸拔前胸、腹部、上肢、下肢前侧等部位
坐位	拔背、腰、颈、膝、肩时，宜取坐位

⊙ 罐具的选择和准备

根据拔罐部位的大小，应选择相应型号的罐具。

拔罐的工具与类型

型号	拔罐部位
大罐	适用于较宽平、软组织较丰富的部位，如胸背部、腰部、臀部、大腿处
中罐	适用于颈部、肩部、上臂、前臂和小腿处
小罐	适用于软组织薄弱、骨骼凸起不平的部位，如关节、头面、前臂远端、手掌手背

⊙ 拔罐方法

密排法指罐与罐之间的距离不超过一指宽。用于身体强壮且有疼痛症状者。有镇静、止痛、消炎之功，又称强刺激法。疏排法指罐与罐之间的距离相隔二指宽。用于身体衰弱、肢体麻木、酸软无力者。又称弱刺激法。

⊙ 拔罐次数

每日或隔日1次，一般10次为一疗程，中间休息3～5日。

⊙ 拔罐后皮肤变化解读

拔罐后常见的皮肤变化有潮红、紫红或紫黑色瘀斑、紫红色的点状疹子，同时还伴有不同程度的热痛感。皮肤的这些变化属于拔罐疗法的治疗效应，可持续一至数天。

拔罐后出现的这些皮肤反应，是体内病理的反映。

湿象

如在拔罐后，皮肤表面出现水肿或水气(在罐内壁上挂满水珠，或起罐后有水流出)，表示患者体内湿盛，或因感受潮湿而致病。

热象

如在拔罐后，皮肤表面出现深红、紫黑的罐斑或丹痧，触之微痛，兼见身体发热，表示患者有热毒证。

瘀象

如在拔罐后只出现紫红或紫黑色罐斑，无丹痧和发热现象，多提示患者有瘀血证。

寒象

如在拔罐后，皮肤表面无皮色变化，触之不温，多表示患者有虚寒证。

风象

如拔罐后，皮肤表面出现微痒或出现皮纹，多表示患者有风证。

注意事项

凡有中度或重度心脏病、全身性水肿、血友病、过敏性紫癜、咯血、白血病、高热、全身剧烈抽搐或痉挛、高度神经质、活动性肺结核、皮肤失去弹性、极度衰弱、醉酒、过度疲劳、过饥、过饱、过渴、全身性皮肤病，或相应部位有静脉曲张、癌肿、皮肤病、皮肤破损、外伤骨折，或妇女月经期，孕妇腰骶部和腹部等均禁拔罐。

拔罐时须保暖避风，或在罐上加盖衣被以免受凉。拔5分钟后，观察罐内皮肤隆起程度及皮色变化，以防起水泡。

⊙ 拔罐疗法的选穴原则

拔罐疗法不同于针刺，其穴位的取法虽同针刺一样，但因罐的面积大，往往一个罐可以覆盖除穴位之外的其他部位，所以拔罐有时比针刺疗法更简单、更有效果，而用针刺疗法对穴位的准确性要求高些。

就近拔罐

就近拔罐是指在病痛处拔罐，这是由于病痛的出现是经气不通所致。在病痛处拔罐，就可以使经气通畅，通则不痛，从而达到治疗疾病的目的。

远端拔罐

远端拔罐就是在病痛远端处拔罐。远端部位的选择是以经络循环为依据的，刺激经过病变部位经络的远端或疼痛所属内脏经络的远端，以调整经气，治疗疾病。如牙痛拔合谷(在拇指和食指之间的虎口处)，胃腹疼痛、颈椎疼痛拔足三里(在膝盖骨外侧下四指宽处)。

特殊部位拔罐

某些穴位具有特殊的治疗作用，因此可以根据疾病的特点来选择拔罐部位。如治疗发热时，可拔大椎(第七颈椎下，即低头时最高的椎骨下)、曲池(屈肘时，肘横纹外端凹陷处)、外关(在前臂阳面腕横纹上三指宽处，两骨之间)等穴位，有退热作用。如治疗心跳过缓、过急，可以选择内关穴(在前臂阴面正中线腕横纹上三指宽，两肌腱之间)，对心脏有双向调节作用。

重视脊椎

1．颈椎部是指颈椎到胸椎的部位，主要治疗头部、颈部、肩部、上肢及手部的疾病，如头晕、头痛、颈椎病、落枕、肩周炎、手臂肘腕疼痛等。

2．胸椎上部是指第一胸椎到第六胸椎的部位，主要治疗心、肺、气管、胸廓的病变，如心悸、胸闷、气短、咳喘、胸痛等。

3．胸椎下部是指第七胸椎到第十二胸椎的部位，主要治疗肝、胆、脾、肠等器官的痛症，如肝区胀痛、胆囊炎、消化不良、急慢性胃炎、肠炎、腹痛、便秘等。

4．腰椎部是指腰椎以下的部位，主要治疗肾、膀胱、生殖系统、腰部、臀部、下肢各部位的病变，如肾炎、膀胱炎、痛经、带下、阳痿、腰椎增生、椎间盘脱出、坐骨神经痛、下肢瘫痪、下肢疼痛等。

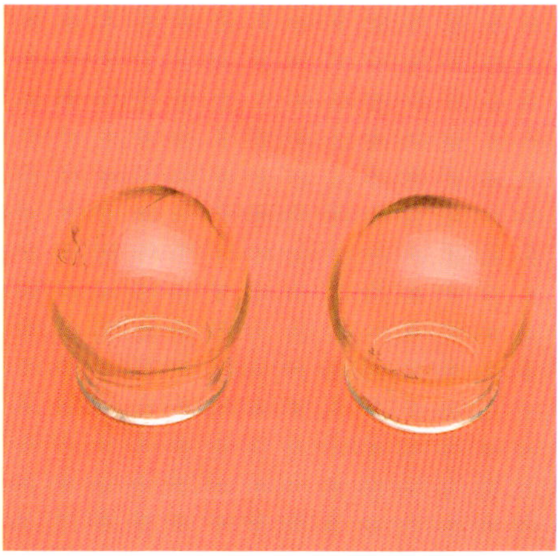

对症拔罐疗法

拔罐疗法可治疗多种疾病，在我国民间广为流传，深受广大民众的欢迎，拔罐疗法操作简便、经济，患者无痛苦，而且疗效显著，可治疗风寒痛、虚劳、喘息等外感内伤的数百种疾病。

⊙ 全身疾病

拔大椎(第七颈椎下，即低头时最高的椎骨下)。

⊙ 下半身疾病

拔命门(第二腰椎下)。

⊙ 呼吸系统疾

拔风门(第二胸椎旁开二指宽处)、肺俞(第三胸椎下旁开二指宽处)、脾俞(第十一胸椎旁开二指宽处)，中府(在靠近肩膀的锁骨下窝下一指宽处)。

⊙ 循环系统疾病

拔心俞(第五胸椎旁开二指宽处)、肾俞(第二腰椎旁开二指宽处)、肝俞(第九胸椎旁开二指宽处)、脾俞(第十一胸椎旁开二指宽处)。

⊙ 消化系统疾病

拔肝俞(第九胸椎旁开二指宽处)、胆俞(第十胸椎旁开二指宽处)、脾俞(第十一胸椎旁开二指宽处)、胃俞(第十二胸椎旁开二指宽处)、中脘(肚脐上四指宽处)、上脘(肚脐上五指宽处)、关元(肚脐下四指宽处)、天枢(肚脐旁开三指宽处)。

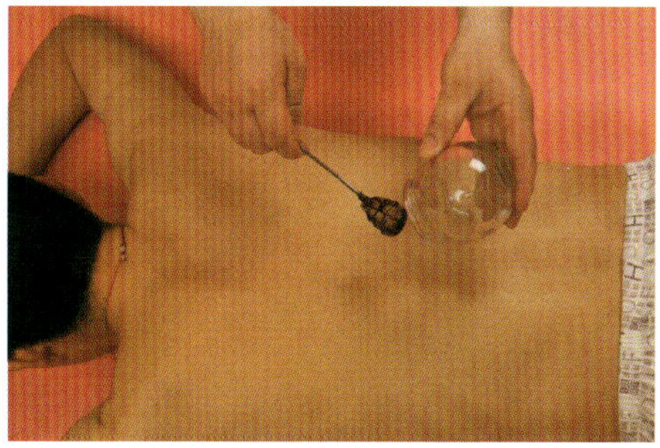

⊙ 泌尿系统疾病

拔肝俞(第九胸椎旁开二指宽处)、脾俞(第十一胸椎旁开二指宽处)、肾俞(第二腰椎旁开二指宽处)、膀胱俞(第二骶椎旁开二指宽处)、关元(肚脐下四指宽处)、中极(肚脐下五指宽处)。

⊙ 内分泌疾病

拔肺俞(第三胸椎下旁开二指宽处)、心俞(第五胸椎旁开二指宽处)、肝俞(第九胸椎旁开二指宽处)、脾俞(第十一胸椎旁开二指宽处)、肾俞(第二腰椎旁开二指宽处)、中脘(肚脐上四指宽处)、关元(肚脐下四指宽处)。

⊙ 神经系统疾病

拔厥阴俞(第四胸椎旁开二指宽处)、心俞(第五胸椎旁开二指宽处)、肝俞(第九胸椎旁开二指宽处)、脾俞(第十一胸椎旁开二指宽处)、肾俞(第二腰椎旁开二指宽处)。

⊙ 脑血管疾病

拔心俞(第五胸椎旁开二指宽处)、厥阴俞(第四胸椎旁开二指宽处)、肝俞(第九胸椎旁开二指宽处)、脾俞(第十一胸椎旁开二指宽处)。

⊙ 五官及皮肤疾病

拔风门(第二胸椎旁开二指宽处)、肺俞(第三胸椎下旁开二指宽处)、肝俞(第九胸椎旁开二指宽处)、阿是穴(以疼痛的地方为穴位)。

⊙ 运动系统疾病

拔肩髃髃(将上臂外展平举，肩关节部即可呈现出两个凹窝，在前面一个凹窝中)、肩贞(在后背腋窝纹头上一指宽处)、肩中俞(在第七颈椎下，即大椎穴旁开三指宽)、肩外俞(在第一胸椎下旁开四指宽处)、环跳(站着时，两个臀部靠侧边最凹陷处)、阿是穴(以疼痛的地方为穴位)。

⊙ 风寒性头痛

拔两侧太阳(在眉梢与外眼角的中间向后一指宽的凹陷处)。

注：用最小号的抽气罐来拔。

⊙ 虚寒性胃痛、恶心呕吐

拔中脘(在肚脐上四指宽处)。

⊙ 腹痛、腹泻

拔中脘(在肚脐上四指宽处)、天枢(在肚脐旁开三指宽处)、气海(在肚脐下二指宽处)。

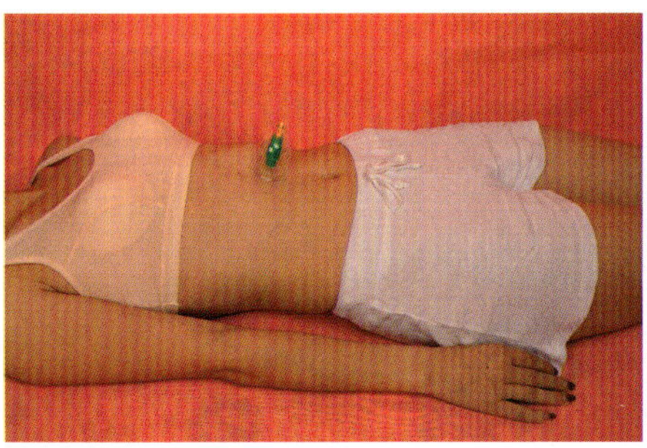

⊙ 腰背痛

风寒湿邪所致腰背痛、腰扭伤、挫伤，可拔腰背部。

⊙ 颈椎病

方案一

拔大椎(第七颈椎下，即低头时最高的椎骨下)、肩外俞(在第一胸椎下旁开四指宽)、风门(第二胸椎旁开二指宽处)。

方案二

在后背正中线上，拔第五、六、七颈椎棘突，用小罐拔。

大椎(第七颈椎下，即低头时最高的椎骨下)、风门(第二胸椎旁开二指宽)、肺俞(第三胸椎下旁开二指宽)。

伴有手臂麻痛者，沿手臂疼痛路线拔罐，罐与罐之间相隔一指宽，每周治疗2～3次。

方案三

拔天宗(在后背肩胛骨中心，与第四胸椎相平)、肩贞(在后背腋窝纹头上一指宽处)、阿是穴(以疼痛的地方为穴位)。

用抽气罐拔，留罐10～15分钟。去罐后，头部作米字形旋转运动。每3～5天1次，一般治疗3次后即有好转。

⊙ 肩周炎

拔肩井(在两侧肩膀的最高点)、肩贞(在后背腋窝纹头上一指宽处)、肩髃(将上臂外展平举，肩关节部即可呈现出两个凹窝，在前面一个凹窝中)、合谷(在拇指和食指之间的虎口处)、外关(在前臂阳面腕横纹上三指宽处，两骨之间)、内关(在前臂阴面正中线腕横纹上三指宽，两肌腱之间)。

⊙ 痔疮

拔大肠俞(第四腰椎下旁开二指宽处)、二白(在前臂阴面，腕横纹上五指宽，桡侧腕屈肌腱的两侧)。

⊙ 神经头痛、枕神经痛

拔大椎(在第七颈椎下，即低头时最高的椎骨下)、大杼(在第一胸椎下，旁开二指宽处)、至阳(在背部第七胸椎下)。

⊙ 肋间神经痛

拔章门(在侧腹部，最后一根肋骨的下缘)、期门(位于乳下两肋骨间)，及肋间痛区。

⊙ 坐骨神经痛

拔秩边(在第四骶椎旁开四指宽处)、环跳(站着时，两个臀部靠侧边最凹陷处)、委中(在膝关节后面，腘窝中间)。

⊙ 四肢瘫痪

拔大椎(第七颈椎下，即低头时最高的椎骨下)、膏肓俞(在第四胸椎棘突下，旁开四指宽处)、肾俞(在第二腰椎旁开二指宽)、风市(在腿外侧正中线上，手垂直中指尖贴着的地方)，以及其他瘫痪部位。

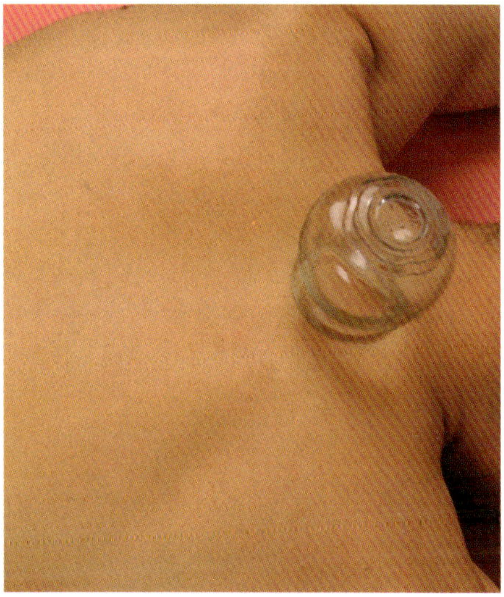

⊙ 颈肌痉挛

拔肩井(分别在两侧肩膀的最高点)、大椎(在第七颈椎下，即低头时最高的椎骨下)、肩中俞(在第七颈椎下，即大椎穴旁开三指宽)、身柱(在第三胸椎下)。

⊙ 腓肠肌痉挛

拔委中(在膝关节后面，腘窝中间，承山腘窝与足跟连线的中点凹陷处)，小腿肚部位。

⊙ 面部肌肉跳动

拔下关(在面部耳前方，颧骨弓下)、印堂(印堂在两眉头中点)、颊车(咬牙时，咬肌的最高点)。面部的穴位用最小型的罐拔，只能留罐6秒钟，起罐，反复拔10～20次，以防面部的印痕过深。

⊙ 打嗝

拔膈俞(在第七胸椎下旁开二指宽处)、章门(在侧腹部，最后一根肋骨的下缘)。

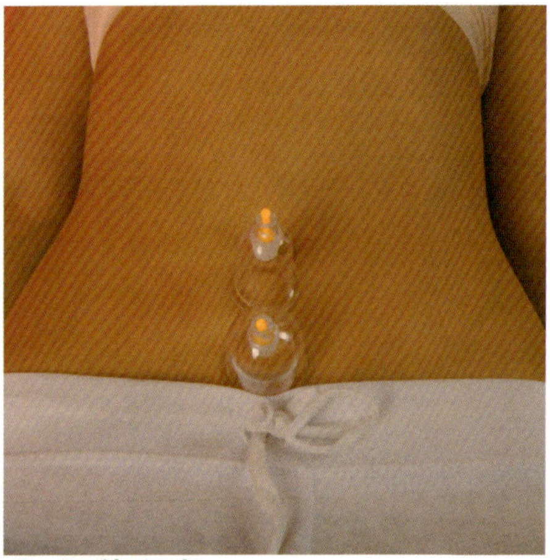

⊙ 妇科疾病

痛经拔关元(在脐下四指宽处)、血海(在膝盖内上角上三指宽处)、阿是穴(在以疼痛的地方为穴位)。

闭经拔关元(在脐下四指宽处)、肾俞(在第二腰椎旁开二指宽处)。

月经过多拔关元(在脐下四指宽处)、子宫(在脐下五指宽，旁开四指宽处)。

白带拔关元(在脐下四指宽处)、子宫(在脐下五指宽，旁开四指宽处)、三阴交(在内踝尖上四指宽处)。

盆腔炎拔秩边(在第四骶椎旁开四指宽处)、关元(在脐下四指宽处)。

⊙ 腹泻

拔天枢(在脐旁开三指宽处)、关元(在脐下四指宽处)、足三里(在膝盖骨外侧下四指宽处)、上巨虚(在膝盖骨外侧下二指宽处)、大肠俞(在第四腰椎下旁开二指宽处)、小肠俞(在第一骶椎旁开二指宽处)。按腧穴的部位选择不同口径的抽气罐，每日1次。适用于脾胃虚寒型腹泻。

⊙ 防治感冒

冬春季是上呼吸道感染的好发时令，鼻塞、头痛、四肢关节酸痛、浑身无力、打喷嚏等是常见症状，如果不及时治疗就会出现咳嗽、痰多、胸痛、发热，甚至并发气管炎、支气管炎、肺炎等。上呼吸道感染不仅使人痛苦，而且影响工作生活，还可能影响家人的休息甚至感染家人。

拔罐是防治冬春季上呼吸道感染比较安全可靠的方法，比较适合于中老年人的家庭防治。临床实践说明，拔罐治疗效果明显，有时候甚至能立即消除喉部发痒和止咳。

拔罐常用的穴位有：背部的大椎穴(在第七颈椎下，即低头时最高的椎骨下)、肺俞穴(在第三胸推下旁开二指宽处)、云门穴(在胸部，靠近肩膀的锁骨下窝里)、中府穴(在靠近肩膀的锁骨下窝下一指宽处)、天突穴(在颈部，前正中线，

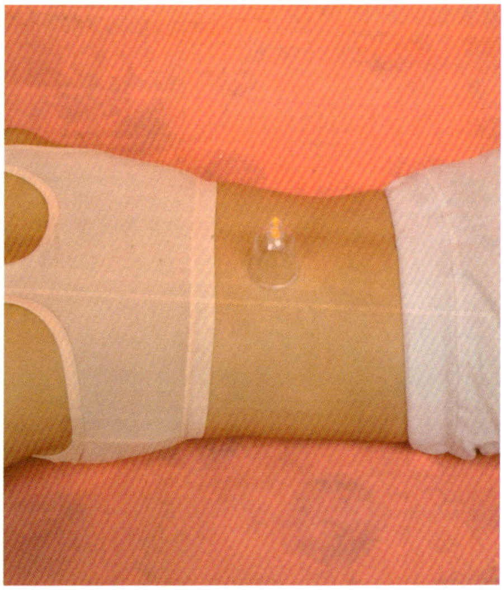

两锁骨头中间)，手部的合谷穴(在拇指和食指之间的虎口处)。一般可隔天拔1次，每次拔3个部位，下次再拔时，可以更换穴位操作。病情较重的拔5次为一疗程，病情较轻者可以拔1～2次；已经消除症状的，为巩固疗效，可以隔天再补充拔1～2次。

⊙ 减肥

人体内脂肪积聚过多，体重超过标准20%以上时，称为肥胖症。成人标准体重(千克)=［身高(厘米)−100］×0.9，儿童标准体重(千克)=年龄×2+8。肥胖症常见于40岁以上的中老年人。

拔罐治疗单纯性肥胖有效。

拔胃俞(在第十二胸椎旁开二指宽处)、肺俞(在第三胸椎下旁开二指宽处)、三焦俞(在第一腰椎下旁开二指宽处)、脾俞(在第十一胸椎旁开二指宽处)。结合用单罐法沿着膀胱经走罐10分钟(吸拔后在皮肤表面来回推拉，注意不要吸得太紧)。

⊙ 黄褐斑

拔气海(在脐下二指宽处)、肾俞(在第二腰椎旁开二指宽处)、肝俞(在第九胸椎旁开二指宽处)。

这种方法简单，屡用效佳，隔日治疗1次，5次为1疗程，一般治疗3～4个疗程后，有效率可达100%。结合刮痧效果更好，先刮痧，再拔罐，先把表层的瘀滞散掉，再把深层的瘀滞引出。

⊙ 白癜风

白癜风是由于皮肤色素脱失而发生的局限性白色斑片。本病好发于青壮年，儿童亦有之。多因七情内伤，肝气郁结，气机不畅，复感风湿之邪，搏于肌肤，致气血失和，血不荣肤所致。临床表现为皮肤突然出现色素脱失斑，以后逐渐扩大，呈现大小不等的圆形或椭圆形白斑，单发或多发。无痒、痛等自觉症状。

拔罐部位：白癜风病变部位。

拔脾俞(在第十一胸椎旁开二指宽处)、中脘(肚脐上四指宽处)、足三里(在膝盖骨外侧下四指宽处)、三阴交(在内踝尖上四指宽处)。留罐15～20分钟，每日治疗1次，5次为一疗程。

⊙ 支气管哮喘

拔大椎(在第七颈椎下，即低头时最高的椎骨下)、肺俞(在第三胸椎下旁开二指宽处)、膏肓俞(在第四胸椎下旁开四指宽处)、定喘(在第七颈椎下定旁开一指宽处)、膻中(在两乳头之间连线的中点)、足三里(在膝盖骨外侧下四指宽处)。每次可选一穴到数穴，每日或隔日拔1次，每次更换部位，10～20日为一疗程。

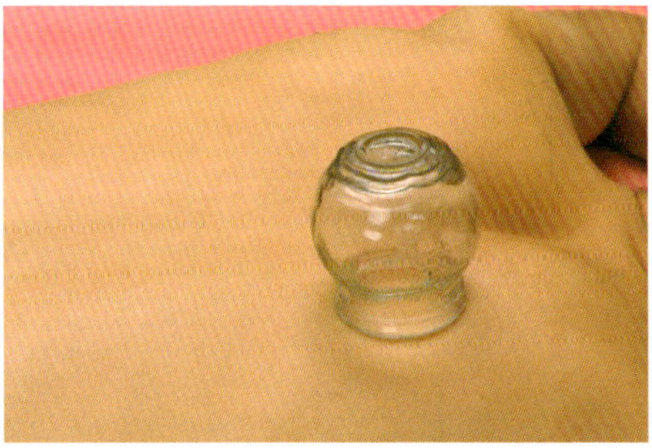

第三节 针灸疗法

针灸常识

毫针刺法

毫针分为五个部分：以铜丝或铅丝紧密缠绕的一端为针柄；针柄的末端多缠绕成圆筒状称针尾；针尖端锋锐的部分称针尖；针柄与针尖之间的部分称针身；针柄与针身的连接之处为针根。

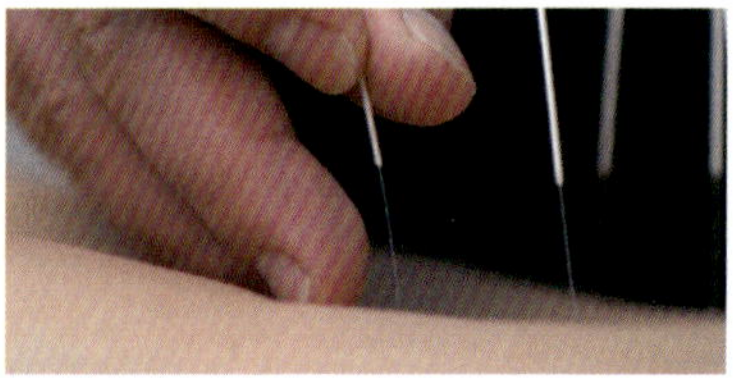

针刺前的准备

(1)选择针具。应根据病人的性别、年龄、肥瘦、体质、病情、病位及所取腧穴，选取长短、粗细适宜的针具。

(2)选择体位。为了使患者在治疗中有较为舒适而又能持久的体位，既便于取穴、操作，又能适当留针，因此在针刺时必须选择好体位。临床常用的有仰靠坐位、俯伏坐位、仰卧位、侧卧位等。

(3)消毒。包括针具消毒、腧穴部位的消毒和医者手指的消毒。针具可用高压蒸汽消毒或75%酒精浸泡30秒消毒。同时应注意尽可能做到一穴一针。至于医者手指，应先用肥皂水洗净，再用75%酒精棉球擦拭即可。

刺法

进针法

在针刺时，一般用右手持针操作，称“刺手”，左手爪切按压所刺部位或辅助针身，称“押手”。具体方法有以下几种。

(1)指切进针法又称爪切进针法，用左手拇指或食指端切按在腧穴位置旁，右手持针，紧靠左手指甲面将针刺入(图4-1)。此法适宜于短针的进针。

(2)夹持进针法，用左手拇、食两指持捏消毒干棉球，夹住针身下端，将针尖固定在腧穴表面，右手捻动针柄，将针刺入腧穴(图4-2)。此法适用于长针的进针。

(3)舒张进针法，用左手食、拇指将所刺腧穴部位的皮肤向两侧撑开，使皮肤绷紧，右手持针，使针从左手拇、食两指的中间刺入(图4-3)。此法主要用于皮肤松弛部位的腧穴。

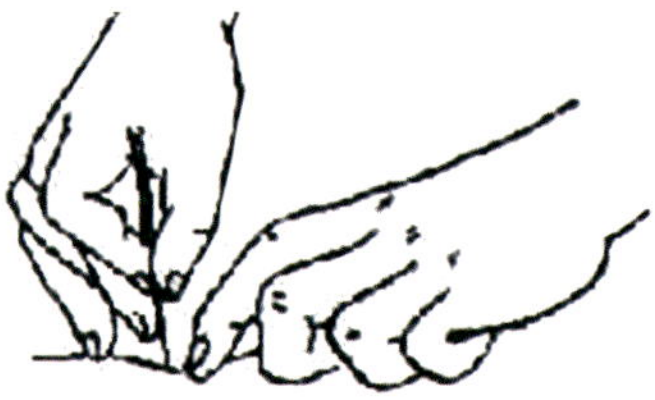

» 图（4-1）指切进针法

[现象]出针后，局部呈青紫色或肿胀疼痛。

[处理]微量出血或针孔局部小块青紫，是小血管受损引起，一般不必处理，可自行消退。如局部青紫较重或活动不便者，在先行冷敷止血后再行热敷，或按揉局部，以促使局部瘀血消散。

[预防]仔细检查针具，熟悉解剖部位，避开血管针刺。

针刺注意事项

(1)过于饥饿、疲劳、精神高度紧张者，不宜针刺。体质虚弱者，刺激不宜过强，并尽可能采取卧位。

(2)怀孕3个月以下者，下腹部禁针。3个月以上者，上下腹部、腰骶部及一些能引起子宫收缩的腧穴如合谷、三阴交、昆仑、至阴等均不宜针刺。月经期间，如月经周期正常者，最好不予针刺。月经周期不正常者，为了调经可以针刺。

(3)小儿囟门未闭时，头顶部腧穴不宜针刺。此外，因小儿不能配合，故不宜留针。

(4)避开血管针刺，防止出血；常有自发性出血或损伤后出血不止的患者不宜针刺。

(5)皮肤感染、溃疡、瘢痕或肿瘤部位不宜针刺。

(6)防止刺伤重要脏器，如眼球、胸廓、大血管处等。

灸法

灸法是用艾绒为主要材料制成的艾炷或艾条点燃以后，在体表的一定部位熏灼，给人体以温热性刺激以防治疾病的一种疗法，也是针灸学的一个重要组成部分。

⊙ 常用灸法

1. 艾炷灸

将纯净的艾绒放在平板上，用手指搓捏成圆锥形，称为艾炷(图4-8)。每燃烧一个艾炷称为一壮。艾炷灸分为直接灸和间接灸。

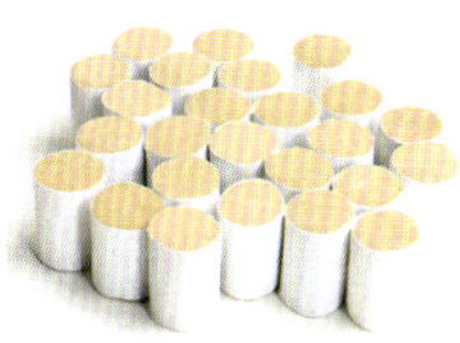

» 图（4 8）艾炷

(1)直接灸。将艾炷直接放在皮肤上施灸称直接灸(图4-9)，分为瘢痕灸和无瘢痕灸。

①无瘢痕灸：将艾炷置于穴位上点燃，当艾炷燃到2／5左右，病人感到灼痛时，即更换艾炷再灸。一般灸3～5壮，使局部皮肤充血起红晕为度。

②瘢痕灸：又称“化脓灸”，施灸前用大蒜捣汁涂敷施灸部位后，放置艾炷施灸。每炷必须燃尽方可继续加炷施灸，一般灸5～10壮。因施灸时疼痛较剧，灸后产生化脓并留有瘢痕，所以灸前必须征得患者的同意。对施灸中的疼痛，可用手在施灸部位周围轻轻拍打，以缓解灼痛。

在正常情况下，灸后1周左右，施术部位化脓(称“灸疮”)，5～6周后，灸疮自行痊愈，结痂脱落，留下瘢痕。

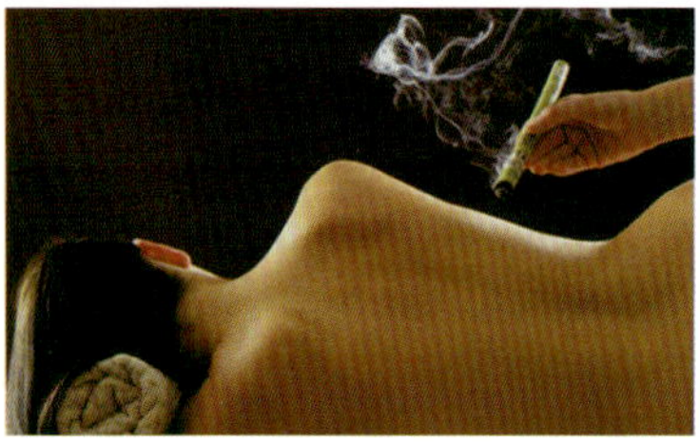

» 图（4-9）直接灸

(2)间接灸艾炷不直接放在皮肤上，而是用药物隔开放在皮肤上施灸，有以下几种。

①隔姜灸：用鲜生姜切成0.2～0.3厘米厚的薄片，中间以针刺数孔，置于施术处，上面再放艾炷灸之(图4-10)。

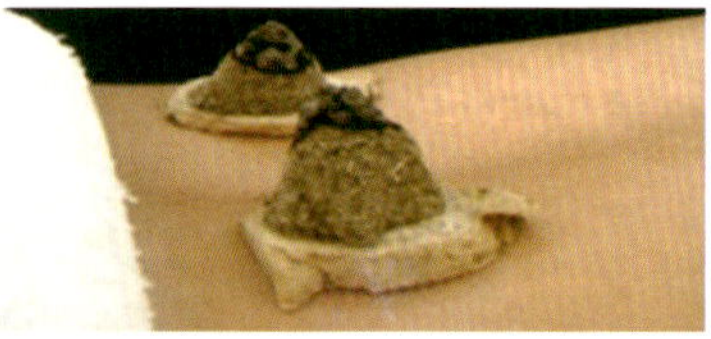

» 图（4-10）隔姜灸

②隔附子饼灸：用附子粉末和酒，做成小硬币大的附子饼，中间以针刺数孔，置于施术处，上面放艾炷灸之。

③隔盐灸：用食盐填敷于脐部，上置大艾炷连续施灸，至证候改善为止。

2.艾条灸

艾条是取艾绒24克，平铺在26厘米长、20厘米宽、质地柔软疏

松而又坚韧的桑皮纸上，将其卷成直径约1.5厘米的圆柱形，封口即成。也有在艾绒中掺入其他药物粉末的，称药条。

艾条灸(图4-11)分温和灸、雀啄灸两类。

(1)温和灸，将艾条的一端点燃，对准施灸处，距皮肤2～3厘米进行熏烤，使患者局部有温热感而无灼痛。一般每处灸3～5秒，至皮肤稍起红晕为度。

(2)雀啄灸，将艾条燃着的一端，与施灸处不固定距离，而是像鸟雀啄食一样，上下移动或均匀地向左右方向移动或反复旋转施灸。

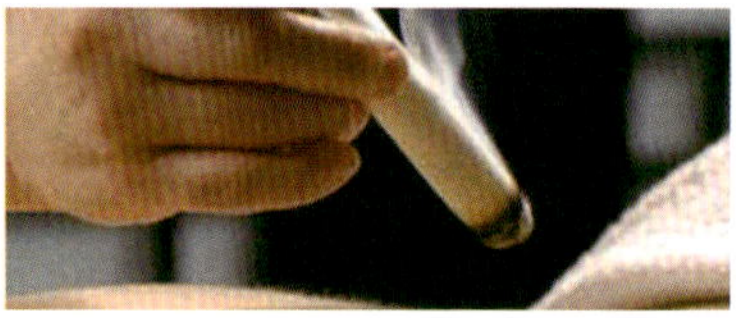

» 图（4-11）艾条灸

3. 温针灸

温针灸是针刺与艾灸结合使用的一种方法，适用于既需要留针又必须施灸的疾病。方法是，先针刺得气后，将毫针留在适当深度，再将艾绒捏在针柄上点燃直到艾绒燃完为止。或在针柄上穿置一段长1～2厘米的艾条施灸，使热力通过针身传入体内，达到治疗目的(图4-12)。

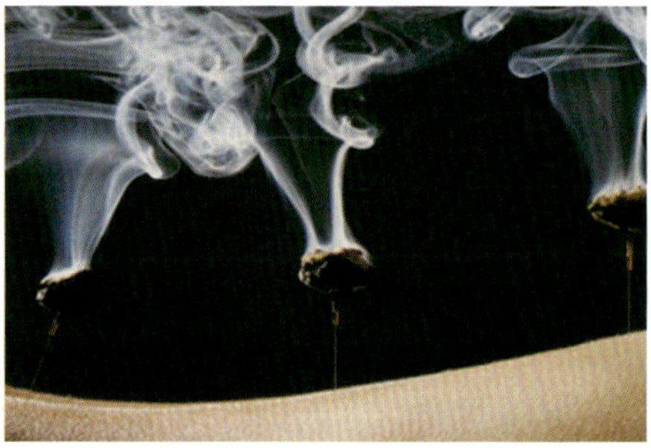

» 图（4-12）温针灸

⊙ 灸法的作用

(1)艾灸有温经通络、行气活血、祛湿散寒的作用。可用来治疗风寒湿邪为患的病症及气血虚引起的眩晕、贫血、乳少、闭经等。

(2)艾灸有温补中气、回阳固脱的作用，可用治久泄、久痢、遗尿、崩漏、脱肛、阴挺及寒厥等。

(3)艾灸有消瘀散结的作用，对于乳痈初起、瘰疬、疔肿未化脓者，有一定疗效。

(4)常灸关元、气海、足三里等腧穴，可鼓舞人体正气，增强抗病能力，起防病保健的作用。

(5)隔姜灸有解表散寒、温中止呕的作用，可用于外感表证、虚寒性呕吐、腹泻、腹痛等。

(6)隔蒜灸有清热、解毒、杀虫的作用，可用于疔肿疮疡、毒虫咬伤，对哮喘、脐风、肺结核、瘰疬等也有一定疗效。

(7)隔附子饼灸有温肾壮阳作用，可用于命门火衰而致的遗精、阳痿、早泄等。

(8)隔盐灸有温中散寒、扶阳固脱的作用，可用于虚寒性呕吐、泄泻、腹痛、虚脱、产后血晕等。

(9)温针灸具有针刺和艾灸的双重作用，一般针刺和艾灸的共同适应证均可运用。

⊙ 注意事项

1. 施灸的程度

临床操作一般先灸上部、头部，后灸下部、腹部；先灸头身，后灸四肢。但在特殊情况下，必须灵活运用，不可拘泥。

2. 施灸的禁忌

(1)施灸时应注意安全，防止艾绒脱落，烧损皮肤或衣物。

(2)凡实证、热证及阴虚发热者，一般不宜用灸法。

(3)颜面五官和大血管部位不宜施瘢痕灸。

(4)孕妇腹部和腰骶部不宜施灸。

3. 灸后处理

施灸后，局部皮肤出现微红灼热，属正常现象，无需处理，很快即可自行消失。如因施灸过量，时间过长，局部出现小水疱，只要注意不擦破，可任其自然吸收。如水疱较大，可用消毒毫针刺破水疱，放出水液，或用注射器抽出水液，再涂以甲紫(龙胆紫)，并以纱布包裹。如行化脓灸者，灸疱化脓期间，要注意适当休息，保持局部清洁，防止污染，可用敷料保护灸疮，待其自然愈合。如因护理不当并发感染，灸疮脓液呈黄绿色或有渗血现象者，可用消炎药膏或玉红膏涂敷。

一、闭证

症状：神志昏沉，牙关紧闭，两手紧握，面赤气粗，喉中痰鸣，二便闭塞，脉弦滑而数。

治法：以督脉和十二井穴为主，平肝息风，开窍启闭，用毫针泻法针刺出血。

对症穴位：水沟、十二井、太冲、丰隆、劳宫。

加减：牙关紧闭加颊车、合谷；语言不利加哑门、廉泉、通里。

二、脱证

症状：目合口张，手撒遗溺，鼻鼾息微，四肢逆冷，脉象细弱等。

治法：取任脉经穴为主，用大艾炷灸之。

对症穴位：关元，神阙(隔盐灸)。

三、感冒

1. 风寒感冒

症状：头痛、四肢酸楚，鼻塞流涕，咽痒咳嗽，咳稀痰，恶寒发热(或不热)，无汗，脉浮紧，舌苔薄白。

治法：以手太阴、手阳明和足太阳经穴为主，毫针浅刺用泻法；体虚者平补平泻，并可用灸法。

对症穴位：列缺、风门、风池、合谷。

2.风热感冒

症状：发热汗出，微恶寒，咳嗽痰稠，咽痛，口渴，鼻燥，脉浮数，苔薄微黄。

治法：以手太阴、手阳明、手少阳经穴为主。毫针浅刺用泻法。

对症穴位：大椎、曲池、合谷、鱼际、外关。

四、中暑

1. 轻症

症状：身热少汗，头晕，头痛，胸闷，恶心，烦渴，倦怠思睡，舌苔白腻，脉濡数。

治法：以督脉和手阳明经穴为主，毫针刺用泻法。

对症穴位：大椎、曲池、合谷、内关。

2. 重症

症状：暑热蒙心，则见壮热口渴、唇燥肤热、烦躁神昏、甚至转筋、抽搐、苔黄、舌红、脉洪数；气阴两脱，

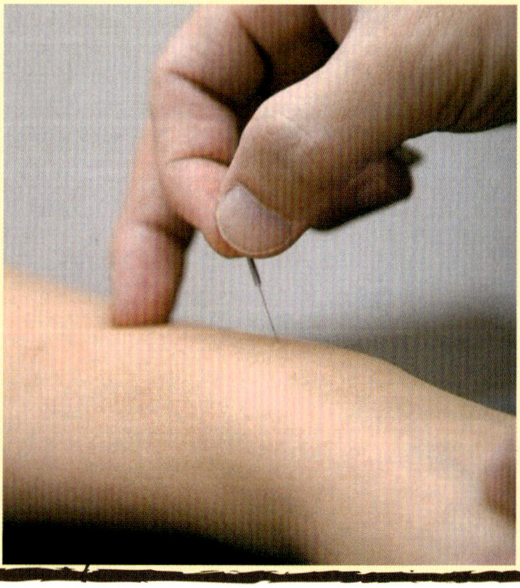

则见面色苍白、汗出气短、血压下降、四肢抽搐、神志不清、舌淡、脉细数。

治法：以督脉和任脉经穴为主。暑热蒙心证针刺用泻法；气阴两脱证可用灸法。

对症穴位：百会、人中、十宣、曲泽、委中、阳陵泉、承山、神阙、关元。

⊙ 五、呕吐（附：呃逆）

症状：寒客胃脘，症见时吐清水或稀涎、进食则吐、苔白脉迟、喜暖畏寒，或大便溏薄；热蕴胃脘，则见多食即吐、呕吐酸苦热臭、口渴、喜寒恶热、便秘、脉数、苔黄；痰饮蓄脘，多见胸痞眩晕、呕吐痰涎，或见心悸、苔白脉滑；宿食不消，则见脘腹胀满或疼痛、食入更甚、嗳气食臭、便秘矢气、苔厚腻脉滑实；肝气横逆，多见胁痛呕酸、脉弦；胃气虚弱，则呕吐时作、食不甘味，纳少，便溏、神疲、脉弱、苔薄腻。

治法：以足阳明经穴为主。寒者留针多灸；热则疾出不灸；肝气犯胃，泻足厥阴经穴，补足阳明经穴；中虚宜兼补脾气。

对症穴位：中脘、内关、足三里、公孙。

加减：热吐加合谷、金津、玉液；寒吐加上脘、胃俞；痰饮加膻中、丰隆；食积者配下脘、璇玑；肝逆则加太冲；中气虚者兼用脾俞、章门。

⊙ 六、泄泻

泄泻又称腹泻，是指大便次数增多，便质稀溏或呈水样。包括急慢性肠炎、肠结核等疾患。

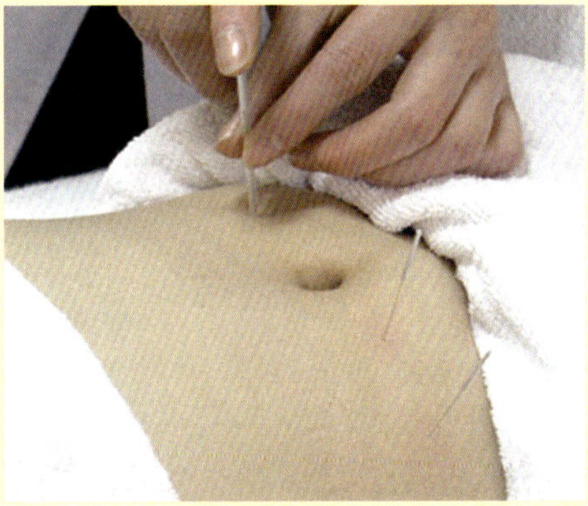

1. 急性泄泻

症状：若偏寒湿则粪质清稀、水谷相杂、肠鸣腹痛、口不渴、身寒喜温、脉迟、舌苔白滑，偏于湿热则所下黄糜热臭、腹痛、肛门灼热、尿短赤、脉濡数、舌苔黄腻或兼有身热口渴等。

治法：以疏调肠胃气机为主。偏寒者可留针，并用艾条或隔姜灸；偏热者用泻法。

对症穴位：中脘、天枢、足三里、阴陵泉。

2. 慢性泄泻

症状：如属脾虚则面色萎黄、神疲肢软、纳差、畏寒喜暖、便溏、脉濡缓无力、舌嫩苔白；肾虚则每日黎明前，腹微痛、痛即欲便，或腹鸣而不痛，腹部与下肢畏寒，脉沉细，舌淡，苔白。

治法：以健脾胃与温肾阳为主。针用补法，可多灸。

对症穴位：脾俞、中脘、章门、天枢、足三里。肾虚者加命门、关元。

⊙ 七、便秘

粪便常在肠内滞留2天以上，粪质坚硬，排便时艰涩难下者，称为便秘。分实秘、虚秘。

症状

实秘：便次减少，常须三五日一次或更长时间。便则努争，坚涩难下。如属热邪壅结，则身热、烦渴、口臭、喜凉、脉滑实、苔黄燥；气机郁滞者，每见胁腹胀满或疼痛、嗳气频作、纳食减少、脉弦、苔薄腻。

虚秘：属气血虚弱者，则见面色唇甲光白无华、头眩心悸、神疲气怯、舌淡苔薄、脉虚细等；如阴寒凝结，可有腹冷痛、喜热畏寒、脉沉迟、舌淡、苔白润等症。

治法：以大肠经俞、募穴及下合穴为主。实秘用泻法，虚秘针用补法，寒秘可则灸。

对症穴位：大肠俞、天枢、支沟、上巨虚。

加减：热结加合谷、曲池；气滞加中脘、行间；气血虚弱加脾俞、肾俞；寒秘灸气海、神阙。

⊙ 八、湿热下注

症状：小便量少，热赤，甚至闭塞不通，小腹胀，口渴，舌红苔黄，脉数。

治法：以足太阴经穴为主，针用泻法，不灸。

对症穴位：三阴交、阴陵泉、膀胱俞、中极。

⊙ 九、外伤

症状：小便不利，欲解不下，小腹

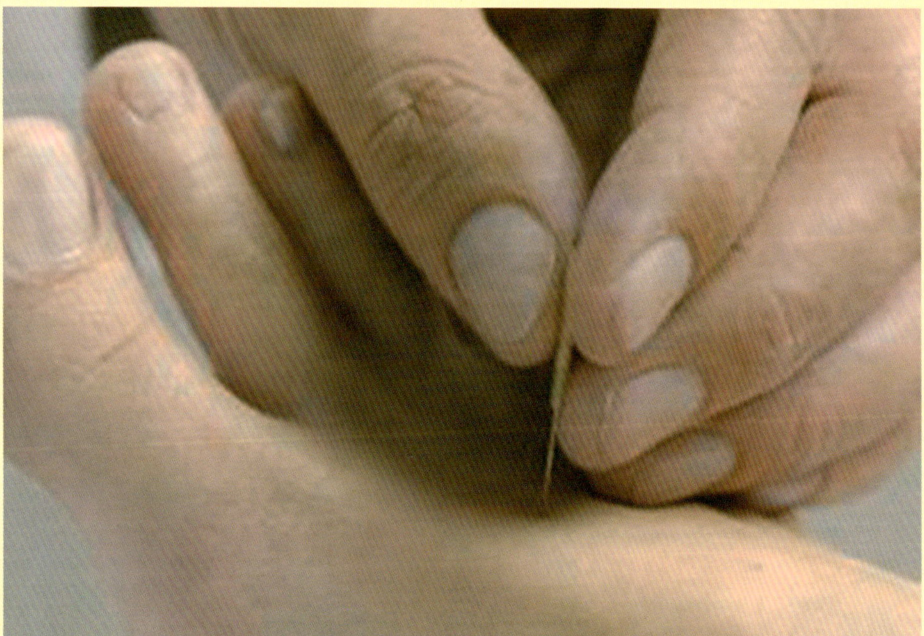

胀满，有外伤或手术病史。

治法：以通调膀胱气机为主，酌选针灸。

对症穴位：中极、三阴交。

⊙ 十、遗精

可分梦遗和滑精。凡有梦而遗精者名梦遗；无梦而精自滑出者为滑精。

症状：梦遗每在睡梦中发生遗泄，睡眠不安，阳事易举。如久遗而又频繁者，可有头晕、精神不振、耳鸣腰酸等症。滑精则不拘昼夜，动念则常有精液滑出，形体瘦弱，脉细软，甚至心悸、阳痿等。

治法：梦遗以交通心肾为主，针用平补平泻法；滑精以补肾为主，针用补法或针灸并用。

对症穴位：关元、大赫、志室。

加减：梦遗加心俞、神门、内关；滑精加肾俞、太溪、足三里。

⊙ 十一、眩晕

眩是眼花，晕为头晕。轻者平卧闭目片刻即安；重者如乘坐舟车，旋转起伏不定，以致站立不稳。本症可见于高血压、动脉硬化、贫血、神经官能症、耳源性疾病及脑部肿瘤等。

1. 气血不足

症状：头晕目眩，两目昏黑，泛泛欲吐，四肢乏力，面色白，心悸失寐，怯冷倦卧，脉微细。

治法：以培补脾肾两经为主，用补法，可灸。

对症穴位：脾俞、肾俞、关元、足三里。

2. 肝阳上亢

症状：头晕目眩，泛泛欲吐，腰膝酸软，舌红，脉弦。

治法；以肝胆两经为主，针用泻法。

对症穴位：风池、肝俞、肾俞、行间、侠溪。

3. 痰湿中阻

症状：头晕目眩，胸痞欲呕，纳差，心烦，苔厚腻，脉滑。

治法：以和中化浊为主，针用泻法。

对症穴位：中脘、内关、丰隆、解溪。

⊙ 十二、头痛

头痛系患者的一种自觉症状。常见于高血压、颅内肿瘤、神经功能性头痛、感染发热性疾病等。

1. 风袭经络

症状：发时痛势阵作，如锥如刺、痛有定处，甚则头皮肿起成块，一般无其他兼症。

治法：按头痛部位分经取穴。毫针刺用泻法、留针。

对症穴位：巅顶痛取百会、通天、阿是穴、行间。前头痛取上星、头维、阿是穴、合谷。后头痛取后顶、天柱、阿是穴、昆仑。

2. 肝阳亢逆

症状：头痛目眩，尤以头之两侧为重，心烦善怒，面赤口苦，脉弦数，不能作蹙额、皱眉、露齿、鼓颊等动作，口角向健侧歪斜、露睛流泪、额纹消失、患侧鼻唇沟变浅或消失。少数病人初起时有耳后、耳下及面部疼痛。严重者可出现患侧舌前2／3味觉减退或消失、听觉过敏等。

治疗：以手、足阳明经为主，手、足少阳、太阳经为辅，采取局部取穴与循经远取相结合的方法。近取诸穴酌予浅刺、平刺透穴或斜刺。

对症穴位：风池、阳白、攒竹、四白、地仓、合谷、太冲。

加减：鼻唇沟平坦加迎香；人中沟歪斜加水沟(人中)；颏唇沟歪斜加承浆；乳突部疼痛加翳风。

十三、痛经

妇女在行经前后或行经期间，少腹部出现较剧烈的疼痛称痛经。

1. 实证

症状：经行不畅，少腹疼痛。如腹痛拒按，经色紫而夹有血块，下血块后痛即缓解，脉沉涩者为血瘀；胀甚于痛，或胀连胸胁，胸闷泛恶，脉弦者为气滞。

治法：以任脉、足太阴经穴为主。毫针刺用泻法，酌量用灸法。

对症穴位：中极、次髎、地机、三阴交。

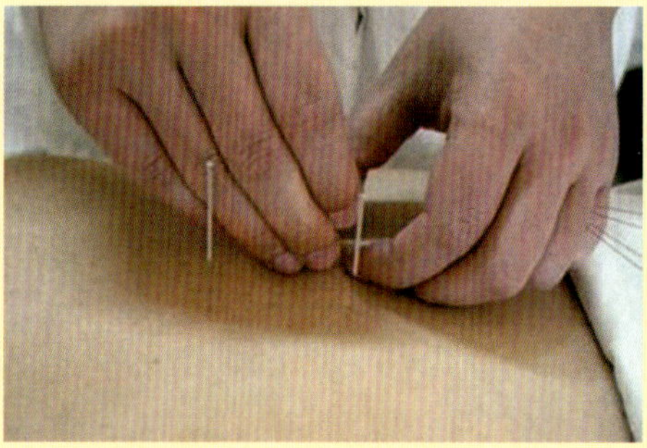

2. 虚证

症状：腹痛多在经净后，痛势绵绵不休；少腹柔软喜按，经量减少，每伴腰酸肢倦、纳少、头晕、心悸，脉细弱，舌淡。

治法：取任脉、督脉、足少阴和足阳明经穴。毫针刺用补法，并用灸法。

对症穴位：命门、肾俞、关元、足三里、大赫。

十四、牙痛

牙痛为口腔疾患中的常见症状，其发生主要与胃经郁火和肾阴不足有关。

症状：牙痛甚剧，兼口臭、苔黄、口渴、便秘、脉洪等，乃阳明火邪为患；痛甚龈肿兼形寒身热、脉浮数等为风火牙痛；如隐隐作痛，时作时息，口不臭，脉细或齿浮动者，属肾虚牙痛。

治法：以手、足阳明经穴为主。毫针刺用泻法，循经远道可左右交叉刺。

对症穴位：合谷、颊车、内庭、下关。

加减：风火牙痛加外关、风池；阴虚者加太溪、行间。

五、手少阴心经

主治概要：主治心、胸、神经病及经脉循行部位的其他病症。

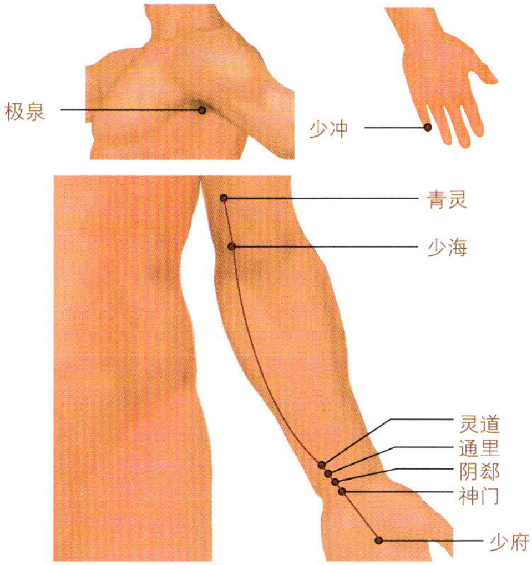

六、手太阳小肠经

主治概要：主治头、项、耳、目、咽喉病，热病，神志病及经脉循行部位的其他病症。

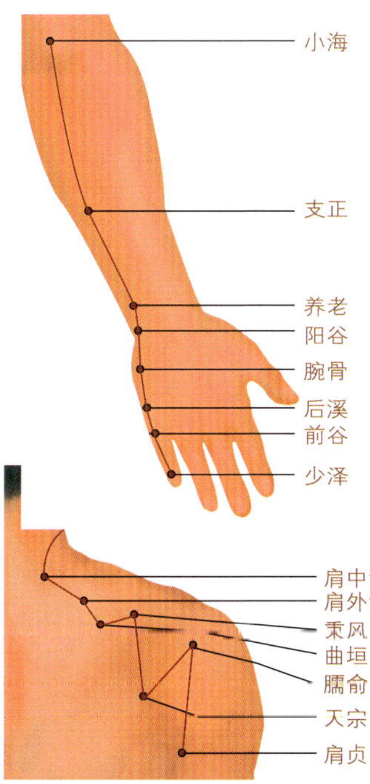

七、足太阳膀胱经

主治概要：主治头、项、目、背、腰、下肢部病症及神志病，背部第一侧线的背俞穴及第二侧线相平的腧穴，主治与其相关的脏腑病症和有关的组织器官病症。

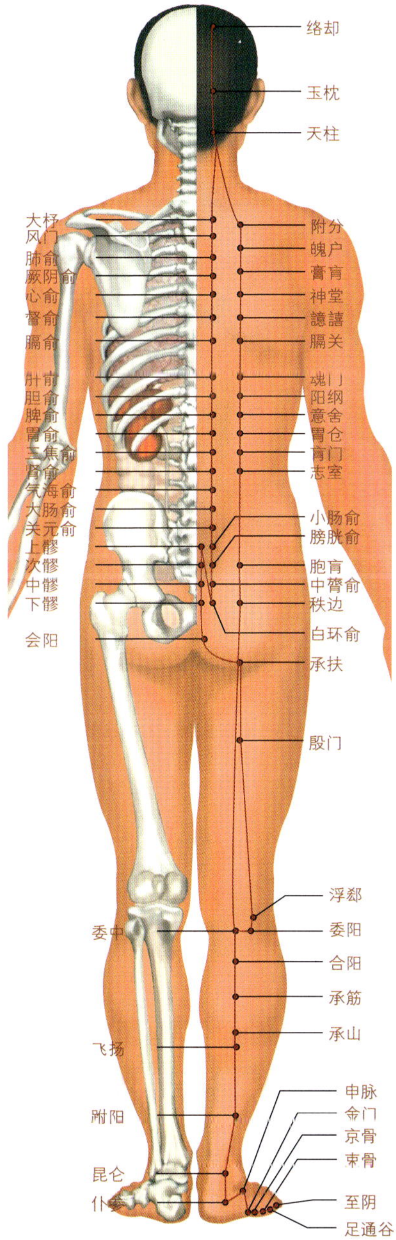

八、足少阴肾经

主治概要：主治妇科病，前阴病，肾、肺、咽喉病及经脉循行部位的其他病症。

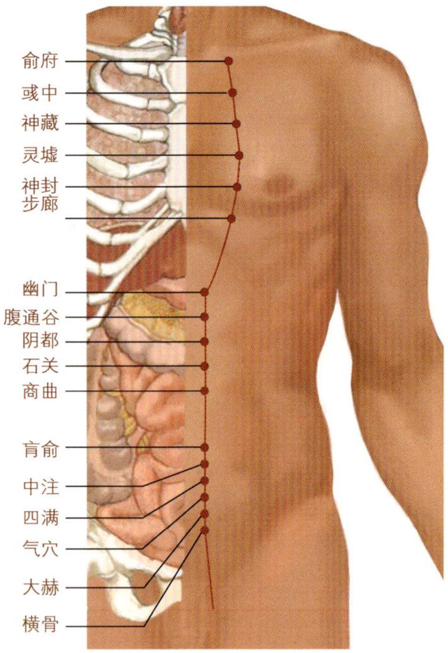

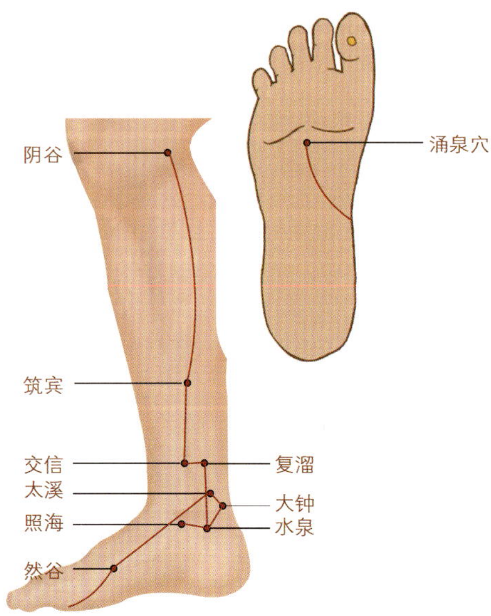

九、手厥阴心包经

主要概要：主治心、胸、胃、神志病及经脉循行部位的其他病症。

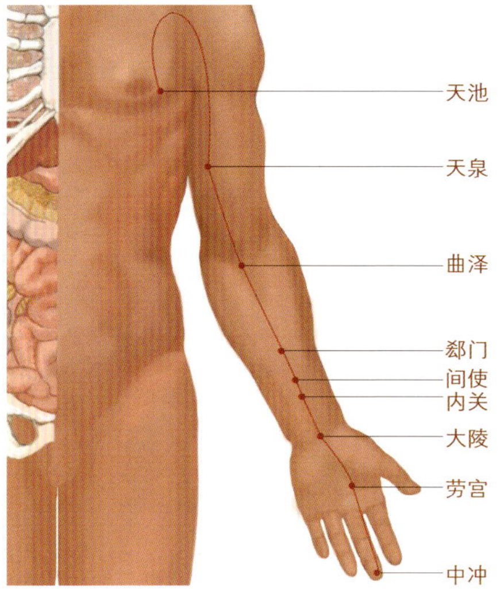

十、手少阳三焦经

主治概要：主治侧头、耳、目、胸胁、咽喉病，热病及经脉循行部位的其他病症。

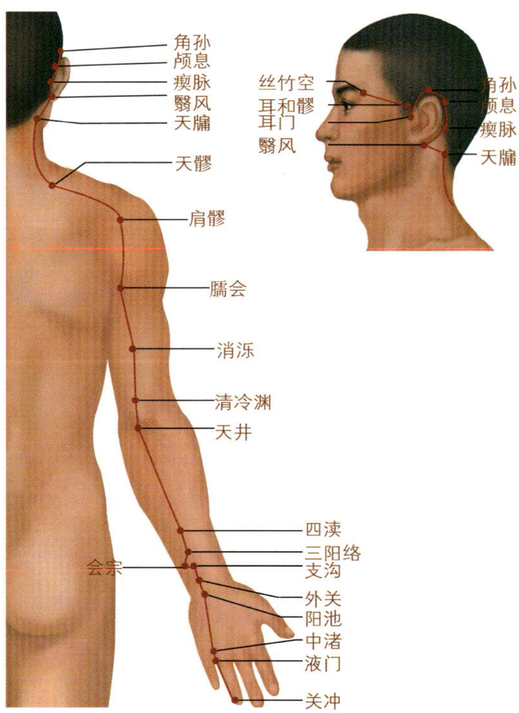

十一、足少阳胆经

主治概要：主治侧头、目、耳、咽喉病，神志病，热病及经脉循行部位的其他病症。

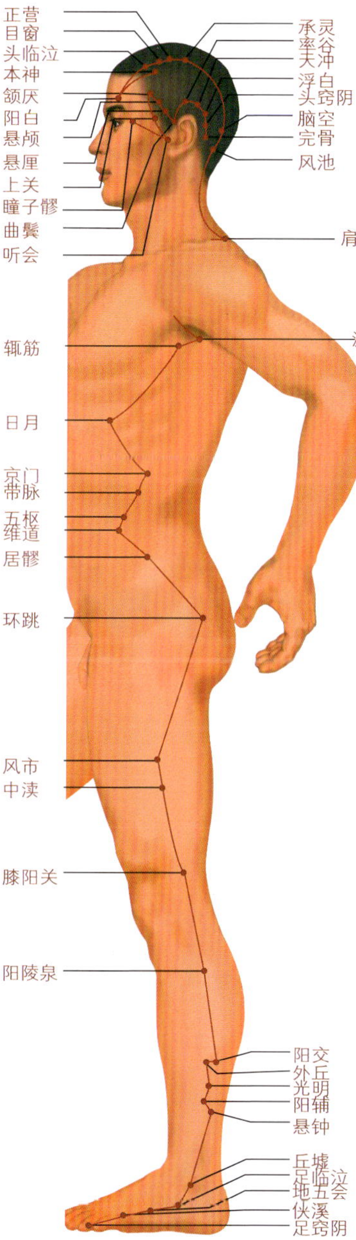

十二、足厥阴肝经

主治概要：主治肝病、妇科病、前阴病及经脉循行部位的其他病症。

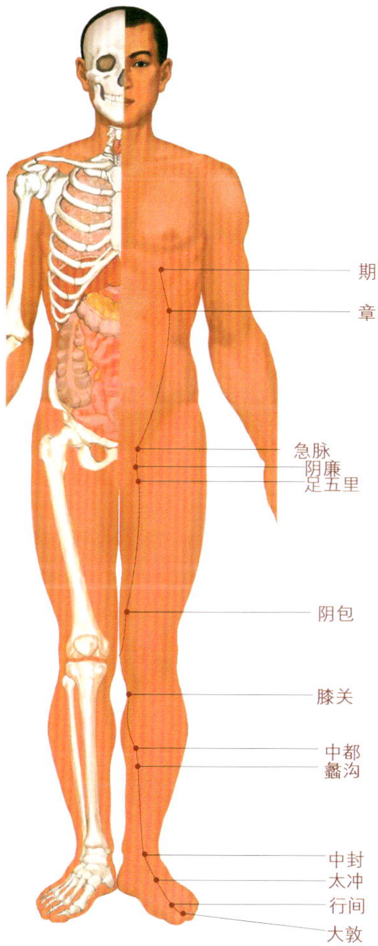

十三、督脉

主治概要：主治神志病，热病，腰骶、背、头项局部病症及相应的内脏疾病。

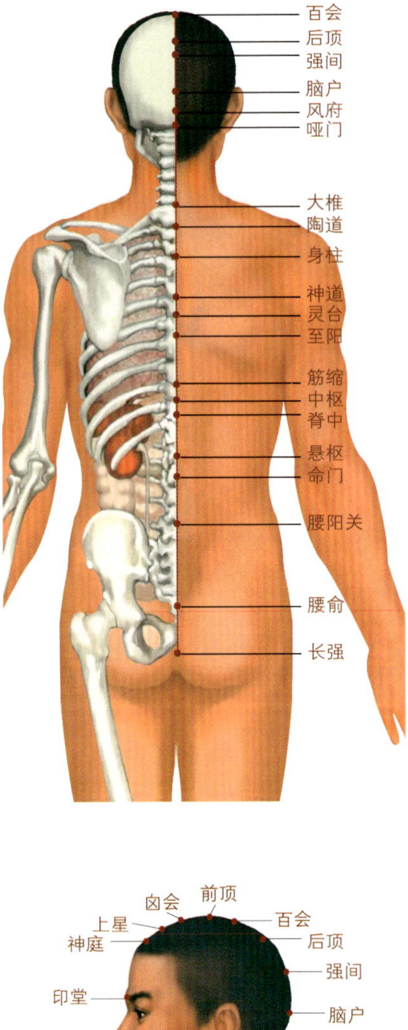

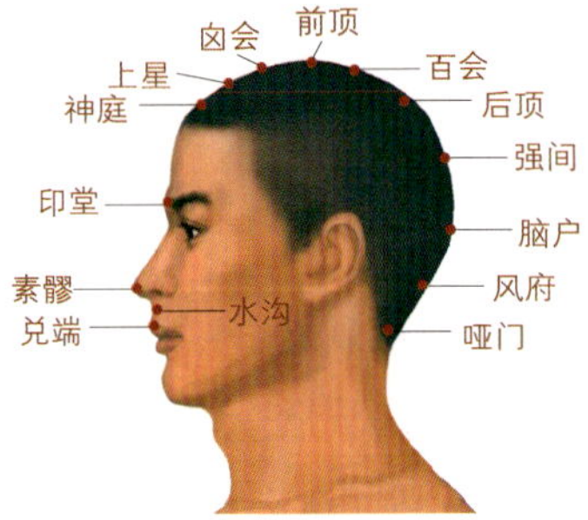

十四、任脉

主治概要：主治腹、胸、颈、头、面的局部病症及相应的内脏器官疾病。少数腧穴有强壮作用或可治神志病。

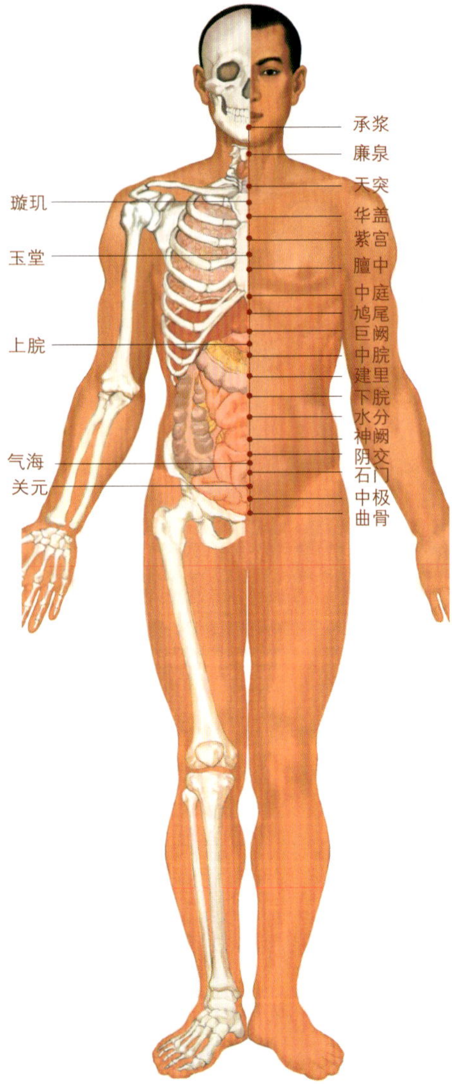